中医養生のすすめ

~病院にかかる前に~

藤田康介
Kosuke Fujita

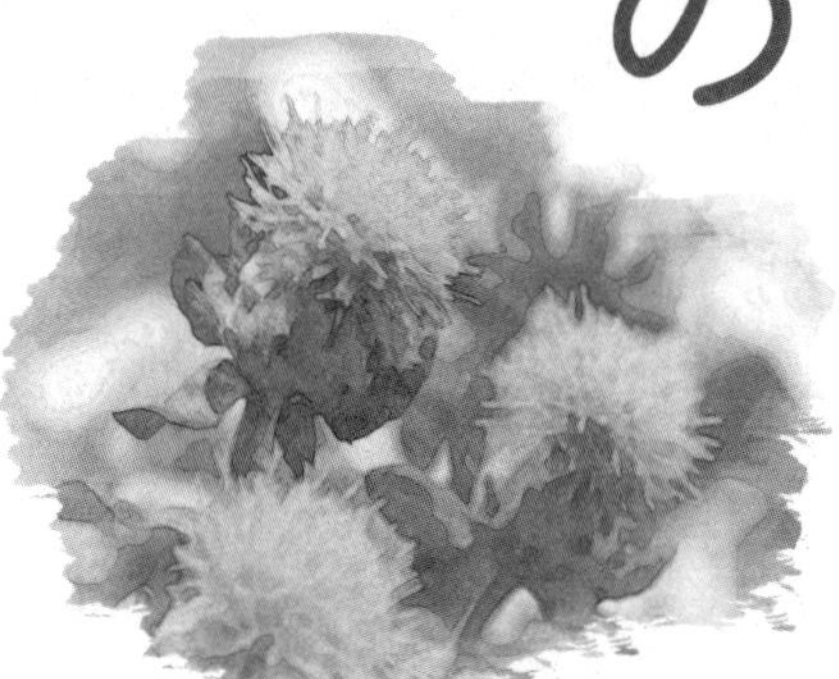

東洋学術出版社

はじめに

私は日頃、上海で日々患者さんを診察しています。

上海という土地柄もあり、中国人や日本人ばかりでなく、欧米系やインド系、アラブ系の患者さんも来られることがあります。みなさん多かれ少なかれ、中国伝統医学（中医学）に関心を持たれているようです。

みなさんが中医学に抱くイメージはさまざまです。われわれ日本人にとっては、漢方薬や針灸治療は比較的馴染みのあるものですが、上海で暮らす多くの外国人にとっては、その考え方自体、不思議に感じることも多いようで、時には英語で解説するのも苦労させられます。そんななか、私は、中医学で治療するうえで欠かすことができない「未病を治す」という考え方をわかりやすく説明するように心がけています。

この「未病を治す」という考え方は、古くは『黄帝内経』（中国最古の医学古典。前漢末から後漢初め頃に成立したと考えられている）に記載されており、常に中医学の治療思想の根本にあります。ポイントは二つあります。一つは、発病する前に積極的な予防措置を取ることで疾病の発生を極力抑える、「未病先防《みびょうせんぼう》」の考え方です。もう一つは、すでに罹患した場合でも、先に手を打つことで悪化することを少しでも防ぎ、予防線を張って早く病気を治す、「既病防変《きびょうぼうへん》」の考え方です（顧端生：中医防治学総論。上海中医薬大学出版社・一九九四）。

未病先防に関しては、中医学の養生の考え方と大きく関係しています。一般に養生する目的は、寿命を伸ばして生活の質（ＱＯＬ）を高めることにありますが、そのためには体質を強化して体を元気にすることが基本になります。

既病防変に関しては、病気を早期に発見して、早く治療を開始します。また、中医学の理論を活用することで、病気がどのように変化していくかを推測することもできます。こういった推測をもとに、どこをガードしなければならないかと、先手を打つことも未病を治すためには重要なのです。時には五行説《ごぎょうせつ》（万物が、木火土金水の五種の基本物質間の運動と変化によって形成されているという古代中国の考え方）などを使いますが、中医学の知識で病態を分析していくとわかってくることも多いです。

もう一つ、未病を治す考え方で大切なのが、病気の回復時と再発予防への取り組みです。中医学では、症状が治っても、外科手術などが終わっても、体は回復する途上で人体のエネルギーのもとになっている正気《せいき》がまだ完全には回復していないと考えます。産後も同じです。中国では産後の一カ月をとても重要視しており、母親には家事を一切させず、栄養のある食べ物をしっかりと摂らせて、体を厳重に休ませる風習（坐月子）がいまでも残っています。もしこの時期に休まなければ、後になって体調不良が現れてくるといわれており、それこそ夫の責任だと後々まで責められます。そのため、出産後一カ月間、自宅に戻らずにホテルのような専用の施設（中国語で「月子会所」と呼ばれます）に入り、家事や育児に忙殺されず、じっくりと休養を取るような産後を過ごす方もおられます。

もう一つ考えられるケースとして、症状は完全に回復したように見えても、中医学でいう病気の原因になっている「邪気《じゃき》」（風・寒・暑・湿・燥・火などの伝統医学における発病因子）がまだ完全には解消されておらず、体内に潜伏していて再発してしまうことがあります。古傷が痛むようなことがないように、回復期にはしっかりと養生しなければなりません。これも「未病を治す」考え方のなかで重要なポイントになります。

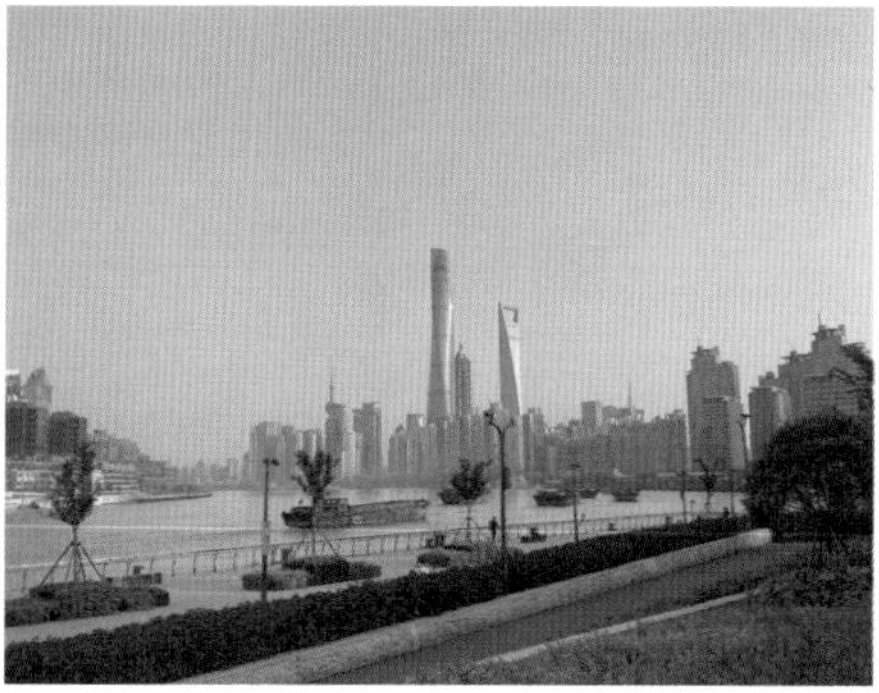
写真１　摩天楼が林立する現代の上海。

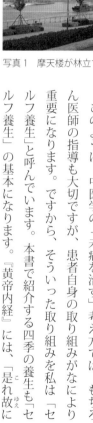

このように、中医学の「未病を治す」考え方では、もちろん医師の指導も大切ですが、患者自身の取り組みがなにより重要になります。ですから、そういった取り組みを私は「セルフ養生」と呼んでいます。本書で紹介する四季の養生も「セルフ養生」の基本になります。『黄帝内経』には、「是《こ》れ故《ゆえ》に

聖人は已病《いびょう》を治さずして未病を治す」（四気調神大論）という言葉があります。これは、良医は病気を治すのではなく未病を治すという意味です。つまり良医であればあるほど病気の患者が減るというわけですが、中医学に携わる医師にとって、未病を発見できるかどうかは非常に重要なテーマなのです。

本書を執筆しようと思ったきっかけは、限られた診察時間のなかで、中医学治療の重要なポイントの一つであるセルフ養生の考え方を、なかなかうまくみなさんに伝えることができないと思ったからでした。本書を通じて、病院で中医学（漢方）の診察を受ける前に、最低限の知識を知っておいてもらうことができれば、漢方や針灸を使った治療効果はさらに高まるでしょうし、毎日より健康で快適な生活を送るためのヒントを見つけていただけるのではないかと思います。そして、中医学が中国で暮らす人びとの間で、現代でも密接な関係を持ち続けていることに気づくのではないかと思います。セルフ養生を通じて、難解に思われがちな伝統医学を少しでも身近に感じていただければと願っています。

目次

第一章　養生を始める前に

中医学と日本漢方の違い～裾野の広い中医学～

日本の伝統医学である漢方医学と中国の伝統医学である中医学は、よく一般の人から同じようにみられています。いまだに中国語の「中医学」（中国伝統医学）を「漢方医学」と翻訳してしまっているケースも多く見受けられます。でも実際にはその違いは大きく、ルーツは同じでも、両者の発展してきた方向性が少し違うということをまず知っておかなければなりません（写真2）。たとえば、処方箋の組み立て方を見るといろいろな違いがあります。漢方医学も中医学もそのルーツは『黄帝内経《こうていだいけい》』や『傷寒論《しょうかんろん》』（『傷寒雑病論《しょうかんざつびょうろん》』ともいう）といった二千年ほど前の古典経典になりますが、中医学と漢方医学で同じように呼ばれている処方でも、その位置づけはかなり違っていたりします。たとえば、日本ではカゼ薬として不動の地位を確立している葛根湯《かっこんとう》も、『傷寒論』に登場する有名な処方でありながら、じつは中国では普通の薬局ではまず手に入らないうえ、そもそも葛根湯は一般にはそれほど知られていません。

日本では江戸時代以降、古方派《こほうは》（江戸時代に起こった漢方医学の一派で、中国の金元代の医学から、『傷寒論』の医学

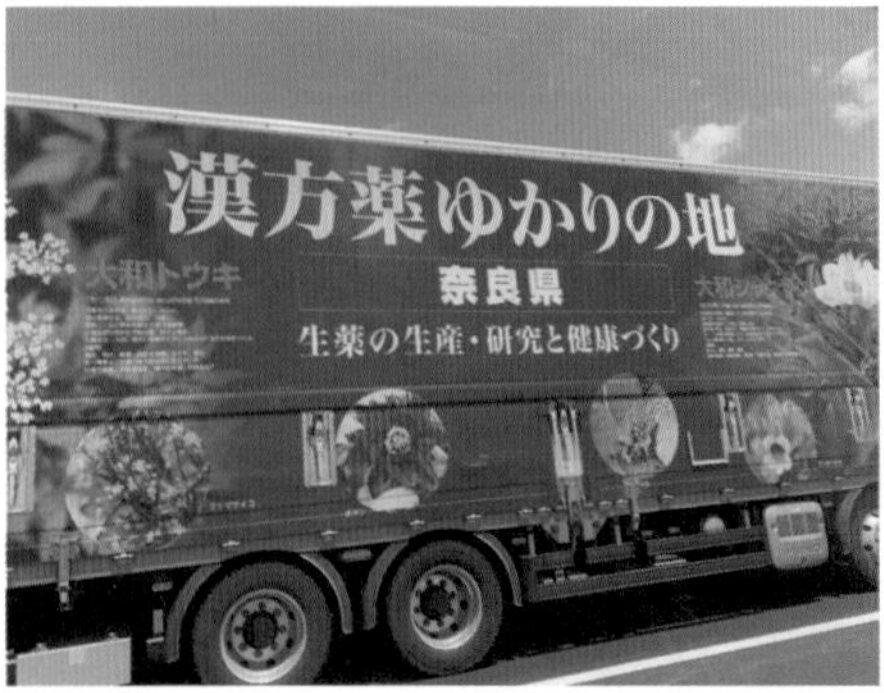

写真２　漢方ゆかりの地，奈良県のPR。

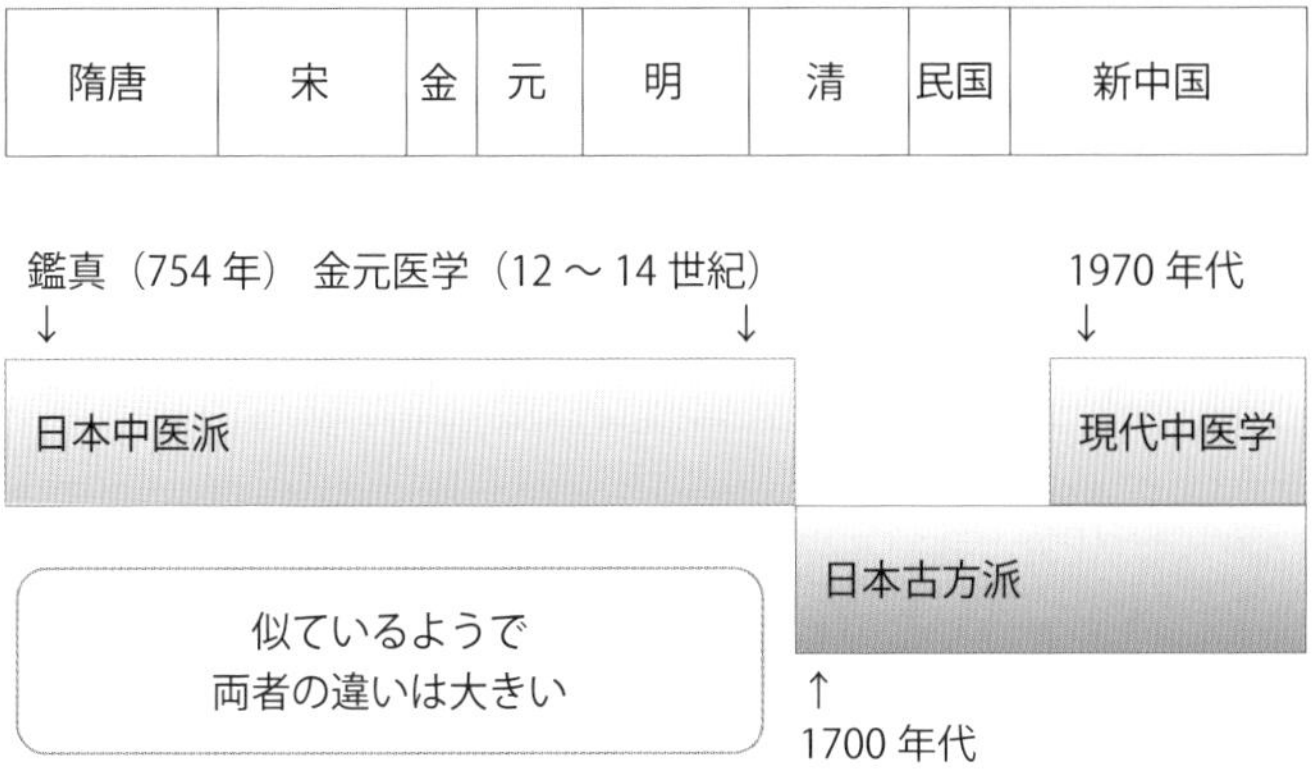

図❶　中医学と漢方医学

に回帰を目指した学派）と呼ばれる流れが、現代の日本漢方の礎を形成し現在に至ります。そのなかで、漢方医学では「方証相対《ほうしょうそうたい》」（患者の症状から直接的に処方を決定する方法で、証と処方がほぼ一対一の関係になっている）、中医学では「弁証論治《べんしょうろんち》」（患者の病態を中医学的に分析してから処方を決定する方法）というように、それぞれが方剤を組み立てるうえで根拠とする理論は異なっています。もちろん、思考する手段や過程は違っても、結果的に導かれる処方が同じになることもよくあり、理論が多少違っていても、両者の関係が深いことに間違いはありません（図❶）。したがって、昨今では双方をそれぞれの特徴に合わせて活用することが求められています。

　中国の中医学の大きな特徴の一つに、中医学はそれ自身で統合医療的なシステムを持っており、現在でも多くの人びとに慕われているという点があげられ

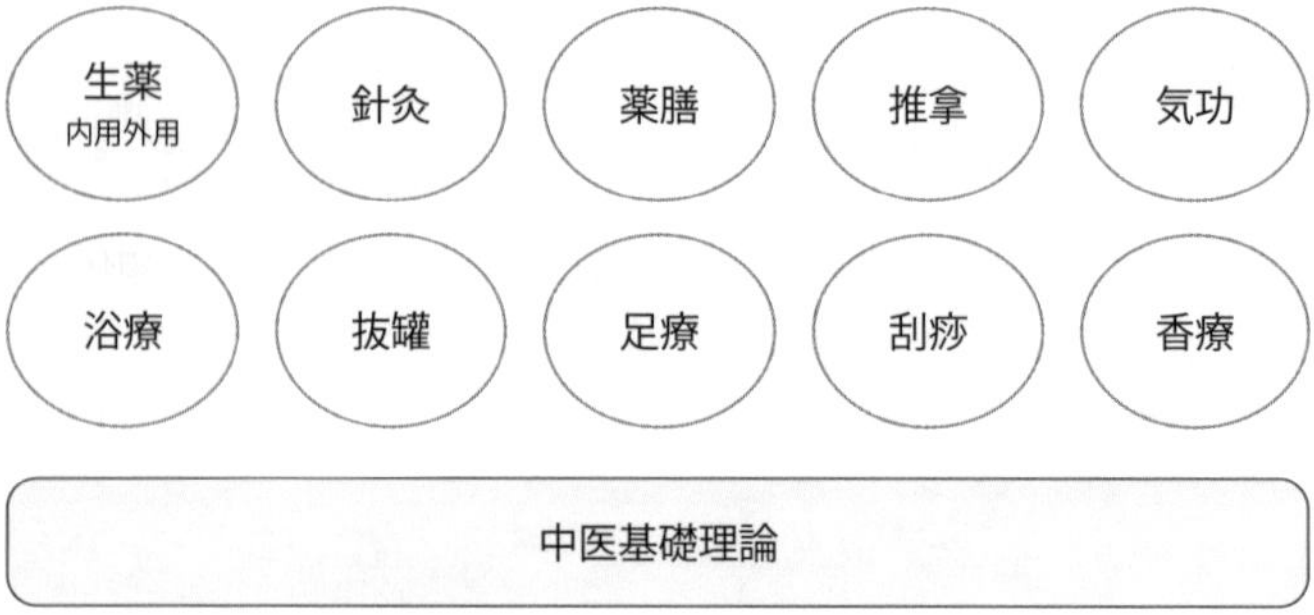

図❷　中医学は統合的な伝統医療

ます。そして、中医基礎理論という比較的共通化された理論をベースに、生薬・針灸・推拿（中国式マッサージ・整体）・気功・薬膳など各分野が有機的につながり、相互に補完し合っています。食生活や日常生活の養生を中心にして、大掛かりな医療器具や機械などを使わなくても、患者自身が気軽に実践できる内容が豊富にあるのも特徴です。それが、患者主体の医療として、いまでも中国で大いに受け入れられている理由の一つだと思います。中医学は、中国人の伝統的な生活の知恵の集大成なのです（図❷）。ちなみに生薬とは天然物をそのまま、もしくは簡単な加工を施して疾病などに用いる物質と定義されています[1]。その生薬から、中医学で使われるさまざまな薬が処方・製造されます。

中国の中医学ライセンス

中国では、中医学は、西洋医学と同等に扱われています。医師のライセンスも、西洋医学と中医学に大きく分かれており、治療方法の着眼点が違うだけで、医療機関で患者を治すという目的は同じです。したがって、中国各地に点在している中医薬大学のカリキュラムでは、西洋医学の内容ももちろん勉強し、臨床に出れば中医学の医師も西洋医学の検査などを普通に行います。場合によっては西洋医学の薬を処方することもあります（ただし、外科的な西洋医学の手術等に関しては一定の制限がかかります）。一般に、中医学の医師がカルテに診断名を書くときは西洋医学と中医学双方の診断名を記載しなければなりません。中国では、医師としての仕事の本質は西洋医学も中医学もなんら変わりません。

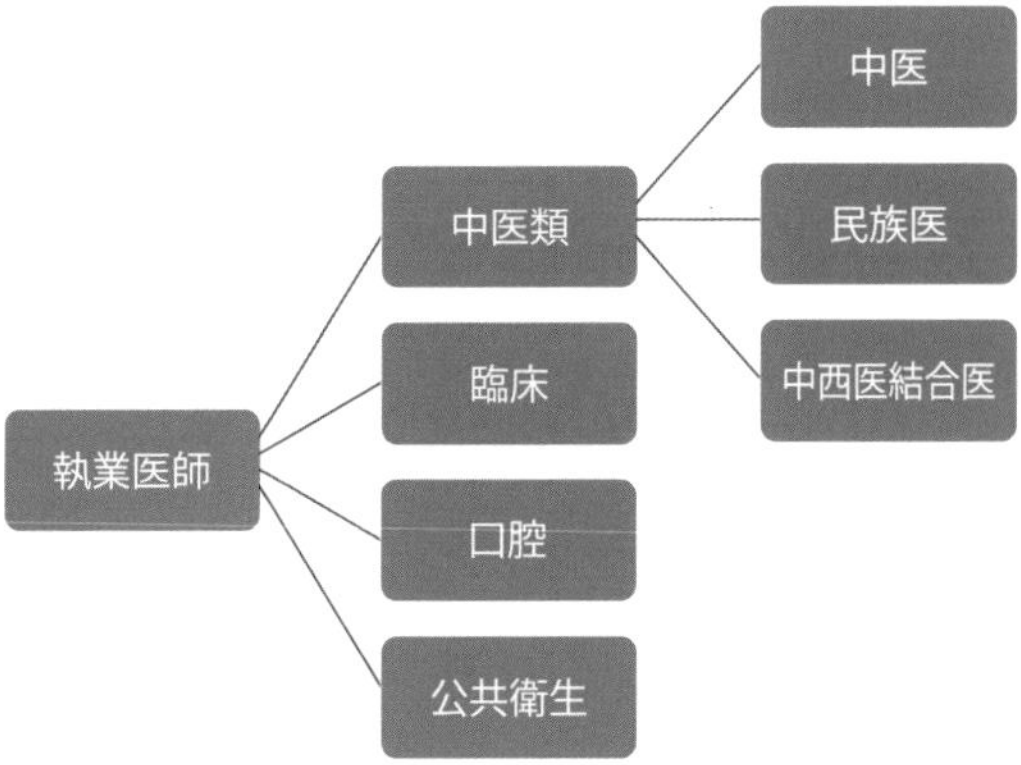

図❸　中国の医師資格（執業医師）のおもな分類

日本の場合、伝統医学の医師ライセンスがないため、西洋医師のライセンスを取得すれば漢方薬を処方でき、針灸治療も行えます。これに対して中国では、西洋医師は市販の中成薬《ちゅうせいやく》（中国の中医薬製剤）の処方はできても、煎じ薬の処方はできません。そのため西洋医師の場合、当局の定める「西学中《せいがくちゅう》」（西洋医師が学ぶ中医学）のプログラムで中医学を学んでライセンスの認定を受ける必要があります。
　近年では社会的なニーズの高まりもあり、西洋医学・中医学両方の特徴を活かすことができる「中西医結合医」というライセンスも出来ました（図❸）。ちなみに薬剤師も西洋医学と中医学に分かれています。特に中医学の薬剤師は、調剤するだけでなく、生薬の加工や扱い方のエキスパートとして、中医師にとってはなくてはならない存在です（写真3）。

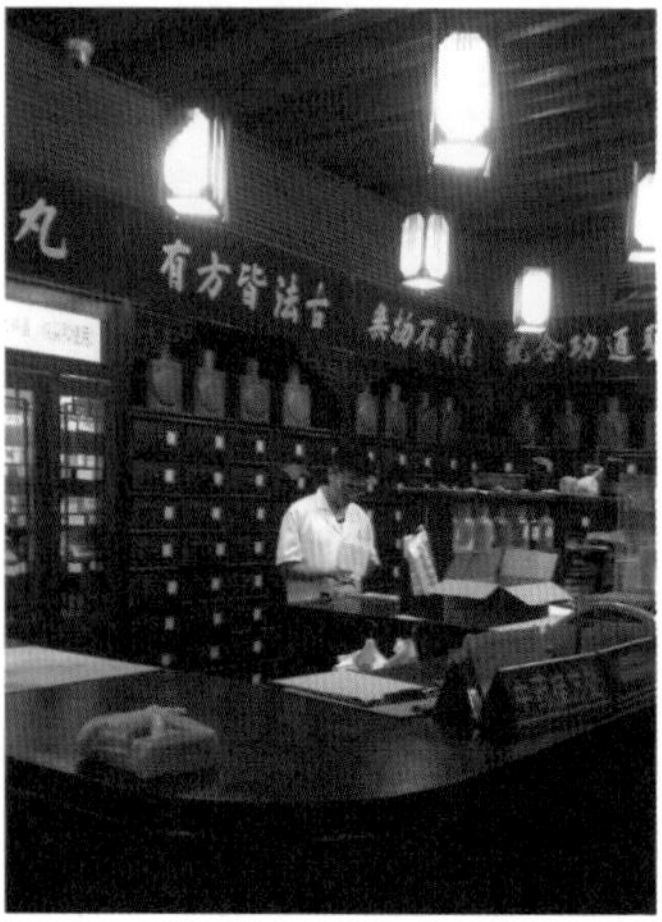

写真3　中医師から出された煎じ薬の処方箋を処方する中薬師。

　中国で中医学というと、漢民族を中心に発展してきた伝統医学以外にも、チベット民族や回族（イスラム系）など少数民族に伝わっている伝統医学も含まれます。こうした医学は、伝統医学を統轄する国の専門組織である国家中医薬管理局が管轄しており、資格制度なども整えられています。また、医療機関も西洋医学系のものと中医学系のものとで分かれています。西洋医学系の病院にも診療科の一つとして総合的な中医科が設置されており、中医学系の病院では、中医内科・中医外科・中医小児科・中医婦人科・針灸科・推拿科などさらに専門科が細分化されています。また、少数民族が多い地域ではチベット医学など民族医学の病院もあります（写真4）。もちろん、中医学系の病院にも入院病棟が設置されており、重篤な患者を受け入れています。救急センターもあり市民にとってなくてはならない医療機関です。

また中国では公的医療保険の整備が年々進み、中医学でも針灸・推拿・気功などを含めて適用され、医療としての地位が確立されています。日本では、漢方を健康保険から外そうとする動きがありますが、それと比較すると大きな違いです。

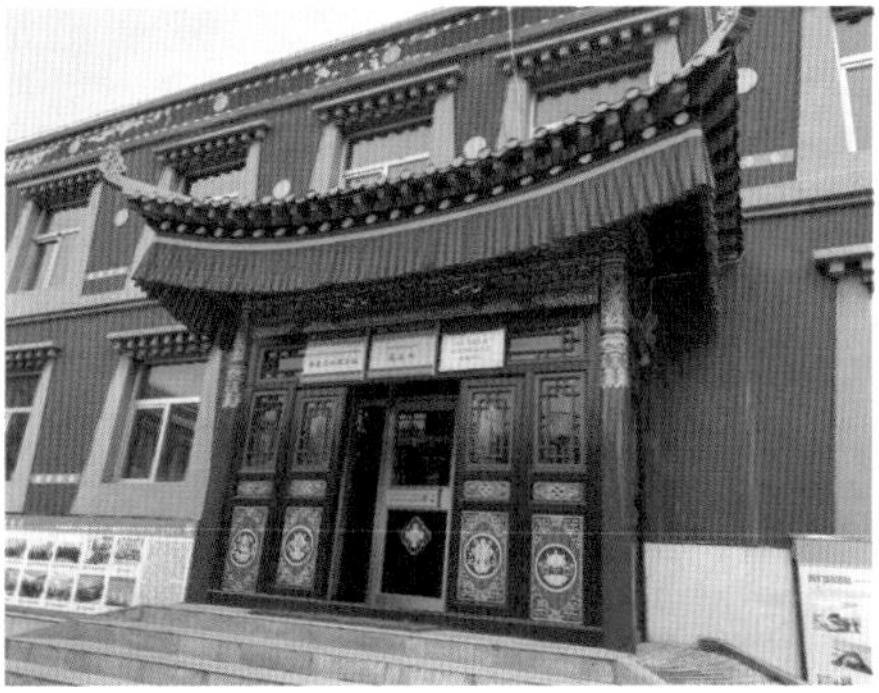
写真４　チベット医学の病院。薬浴治療用の入院病棟もあります（青海省にて）。

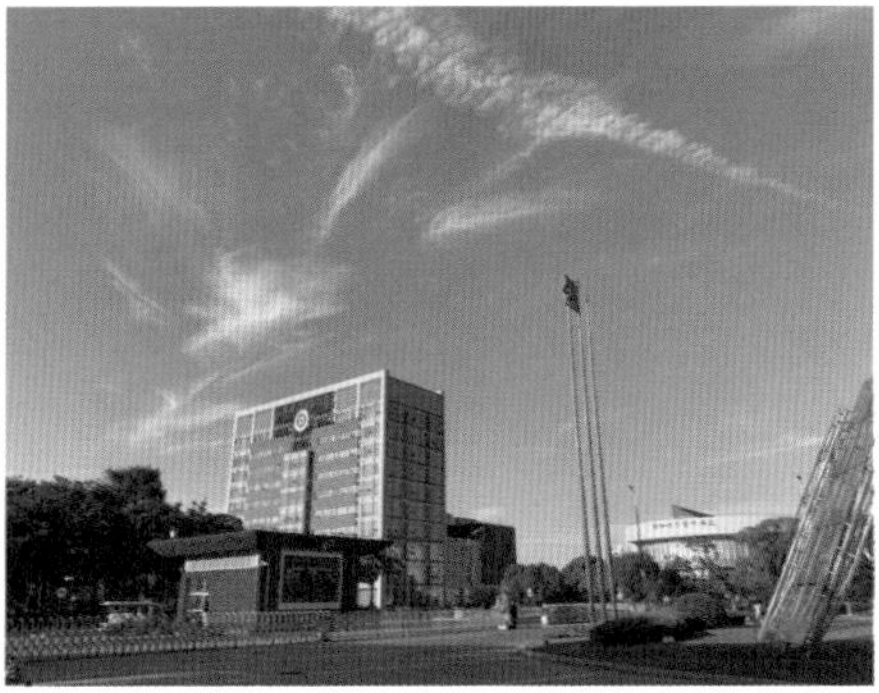
写真５　上海中医薬大学。

中国各地にある中医学の大学教育でもその特徴ははっきりとしており、専門の中医学以外にも、西洋医学の基礎医学から臨床各科までひと通り勉強します（写真５）。中国では伝統医学を重視しつつも、その長所と短所を認め、西洋医学とも補

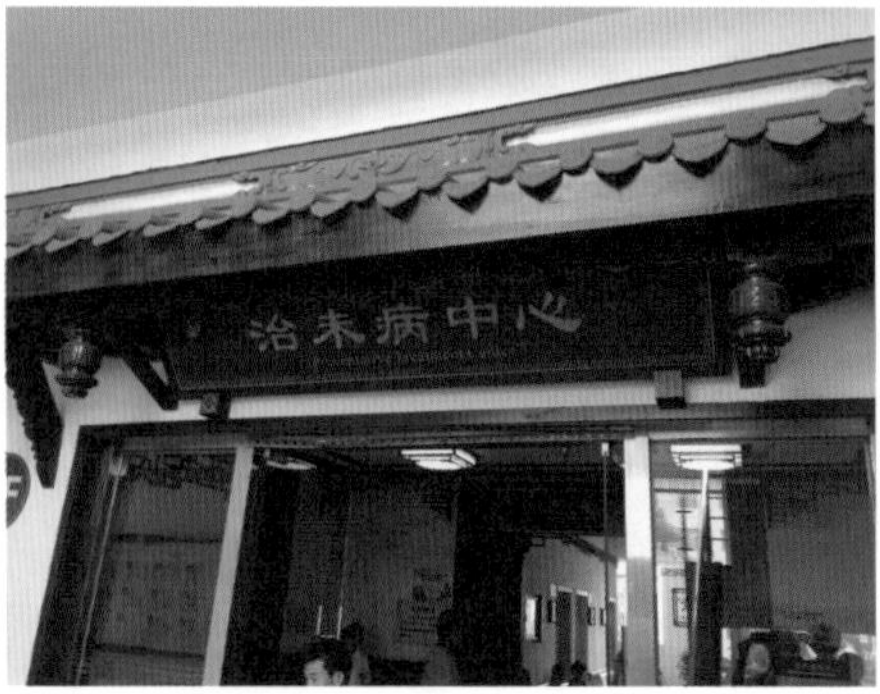

写真６　中国各地の病院に「未病を治すセンター」が設置されています。

完し合うことで、より患者のニーズにあった医療を目指しています。西洋医学を否定して、単に代替医療として中医学を使うのではなく、双方の特徴を活かしてうまく噛み合わせることを目指しています。

さらに最近では、中医学を「未病を治す」という養生の分野でも積極的に活用する国家プロジェクトが進んでいます（写真６）。これには、これから高齢社会を迎える中国では、医療費の上昇が大きな問題になっており、人びとの生活と密接に関係する中医学を活用することで、早期から体のケアを目指し、健康寿命を伸ばし、医療費を削減しようという狙いがあります。ビッグデータや人工知能（ＡＩ）を活用して、中医学によって体質を分析する研究も行われており、体質別の健康対策法もつくられました。問診情報や、舌や顔の画像解析などとＡＩを組み合わせたシステムも実用化されています。

二〇一七年からは、浙江省の公立小学校でも中医学について教える教科書が出来ました。この流れは、国の主導で全国に広まっています。子どもたちが伝統医学に興味を持つようにさまざまな工夫が凝らされています（写真７）。また、全国各地にある中医薬大学などの教育機関では、博物館

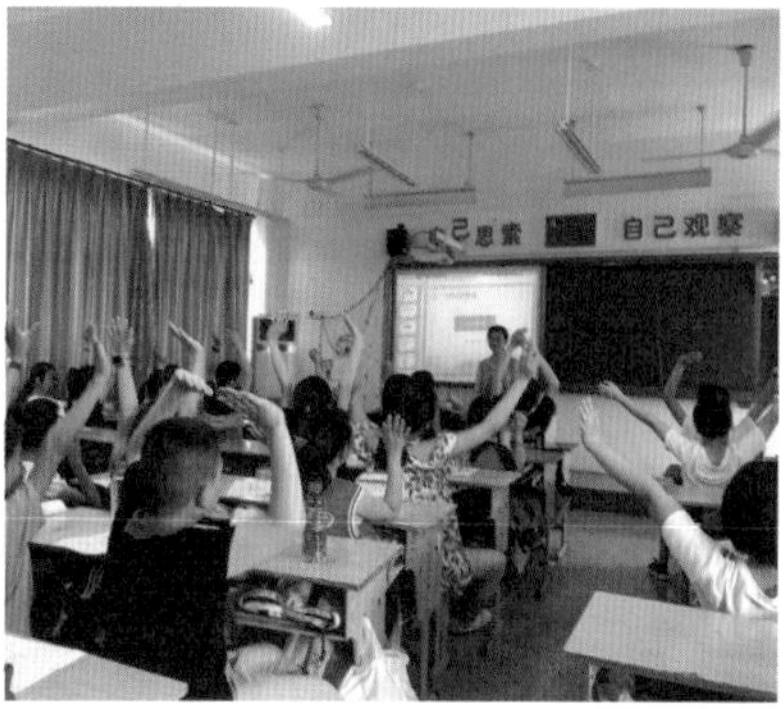

写真７　浙江省紹興市で，小学生高学年向けの中医学に親しむための授業。

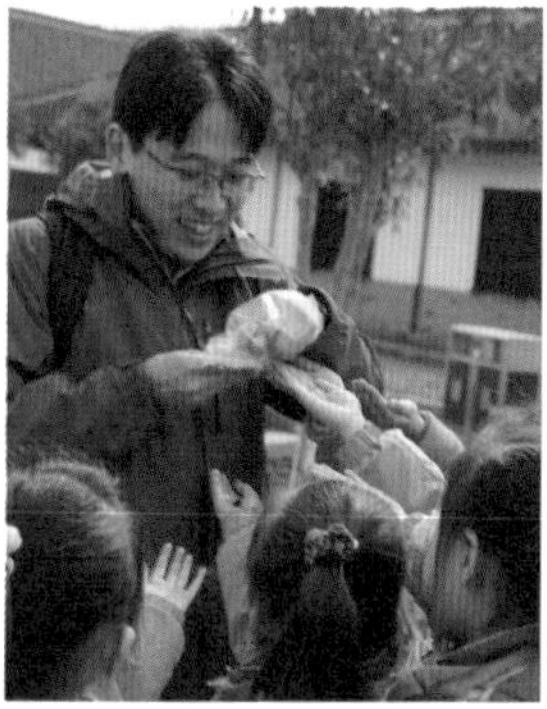

写真８　上海市の地元の小学生を連れて薬草園へ。

や薬草園なども設置され、子どもから大人まで中医学の全貌を理解できるような取り組みが行われています。観光地では伝統的な薬局の保存も行われています。こうした地道な知識の啓蒙が、医療として正しく中医学を活用してもらうためにはとても重要です。私自身も地元上海の小学校や、日本での講演を通して正しい知識の普及に少しでも貢献したいと奔走しています（写真８）。

中医学は多用化する現代医療における一つの方法論

現代医学が日進月歩の勢いで発展するなか、中医学を活用する空間が果たして残されているのかという問いがよく提起されます。しかし、中医学の生命力はまだまだ朽ちることがないと考えられます。特に西洋医学がより専門性を高め、ますます細分化されるなかで、中医学を含む伝統医学には、各専門の隙間を埋める重要な働きがあると思います。たとえばがん治療でも、五年生存率や

ＱＯＬを高めるだけでなく、西洋医学による抗がん剤の副作用の軽減や術後の回復などで中医学を併用することで大きな成果を出しています(2)。お互いの長所を補完し合う医療が、中国では普通に行われていることは特筆に値します。患者自身も誰にいわれることもなく自然に双方の病院を行き来してうまく活用しています。

また、現代医学が高度に専門化され、そこで使われる言葉を理解することすら困難であることがしばしば見受けられますが、中医学では患者の症状や病態を中医学の言葉で置き換えることで、平易に分析しやすくなるという特徴があります。複雑な症状を、陰陽五行や五臓六腑の理論で簡潔に整理していくのもその一つです。日本では中国と違って文化的にも中医学の用語に接することが少ないため難解に感じがちですが、じつは非常に素朴な考え方です。そのため、中医学の言葉を使えば、患者の体がどのような状態であるかを理解することが比較的容易になると思います。

中国で生活していると、中国人の日常生活に中医学が非常に深く入り込んでいることがよくわかります。たとえば、農村に行くと、必ず薬草に詳しい農民がいて、住民らにアドバイスしています。医者でなくても、生きていくための必要な知識として、農村部に住む農民には中医学の知識が不可欠なのです（写真9）。なぜなら、山奥の農村では、病気になっても簡単には病院まで行けなかったり、病院があっても必要な処置が十分にできないこともあり、身近にある薬草や材料を使って治療・処置できる中医学の強みがあるからです。たとえば骨折したときでも、石膏で固める方法以外に、中医学では「挟板《きょうばん》」と呼ばれる竹の板で患部を固定して治療するやり方がありますが、この方法であれば関節の動きが妨げられないため、西洋医学の治療に比べてもメリットがあります（写真10）。

また、年中行事と中医学の関係も密接です。たとえば、端午の節句に関しても、中医学とかかわる風習が現在まで伝わっています。旧暦の五月五日になると、さまざまな香りのする薬草を小さな小袋に詰めて、子どもたちの首にぶら下げます（写真11）。これは、初夏には伝染病が発生しやすく、病気を予防するために行われるようになったものです。実際に、漢代の古墳からもこうした小袋が発見されており、成分を分析したところ、ヒトの免疫システムに有意義に働くことが近年の研究でもわかってき

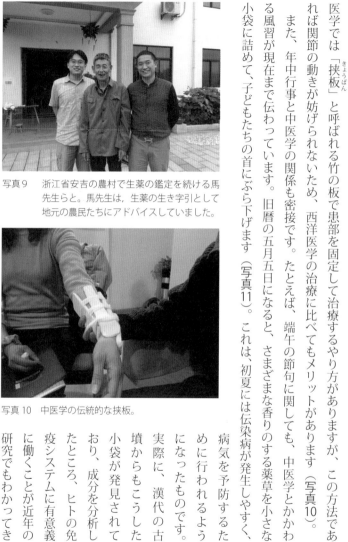

写真９　浙江省安吉の農村で生薬の鑑定を続ける馬先生らと。馬先生は，生薬の生き字引として地元の農民たちにアドバイスしていました。

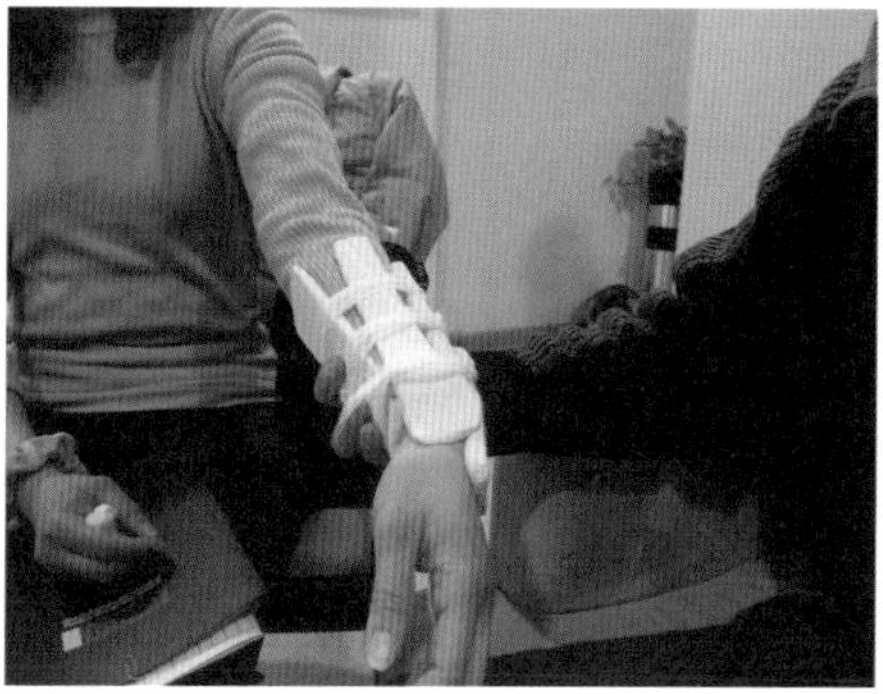

写真 10　中医学の伝統的な挟板。

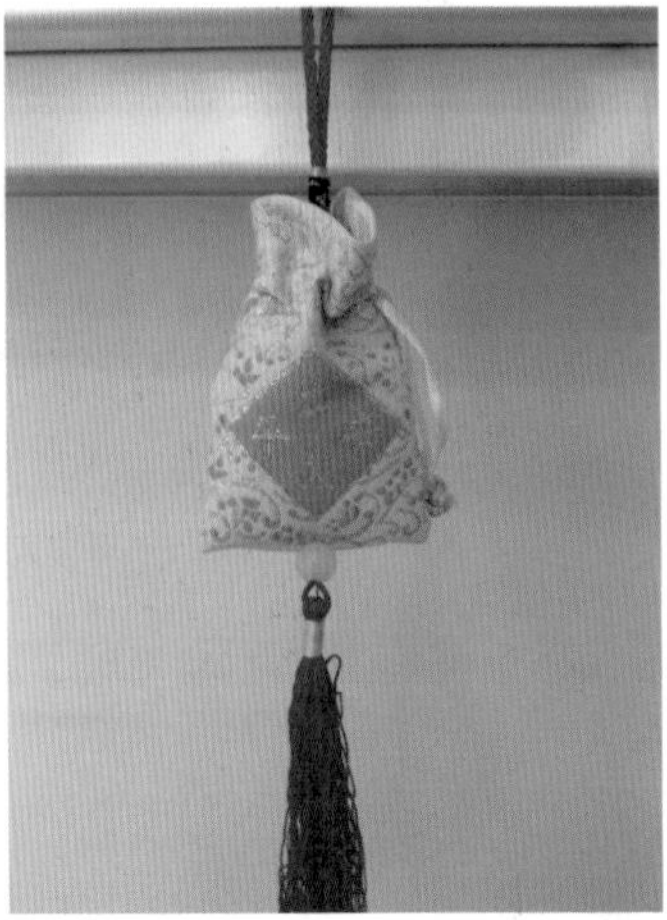

写真11　生薬を詰めた端午の節句の香袋。

ました(3)。こうした治療法は、「香療《こうりょう》」として現在にまで伝わっています。アロマテラピーとのつながりもあることでしょう。そのほか、ヨモギや菖蒲《しょうぶ》のお風呂に入るのも、暑い時期の皮膚病対策として行われます。季節に合わせた治療方法を提案できるのも、人びとの生活のなかに中医学が溶け込んでいる証しです。

中医学の生命力は治療効果

こうした知恵は、何千年と受け継がれてきたものであり、効果があるからこそ現代社会でも生き残っていると考えられます。効果がなければ、治療が簡単でなければ、とっくの昔に忘れ去られていることでしょう。私たちにとっても身近な、「おばあちゃんの知恵」のようなものも中医学には非常に多いのです。

意外と知られていないのが、急性疾患に対する活用です。中医学といえば、慢性病が中心でゆっくりと治療するようなイメージが持たれていますが、実際にはインフルエンザをはじめとして、急性の感染症などでも使われています。過去にも中国で猛威を振るった二〇〇二～〇三年のＳＡＲＳ治療でも第一線で使われ、二〇一九年から流行した新型コロナウイルス感染症（COVID-19）でも中医学のさまざまな処方箋が開発され実際に使われました。ウイルスそのものに対する作用はもちろんのこと、さまざまな症状を改善する意味でも非常に意味がありました。

私自身も日頃の臨床で、疾患としてはごく普通のものでも、西洋医学の治療がうまくいかず、中医学で試みると予想外の成果が出た症例をよく経験します。肩凝りや腰痛のような痛みであったり、アトピー性皮膚炎や慢性じんましんのようなかゆみの症状であったり、中高年の女性に多い不定愁訴であったり、躁うつ病であったり、頑固な眩暈や偏頭痛など、けっして歴史的な大発見ではありませんが、患者さんの症状が確実に改善されていくことを経験しています。ピルなどがどうしても合わない月経困難症や更年期障害の症状改善など、婦人科の諸症状に対しても西洋医学の検査結果を踏まえつつ、まずは中医学を試して欲しいと思います。

日本では、保険制度の問題もあり、残念ながら漢方処方に対する制限が少なくありません。しかしもっと自由度が高く漢方医学を活用できれば、きっと治療効果を高めることができるでしょうし、患者に対する貢献は計りしれないと思います。

結局、伝統医学はその医学がある場所で発祥し、現在まで伝わってくる過程において、その民族や国の文化・思想と深くつながって、日常生活のなかで、人びとの長年の経験にもとづいて育まれ

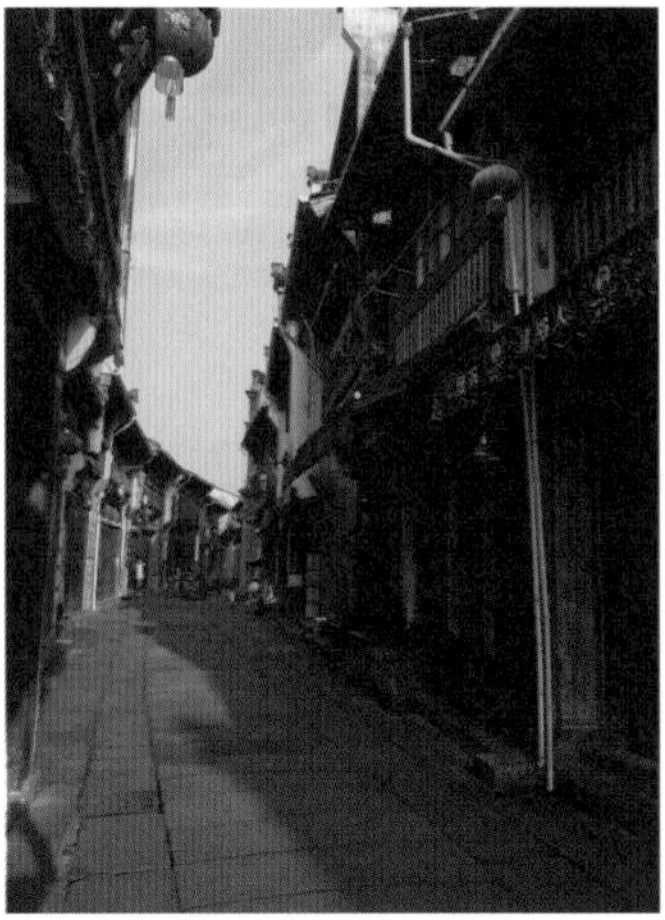

写真12　安徽省の新安医学も商人たちが各地に伝えた中医学の一つ。いまでも保存地区として残されている安徽省屯溪の街並み。

てきたわけです。中医学の場合、歴史の経過とともに膨大なデータが集まっており、数千年〜数百年単位で臨床経験が積み重ねられています。ある意味では西洋医学の臨床試験よりも膨大です。また、伝統医学は単に医療として役立つというだけでなく、その民族や国のアイデンティティとも深くかかわりがあります。彼ら独自の生活様式のなかに溶け込んでいるのです。たとえば、清代の中国では、商人たちの間でも中医学の知識は一般教養として非常に重視され、それらが行商人を通じて中国各地、そして世界へと伝わりました（写真12）。

もちろん、現代医学からみれば中医学には検証する余地がある内容もありますが、だからといってすべてを否定することはできません。人びとの日常の暮らしがある以上、伝統医学の発想はこれからもわれわれの生活のなかで息づいていくはずです。中医学の治療法のなかには、難病を解決するためのヒントがまだまだたくさん隠されており、西洋医学に対しても研究テーマを今後も与え続けることになるでしょう。二〇一五年には、中医学からヒントを得た屠呦呦《とゆうゆう》が、マラリア治療でも使われる生薬・青蒿《せいこう》の有効成分の研究でノーベル生理医学賞を受賞する成果もありました。中医学はこれからもまだまだ医学の発展に貢献していくことになるでしょう。

中医学や漢方の病院へ行く前に知っておいて欲しいこと

みなさんも中医学や漢方の病院に診察に行かれたことがあるかもしれません。西洋医学の診察とはあらゆることが違います（写真13）。四診《ししん》といって望診《ぼうしん》・聞診《ぶんしん》・問診《もんしん》・切診《せっしん》の四つが基本です。少しでも正確な診察が行えるよう、患者さんにもいくつか守っていただきたいルールがあります。

（1）望診

医師が視覚的に患者の全体像や局所を観察する診断法をいいます。患者さんと待合室で鉢合わせたり、診察室に入ってくる瞬間から望診が始まっています。望診には舌の様子や排泄物の確認なども含まれます。そのため、特に女性はなるべく化粧をしないで診察に来ていただきたいです。顔色はとても重

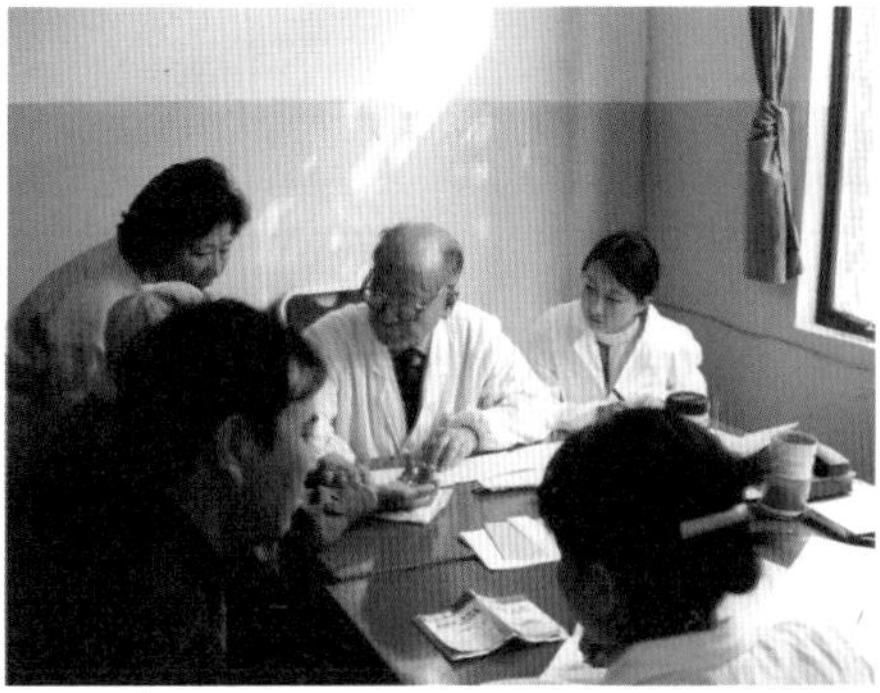

写真13　いまでは珍しくなった伝統的な中国の中医学の診察風景。まだ電子カルテが普及していなかった時代です。弟子の医師たちがまわりに座り，問診やデータの整理をします。

要な情報で、吹き出物やシミがどこにあるのか、皮膚の艶がどうか、表情がどうであるかなどすべてがとても重要です。また、舌の様子を観察しなければならないので、診察前には飴やコーヒーなど色の付く物を口にしないでください。舌苔が染まってしまって本当の色がわかりません。診察前は舌苔の全体像も重要ですから、舌磨きなどをしないようにお願いします。足もできるかぎりストッキングなどは穿かずに診察に来てください。足の皮膚の状況を観察するのに不便です。

（2）聞診

医師の耳や鼻から入ってくる情報全般を指します。もちろん日常的に聴診器も使いますが、普通に聞こえてくる患者さんの声そのものもとても重要な情報です。排泄物や分泌物の臭いもそれぞれ重要な意味があります。体臭も重要な情報ですから、強い香水などを付けないようにお願いします。

（3）問診

問診は中医学のなかで非常に重要なプロセスです。主訴やそれにかかわる症状だけでなく、過去にどういった疾患に罹ったことがあるか、生活習慣、食べ物の嗜好まで、中医学では治療法を考えるうえでどれも大切な情報です。たとえば、婦人科の主訴で来られて、他の症状があっても、患者さん自身で婦人科と関係がないと判断して見逃してしまいそうなことがよくあります。しかし体全体の症状を大事にする中医学の問診では、面倒でもすべてを教えていただきたいのです。これが正確な処方箋をつくるうえで重要なポイントになります。もちろん、健康診断の結果や現在飲んでいる薬なども忘れずに教えてください。中医学の診察では、西洋医学の診察より相対的に問診時間が長くなるのはそういった背景があるからです。

（4）切診

中医学のなかで最も特徴的な診断方法です。脈診や、日本漢方でよく行われる腹診も切診になります。腹診を行うときに不便ですから、特に女性は診察時にワンピースなどを着用しないようにお願いします。また、安静時の脈を取る必要がありますので診察前に激しい運動をしたり、飲酒を含む暴飲暴食をしたり、診察前に大笑いしたりイライラしたりしないようにお願いします。ゆったりとした気持ちで診察室に来ていただけるとたいへんありがたいです。

中医養生でやってはいけないこと

健康ブームもあり、「未病」や「養生」といった言葉が日本でもよく聞かれるようになりました。中国でも同じですが、それにともなってさまざまな問題点が浮き彫りになっています。伝統の知恵をうまく日常生活で活用するためには、以下の点に注意したいところです。

（1）滋養強壮だけが養生ではない

一般に、体を元気にするといわれる食材や生薬はいろいろとありますが、だからといって誰もがいつでも服用してよいというものではありません。滋養強壮作用があるといわれるものの多くは、中医学では「補剤《ほざい》」（体に足りないものを補うもの。おもに正気《せいき》と呼ばれる病邪に対する抵抗力や生命力が足りないときに使う）という分類になります。中国語でも「補」という言葉は日常的に使われ、中医学でいう「虚《きょ》」（正気が虚弱なために現れる病理的な状態の総称）の状態のときに使います。体が虚になる理由としては、たとえば、邪気が体を侵しつづけ正気が弱ってしまった場合、情緒不安定で五臓六腑を損傷してしまった場合、食べすぎ飲みすぎで胃腸を損傷してしまった場合、外傷などで出血過多になった場合、さらに産後などのケースが考えられます。こういったときは体をしっかりと補ってあげて陰陽バランスを取って臓腑の働きを整える必要があります。しかし、そうでない場合は補う必要はありません。むしろ、カゼの引き始めなど明らかに邪気が体に入っているときに下手に補うと「門を閉じて賊を家のなかに残す」結果となり治癒を遅らせることになります。また、胃腸が弱っていて吸収力が足りないときに補うと十分に吸収されないだけでなく、逆に症状を悪化させます。このように補う時期とタイミングはとても重要です。

また、補剤系の食材や生薬は値段の高いものが多く、いかにも健康に良さそうなイメージがあり、お酒に浸けたりするとさらにそんな気にもなりますが、風船を膨らませすぎると爆発するの

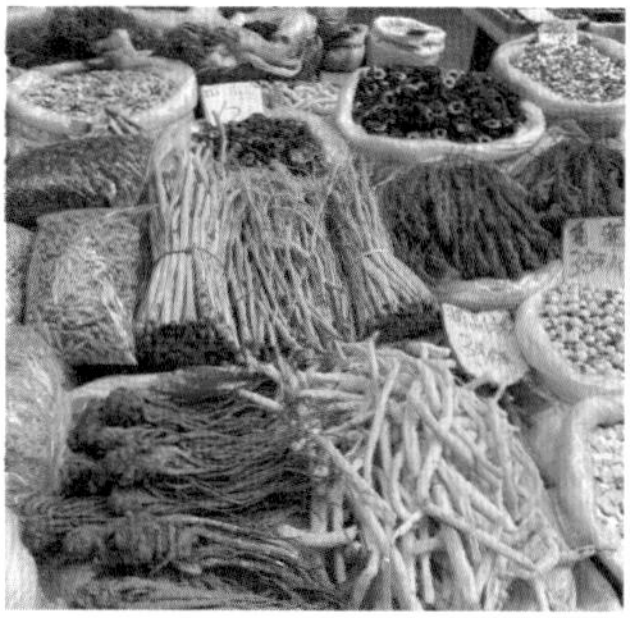

写真14　中国では市場に行くといろいろな生薬が手に入りますが，使い方が重要。写真は重慶の市場で売られていた生薬。

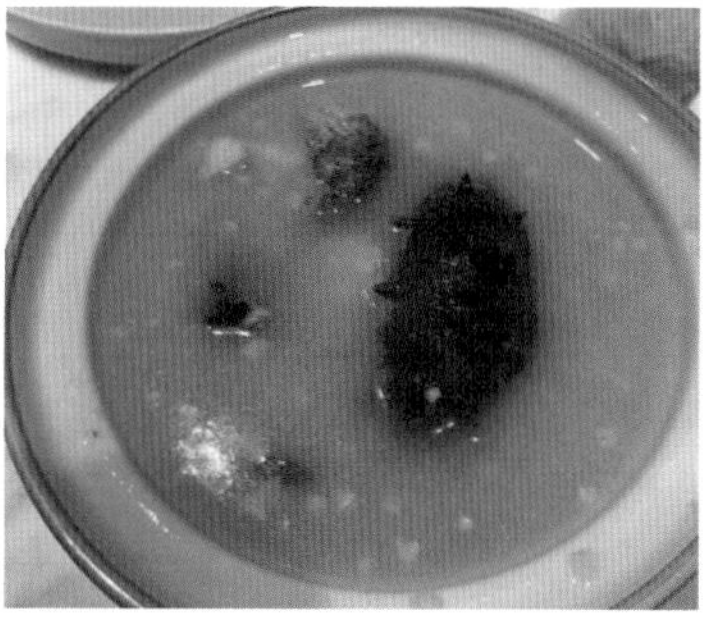

写真15　高級中国料理でよく出てくるナマコ。「海参」と呼ばれます。

と同じで、補いすぎることは逆に体にマイナスであることを知っておきましょう。特に中国人は、冬虫夏草《とうちゅうかそう》・高麗人参《こうらいにんじん》・鹿茸《ろくじょう》・燕の巣・ナマコなどを補うものとして珍重しますが、注意しなければならないこともあるわけです（写真14 15）。

（2）中医薬にも副作用がある

相対的に安全性が高いといわれる中医薬（漢方薬）ですが、薬である以上、副作用についても知っておく必要があります。現在の薬理研究でも、大部分の生薬には大きな副作用はありませんが、人によってはアレルギー反応が起こることがあり、使い方を間違えると肝臓や腎臓に悪影響を与える場合があります。ですから本来の中医学治療では、こまめに患者さんと連絡を取り合い、服用後に変化がないかを確認するのが一般的です。絶対にやってはいけないのは、中医薬を健康食品と勘違いしてか、同じ処方箋を何年も加減することなく服用することです。なかには、対症療法的に処方され、診察を受けるたびに処方の種類がどんどん増えていくようなケースも見受けられますが、これは本来の中医学治療の姿ではありません。実際に効果のある処方なら二週間もすれば体に良い変化が現れることが多いです。そうした変化を医師にきちんと報告することも、効果を上げる治療を進めるうえで非常に重要です。

中医学の治療の基本は、まず食生活など日常生活における養生です。そのうえで、中医薬を使って調節していきます。日頃のセルフ養生によるケアなしに中医薬だけで治すわけではないということをけっして忘れないでください。

（3）若くて元気だからこそセルフ養生を

「養生」という言葉の響きから、どうも「高齢者が健康長寿のためにがんばること」といったイメージを持たれることがあります。しかし、じつは若い人も早いうちから取り組んで欲しいことばかりなのです。養生の基本は、体の気血の流れを整え、陰陽バランスを取り、心も体も安定させることで、これはむしろ体が元気なときだからこそしっかりとがんばれることでもあります。もちろんこれは伝統医学の養生に限ったことではありません。こうした取り組みは西洋医学の予防医学と通じるものがあり、結果的には中医学も西洋医学も関係なく、健康に関する正しい知識を学ぶ習慣を身に付けることが必要になります（写真16）。

中国では高齢社会の対策として、中医学の養生を広めることに力を入れていますが、それにはこうした背景があります。上海市政府も、さまざまな中医学の養生法や科学的な健康法を紹介した冊子を市内の全世帯に配付し、啓蒙活動を強化しています。

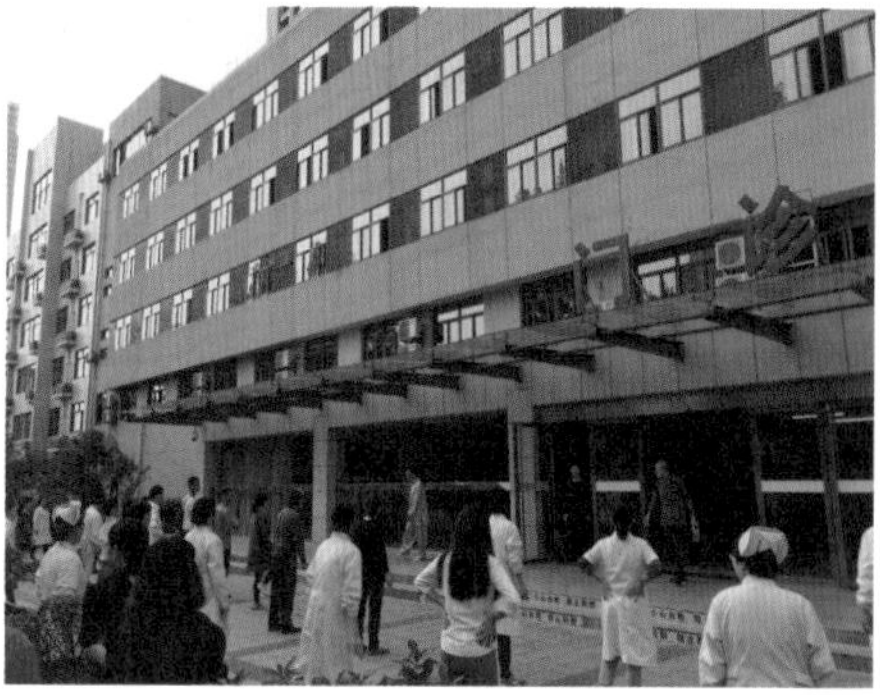

写真16　安徽省合肥の病院前で，医療スタッフも練功中。八段錦や少林功はよく知られています。

（4）腎虚と腎不全は違う

時折、中国で健康マッサージなどを受けて、「腎が良くない」と言われ、慌てて腎機能を調べて欲しいと言って来られる方がいらっしゃいます。「腎」という言葉は、普段、日常的に使っているものですが、言葉は同じでも中医学の用語とは意味が違うので注意が必要です。中医学では心・肺・脾・肝・腎の五臓と、胆・胃・小腸・大腸・膀胱・三焦の六腑で人体の生理や病理を考えますが、西洋医学の臓器とは言葉が同じでもまったく違うものです。じつは中国人の多くがこの五臓六腑を知っていて、日常生活でも使い分けています。たとえば、中医学の腎は生長・発育・生殖

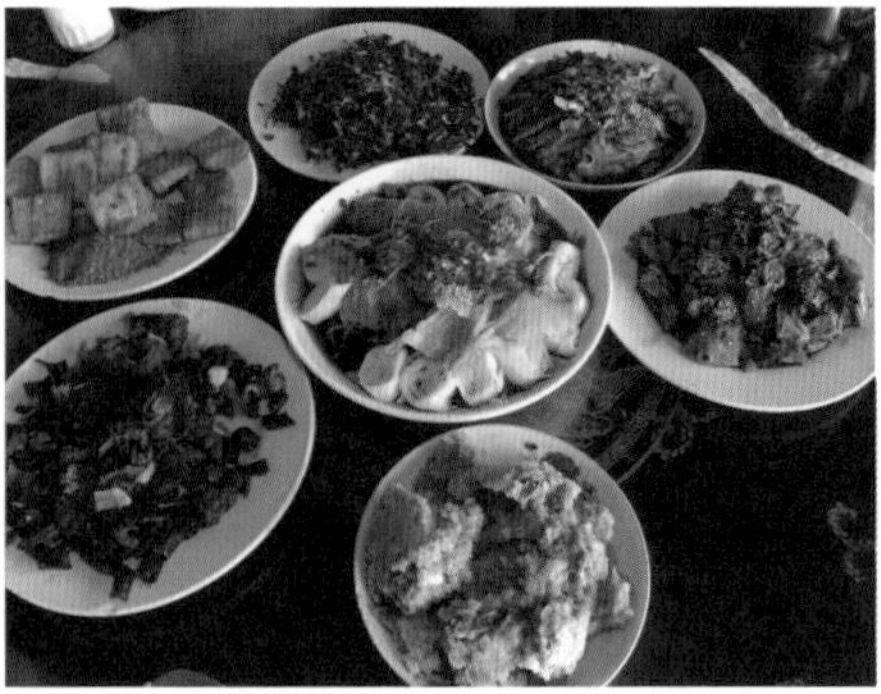

写真 17　雲南省巍山の食堂で出てきた地元料理。食材一つひとつの工夫が健康な食生活につながります。

と関係があり、精気を蓄え、体内の水液を主《つかさど》り、息を吸うのを助ける働きがあります。西洋医学の腎臓の働きとはまったく違います。一部で共通点もありますが、やはり両者は分けて考えなければなりません。

（5）薬膳は個々の体調に合わせて

中国でも薬膳は人気があります。各地でさまざまな食養生の飲食店も増えてきました。中国では前述した滋養強壮系のメニューに人気が集まっています。スッポン、烏骨鶏《うこっけい》、ナマコ、時には冬虫夏草まで、値段の高い食材が体に良いと思われている一面もあります。日本でも薬膳がブームで、いろいろな食べ方が紹介されていてたいへん興味深いのですが、本来は自分の体調に合わせて食材を臨機応変に組み合わせて料理するのが基本です。一体なんの目的で薬膳をわざわざつくって食べるのか、その目的を忘れてはいけません。そのためには、自分の体質を中医学の考え方で理解する知識を持つことが大切です。

薬膳においては、いろいろな食材を使って中医学の理論を考えながら創意工夫することも大切ですが、基本姿勢として、その地域（地元）で食べられている伝統的な食べ方を研究することがとても重要です。その仕組みがわかれば、必然的に季節や体の状況に合わせて一番美味しく食べられるようになっているはずです（写真17）。

また、「○×は体に良いから毎日食べる」というやり方も、中医学の養生の立場から考えると少し違います。四季の変化や男女差、年齢、体質の違いも含めた違いを認識して、適宜変えていくことを忘れないで欲しいです。

中医学の地域性

筆者も一九九六年から上海で暮らし、中国各地を訪問し、その気候風土・文化に接すると、地域性による違いを強く感じます。上海は西日本と比較的気候が似ていますが、冬のハルビン（黒龍江省）に行くと零下30℃は珍しくありません。同じ頃に、中国のハワイともいわれている海南島《かいなんとう》に行くと最高気温が30℃近くあったりします。夏の中国南方地域は湿気が多くてジメジメしていますが、北方に行くと過ごしやすいです。中医学もそういった気候風土の影響を受けて、その発展過程でさまざまな流派を生んできました（写真18）。

たとえば、中国北方地域で発展してきた『傷寒論』の医学は、気候条件の違う南方ではそのまま応用するのが難しいこともあり、多くの医学者が独自に研究を進め、異なる中医学の流派が誕生し

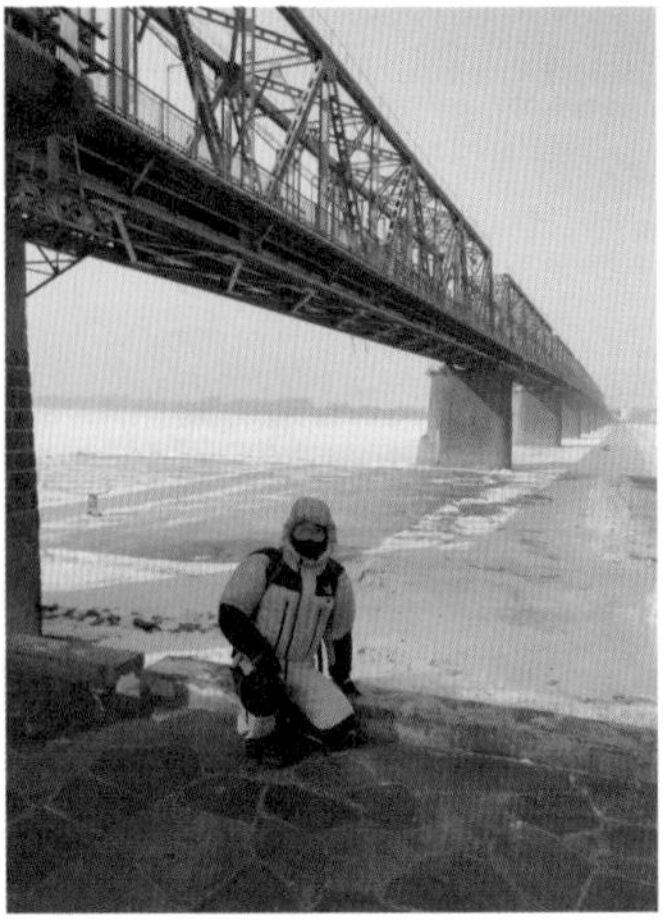

写真 18　氷点下 20 ～ 30℃も珍しくないハルビン。冬の松花江は完全に氷結してしまって歩いて渡れました。

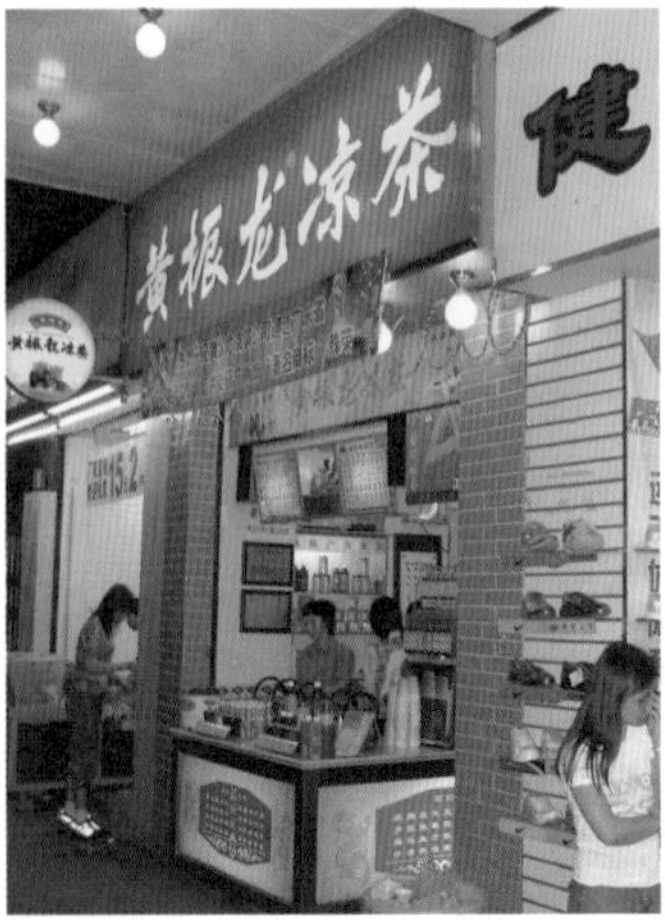

写真 19　広州の街角に多い涼茶スタンド。家庭によって涼茶のブレンドはさまざま。

ました。江南地域で活躍した清代の名医・葉天士《ようてんし》（1667-1747）は、現地の人たちの体質を考慮して、比較的性質の穏やかな生薬を使いました。さらに広東・福建・広西・海南など南方に行くと、中医学の学派の一つ、嶺南医学《れいなんいがく》（中国南部の広東・海南島・広西からベトナム北部にかけてのエリアで発展してきた伝統医学）があります。亜熱帯性の気候と地域特有の生薬を活用してたくさんの処方が生みだされ、多くの伝染病にも使われました。夏の蒸し暑い時期に飲まれる涼茶《りょうちゃ》は、嶺南医学の特徴の一つで、広東省や香港などでよく見かけますが、上海にはありません（写真19）。このように、ひとくちに中医学といっても、さまざまな流派が存在し、お互いに影響を受けなから発展してきました。
したがって、中医学を勉強する場合、特に中国大陸に留学を考えておられる方は、将来、どのエリアで勉強した知識を応用するかを考えたうえで決めて欲しいです。気候風土が変わると、中医学の考え方そのものに大きな変化が出てくるからです。それは養生に関しても同じです。

〔引用文献〕

(1) 難波恒雄ほか：生薬学概論。南江堂、一九九八
(2) 張英ほか：中医薬治療悪性腫瘤臨床研究成果与思考。Journal of Traditional Chinese Medicine Vol. 55 No.6, 2014
(3) 王樹金ほか：馬王堆漢墓出土香嚢的探究。SILK（絲綢）：No.09, Sep. 2011

第二章　四季の養生

第一節　養生は一年の四季を通じて考える

四季の変化と五臓

中国の江南地域は、日本と同様に四季の変化があります。緯度は鹿児島ほどですが、夏は30～40℃の猛暑になり、冬は氷点下になることも珍しくありません（温暖化がいわれて久しい昨今、雪はそれほどたくさん降らなくなりましたが）。古来、自然界の変化と、人の体調の変化とは密接に関係があると考えられており、四季の変化のなかに、身体における「陰と陽」「寒と熱」の変化を見つけ出しました。ここでいう「陽」とは火を代表にして、エネルギーのあるもの、明るいものを指し、「陰」とは水を代表にして、寒冷なもの、暗いものをイメージしてください。

四季の変化は、春は温かく、夏に熱くなり、秋は涼しく、冬は寒くなるという周期になっています。そこで、春と夏は、陽が旺盛で陰が衰退し、秋と冬は、陽が減退して陰が旺盛になると考えます。したがって、自然界における陽気は「春に生まれ（春生）、夏に生長し（夏長）、秋に収まって（秋収）、冬に蓄えられる（冬蔵）」というサイクルに変化することになりますが、同じような変化が人のなかでも呼応していると中医学では考えます。それを『黄帝内経霊枢』邪客篇では「天人相応《てんじんそうおう》」と呼んでいます。

それぞれの季節には特徴的な変化があり、春は風、夏は火、秋は乾燥、冬は寒さで代表されます。

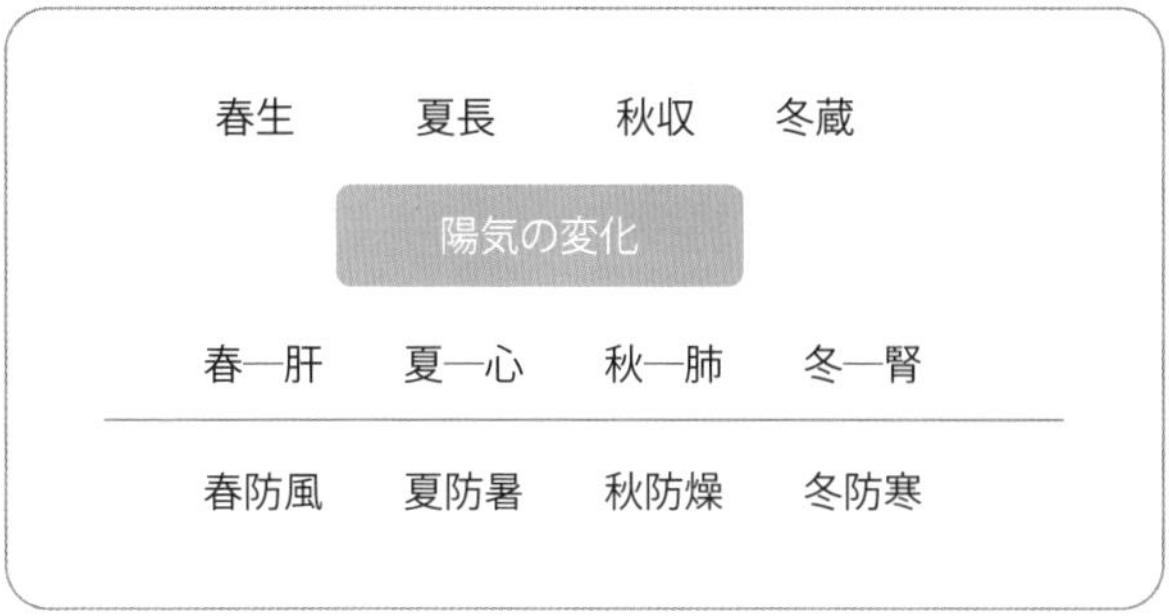
春生　夏長　秋収　冬蔵
陽気の変化
春―肝　夏―心　秋―肺　冬―腎
春防風　夏防暑　秋防燥　冬防寒

図❹　天人相応

中医学では、こうした四季の特徴に応じて人の五臓（肝・心・脾・肺・腎）も影響を受けると考えています。春は風が強く、それは肝が発生させる気の流れに、熱い夏は心の陽気が体を温める働きに、秋の空気が乾燥し、寒くなって陽気が収まってくる様子は肺が粛清《しゅくせい》（冷たくて清らかでかつ静寂な様子）して気を収斂《しゅうれん》（引き締めて収縮させること）させる働きに、寒さが厳しくなる冬は腎が気を蓄える働きにそれぞれ対応し、春―肝、夏―火、秋―肺、冬―腎の関係が成り立つと考えられています（図❹）。

五臓なのに四季は四つ。では脾はどこにいったのか？　ということですが、じつは脾はちょっと特別な扱いなのです。この後、脾はよく登場するので、まず中医学における脾について紹介します。

四季のすべてにかかわる脾

西洋医学で脾臓の働きは、『日本語大辞典』の説明を引用す

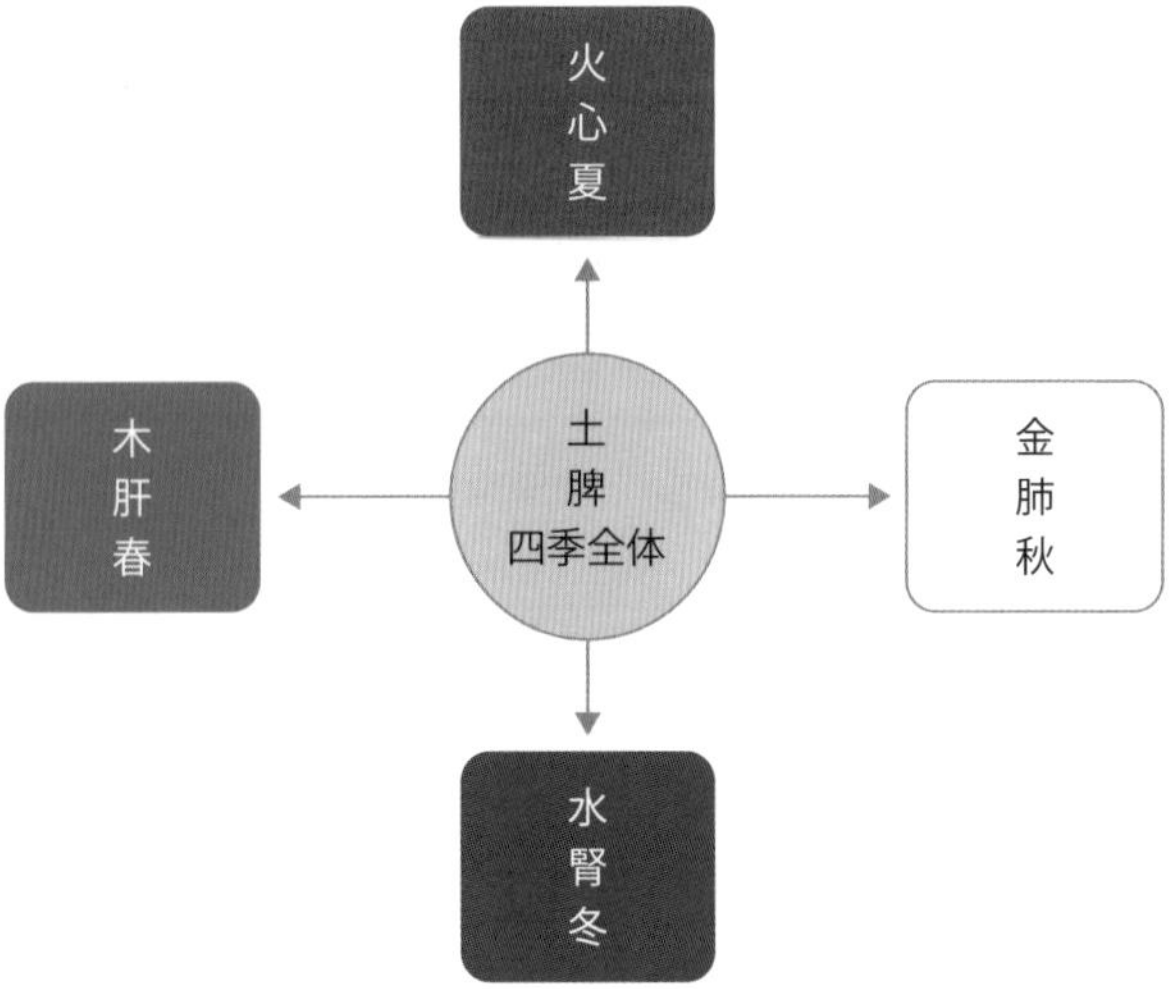

図❺　脾を中心とした心・肝・肺・腎の相関図

ると「血液を一時的に貯蔵して循環血液の量を調節したり、古くなった赤血球を破壊したりする」となります。じつはこれは、中医学における脾の働きとは大きく異なっています。中医学では、食べ物をしっかりと消化吸収して全身に運ぶ働きや、血が経脈を循行するように導き、血が脈の外に溢れ出るのを防いだりするものと考えます。そのため、体にエネルギーをつくり出すには、脾の働きがきわめて重要で、そのため脾は「後天の本」といわれます。脾でつくられたエネルギーが体全体に行きわたることで臓腑が元気に活動できるわけです。

『黄帝内経素問』太陰陽明論篇には、「脾が一つの季節を主《つかさど》ることができないのはなぜか」という問題が書かれており、「脾は五行のなかでは土《ど》に属し、中央に位置する。四季に応じてその他の臓腑をコントロールし、各季節の終わりに寄生する形で旺盛となるが、単独で一つの季節を主らない。土は万物を生じ養うことにあり、天地が一切の生物を養うのと同様に、動きがなくなることはない。そのため一つの季節だけ旺盛というわけにはならない」と解説されています。日本でも「土用の丑《うし》」に鰻を食べる習慣があります。ここでは夏の土用を指しますが、じつは土用は四季にそれぞれあり、立春・立夏・立秋・立冬前の十八日間を指し、土用には土の気が盛んになります。つまり、脾の気が盛んになると考えられています（図❺）。

すなわち、脾というのはすべての季節にかかわりがあるわけです。したがって、脾は、四季の養生のうえでも別格扱いされなければならないことを認識していただきたいと思います。なお、中医学では旧暦の「二十四節気」を中心に季節がまわっていきますので、本書でも二十四節気をベースに四季の養生の違いを追っていきます。

第一節　春の養生

中国の一年は旧暦の一月一日の春節《しゅんせつ》から始まります。中国でも新暦の一月一日は元旦と呼ばれ、一日だけ休日になりますが、大部分の人は春節に向けて帰省し、「年夜飯」と呼ばれる忘年会も、春節前に行われるのが一般的です。また、「民族の大移動」が発生するのもこの時期で、春節が始まる二週間ぐらい前から鉄道も帰省客用に特別ダイヤが組まれますが、人気のあるエリアはチケットの購入も困難なぐらい混雑します（写真20）。

二十四節気のスタートは立春ですが、立春とこの春節とは少し意味が違います。春節は旧暦一月一日ですので新月になります。旧暦では新月から次の新月までが一カ月になり、さらに冬至から次の年の冬至前までを一年と考えます。そして一年をちょうど四等分すると春分・夏至・秋分・冬至となり、四等分した中間が立春・立夏・立秋・立冬になり、これを「四立《しりゅう》」と呼びます。この四立は中医学の四季の養生の季節の移り変わりの境界として非常に重要なポイントになります。そしてこの各四立の前日が節分《せつぶん》と呼ばれます。日本では特に立春一日前の節分が有名です。では春節は？　ということですが、この計算方法はなかなか複雑でここでは触れませんが、要は月の満ち欠けによって計算される旧暦の一カ月（29～30日）と閏月《うるうづき》で誤差を調節し、春節の時期が算出されることになります。ですから春節は毎年日にちが異なり、大体一月下旬から二月中旬までの間になりますが、中国ではちょうど農閑

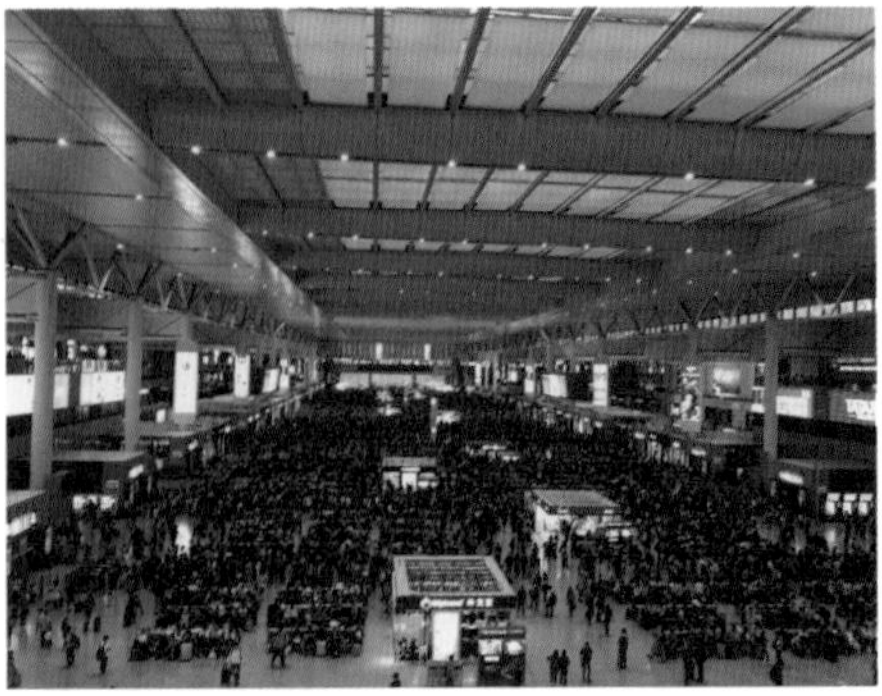
写真20　上海虹橋駅。

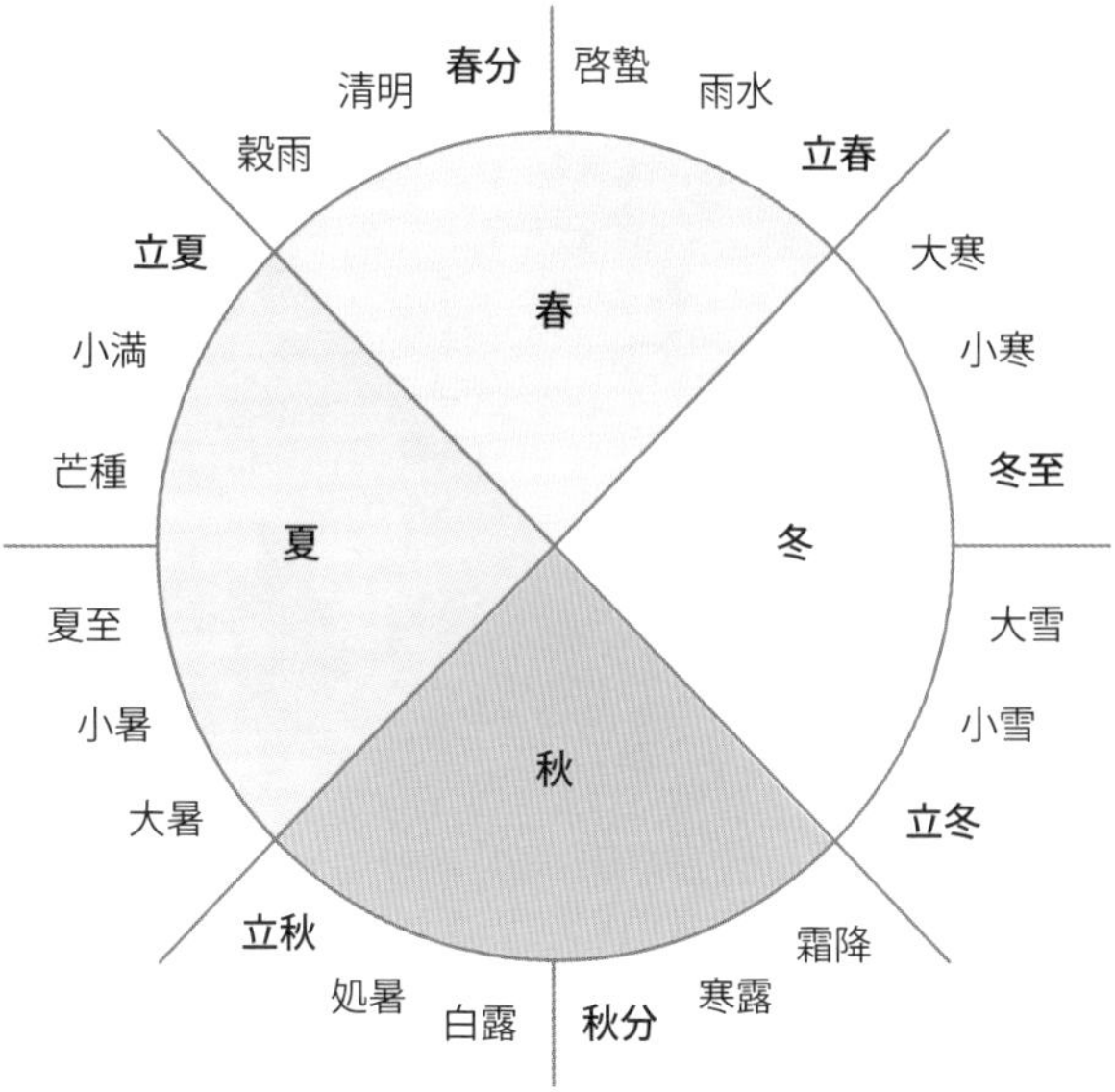

図❻　二十四節気と四季

期と重なることもあり、現在まで重視されてきました（図❻）。

立春から立夏までの期間を「春三月」と言います。この間には立春・雨水・啓蟄《けいちつ》・春分・清明・穀雨と節気が続きます。上海の春といっても、早春と晩春では温度変化が非常に大きいのが特徴で、一般に雨水から啓蟄は、温度は低めで気温も一桁台の日が珍しくありません。とはいえ、春節を過ぎたあたりからなんとなく春の気配を感じます。日の出時刻も少しずつ早まっていることも実感できます。まさしく新しいものが芽生えてくる時期です。

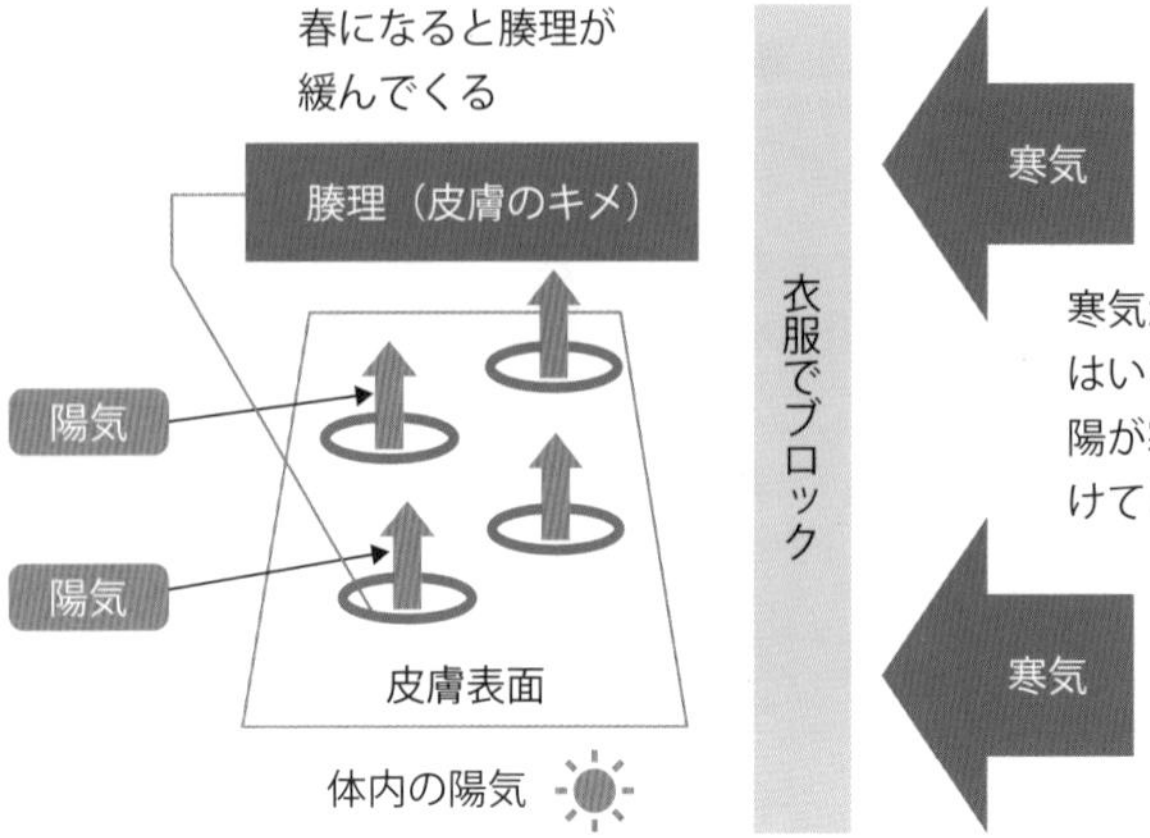
寒気が体内に
はいるとまだ
陽が寒さに負
けてしまう

図❼　春捂

春捂《しゅんご》

初春の頃、つまり立春（二月三〜四日）・雨水（二月十八〜十九日）・啓蟄（三月五〜六日）の節気では、まだ寒さが強いこの時期は、中医学では「春捂」という養生を考えます。捂とは封じ込める、塞ぐの意味があります。すなわち天気がときどき温かくなってきても、一気に衣類を減らすのではなく、背・腹・足を中心にしっかりと体を温めつつ衣類を調節しましょうという意味です。原則は「上薄下厚」で、下半身の保温が非常に重要です。特に高齢者は衣類を減らすタイミングをゆっくりにしましょう。「陽脈の海」と呼ばれる督脈《とくみゃく》という経脈が背中に走っているため、背中の保温も重要です。

温かくなってくると、腠理《そうり》と呼ばれる皮膚表面の皺が緩み、体のなかの陽気が外に出やすくなります。また、腠理が緩むと外からの寒気の影響を受けやすくなりますから、衣類などでしっかりブロックしましょう（図❼）。特に、「寒冷は足もとより生じる」（寒従脚起）といわれており、寒さの影響は下半身から影響を受けやすいため、体の保温では脚・踝・脛を非常に重視します（写真21）。

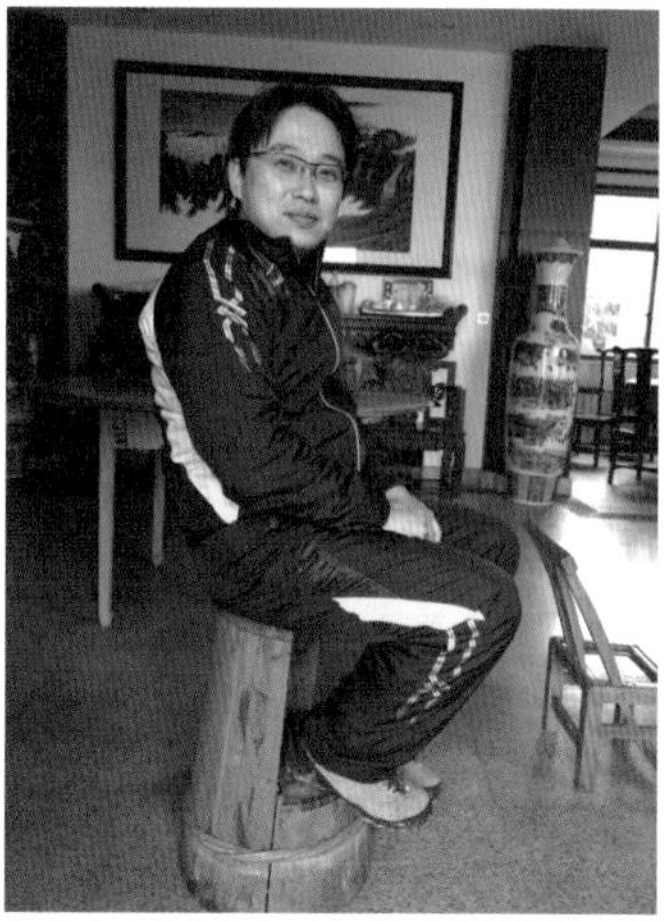
写真21　中国江南地域では冬場に足を温める暖房器具が多いです。写真は足もとに炭を入れて、足もととお尻を同時に温めることができる優れもの。ポカポカと気持ちがよかったです。

春生

春は「春生」と呼ばれ、万物が生長を始める時期です。木々の若葉も芽生え始めます。そのため、体も陽気の発生を徐々に促していく必要があります。まずは、寝起きから調節していきましょう。中国ではよく「立春雨水到、早起晩睡覚」といわれます。『黄帝内経素問』四気調神大論でも、「人は少し遅く寝て少し早く起き、庭に出てゆったりと歩き」といっています。冬場よりも心持ち早く起きて、散歩したりするのもよいかもしれません。もちろん保温をしっかりするのを忘れずに。ただし、まだ陽気が未熟なため激しい運動をしすぎて体を消耗しないように気をつける必要があります。太陽の光が十分に明るいときに、散歩や軽いジョギング、太極拳、サイクリングなどをするように心がけましょう。

このように陽気が出てくる季節に、冷えを感じるようなことがあれば、中医学では大棗と生姜に少量の黒砂糖を入れたお茶をつくったりします。簡単ですが、体の芯から温もるような感じがしてくると思います。

『黄帝内経素問』四気調神大論では「もしこの春の養生の道理に反すると、春と密接に関係がある肝気を損傷し、夏になって変じて寒性の病を生じ、人体が持っている夏の盛長の気に適応する能力を減少させてしまう」といっています。つまり、夏の暑さに体を順応させるには、春からの養生がとても大事であるというわけです。特に、近年は夏にエアコンを使うことが多く、体を冷やしやすいため、春の陽気をうまく体に導き込むことがとても大事だと思います（写真22）。

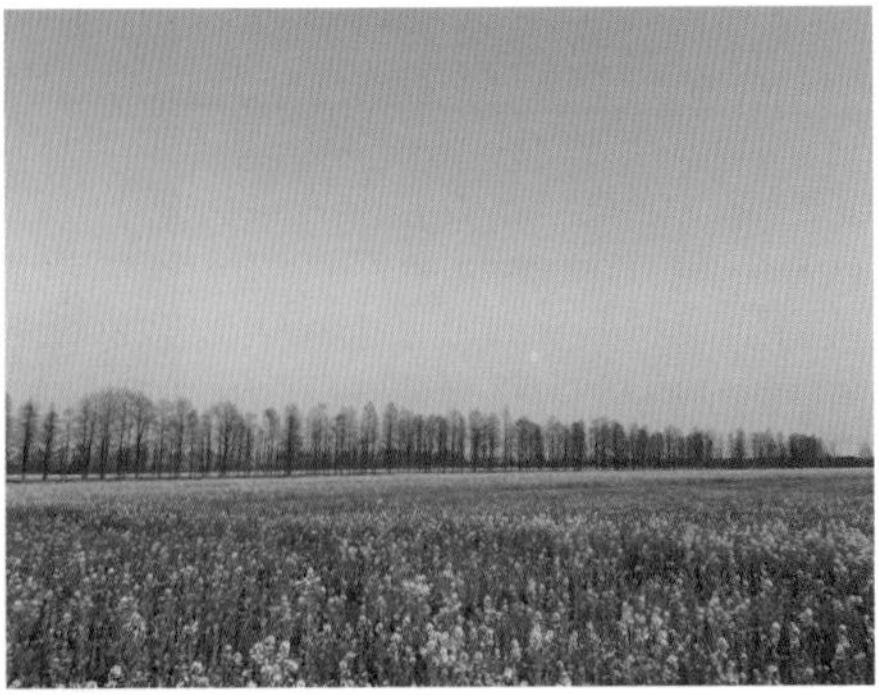

写真 22　上海の春といえば、桜より梅花や桃の花、菜の花が定番。毎日、郊外に広がる菜の花畑を観賞しに出かける市民で賑わいます。

春困

春分（三月二十〜二十一日）・清明（四月四〜六日）・穀雨（四月十九〜二十日）の頃になってくると、春の陽気もポカポカしてきて、いっそう春らしさが実感できるでしょう。清明節の頃は、天候も心地よく多くの上海市民は墓参りに出かけます（写真23）。

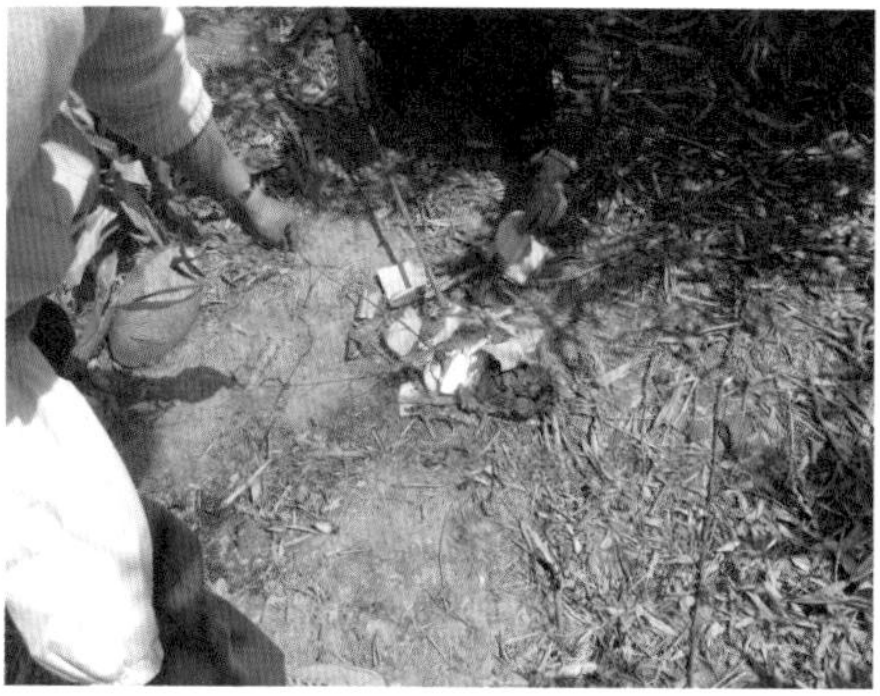

写真23　上海式の墓参りでは、金紙や銀紙を燃やし、あの世でも生活に困らないようにお願いする風習があります。

　この時期、春らしいだるさを多くの人が感じます。「春困」の症状です。「困」とは、中国語で眠くなるという意味です。まさにあの孟浩然《もうこうねん》（唐代の詩人）の『春暁』にもある「春眠暁を覚えず」の状態です。

　一般に、気温の急激な変化に体が順応できず、陰陽バランスを調節するのに時間を要します。睡眠時間に関しては人によってさまざまで、睡眠時間の長さを気にされる方が多いですが、規則正しい起床時間を確保し、日中の眠気がひどくなければ基本的に十分と思えばよいでしょう。長すぎる睡眠もよくありません。また、最近では、特に偏頭痛持ちの人は注意しましょう。小中学生でも寝不足が原因とみられる体調不良の患者さんをよくみます。週末にお昼ぐらいまで寝てしまうような人は普段の睡眠時間の見直しが必要かもしれません。
厚生労働省の健康局は、インターネット上で「健康づくりのための睡眠指針」を掲載しており、そのなかで「睡眠12箇条」を紹介しています(1)。

健康づくりのための睡眠指針２０１４　～睡眠12箇条～

1. 良い睡眠で、からだもこころも健康に。
2. 適度な運動、しっかり朝食、ねむりとめざめのメリハリを。
3. 良い睡眠は、生活習慣病予防につながります。
4. 睡眠による休養感は、こころの健康に重要です。
5. 年齢や季節に応じて、ひるまの眠気で困らない程度の睡眠を。
6. 良い睡眠のためには、環境づくりも重要です。
7. 若年世代は夜更かし避けて、体内時計のリズムを保つ。
8. 勤労世代の疲労回復・能率アップに、毎日十分な睡眠を。
9. 熟年世代は朝晩メリハリ、ひるまに適度な運動で良い睡眠。
10. 眠くなってから寝床に入り、起きる時刻は遅らせない。

11. いつもと違う睡眠には、要注意。

12. 眠れない、その苦しみをかかえずに、専門家に相談を。

これらはごく当たり前の内容のように感じるかもしれませんが、忙しい現代人にとってはなかなか大変なことばかりです。良い睡眠のためにぜひ実行してみたいものです。しかし、春困は日常生活のうえでもかなり厄介です。中医学的にどんな対策ができるのかいくつか紹介します。

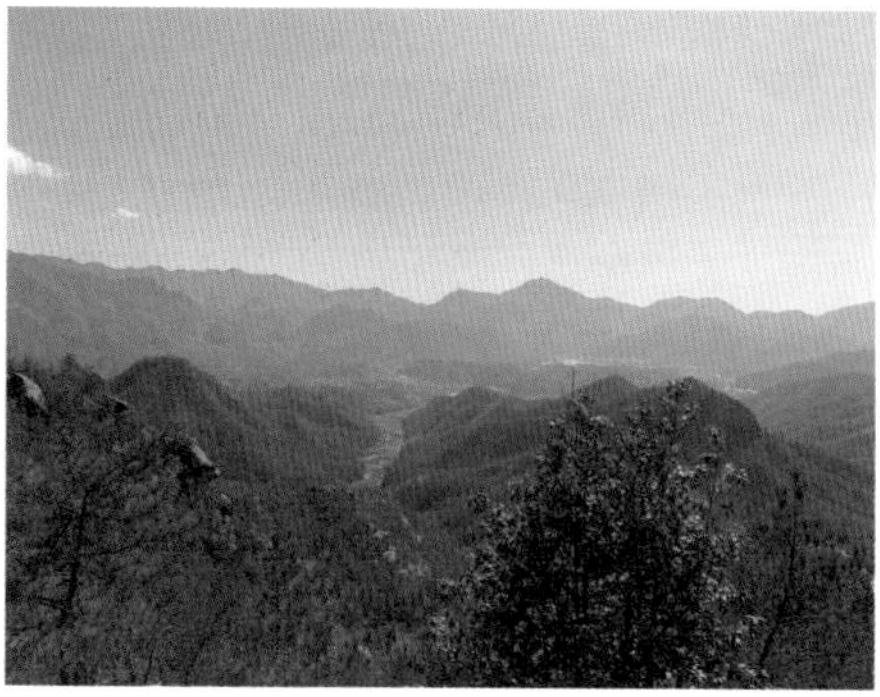

写真24　浙江省には日本の里山に似た風景がたくさんあり、ふとハイキングに行きたくなります（写真は浙江省金華周辺）。

①朝起きたときに冷水で顔を洗う。冷水による刺激で、春の血液循環の変化に対応。

②明るい場所で適度に運動して新陳代謝を高める。散歩やハイキングなど（写真24）。

③太陽穴のマッサージ（眼の疲れや偏頭痛でもよく使われるツボ）（写真25）。

④睡眠時間の確保。疲れたと思ったら音楽を聴いたり気分転換。思い切って5～10分ほど居眠りしたりするのもよし。

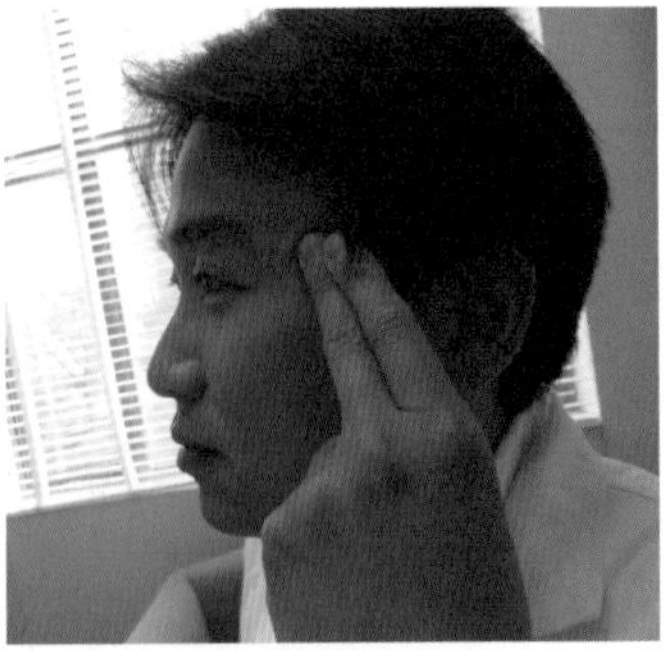

写真 25　太陽穴

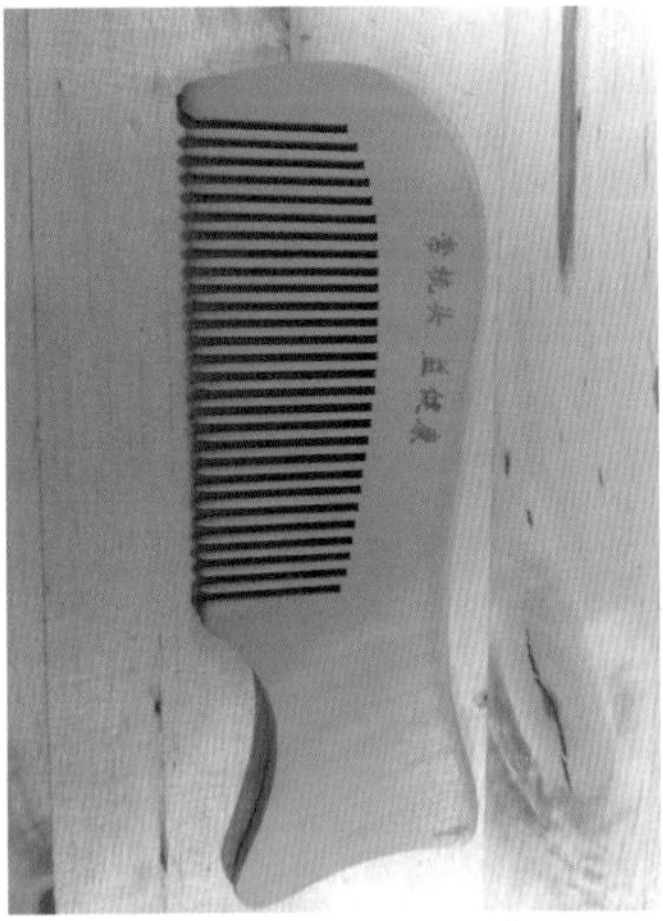

写真 26　上海市政府から全世帯に配られた頭部養生用に使う木製のクシ。

⑤木や水牛の角でつくったクシ（静電気が起きないようにプラスチック以外）で、前頭部から後頭部にかけて髪をとく。特に女性の場合は髪の毛を縛りすぎないでゆったりとさせる（写真26）。

春風に注意

春は「春一番」に代表されるように強い風が吹きやすい季節です。さらに春のように寒暖の差が激しいとき、特に雨の日で湿度が高かったり、冷え込んだりすると、体が敏感になりカゼもひきやすくなります。また、関節痛や頭痛のほか、手術や外傷した箇所に痛みが出やすくなります。そのため、体の保温をしっかり行うと同時に、そうした部位の保温には特に注意します。春の風が強いときは、帽子をかぶるのもよいでしょう。中医学では特に「風」には敏感です。日本語でカゼのことを「風邪」と表記しますが、これは、中医学ではそうした強い風が病気の原因となる邪気を体内に運び込むと考えられているからです。ちなみに中国語では、カゼは「感冒（ganmao）」とか「傷風（shangfeng）」と呼びますので「風邪（fengxie）」ではいくら中国語読みをしても通じません。

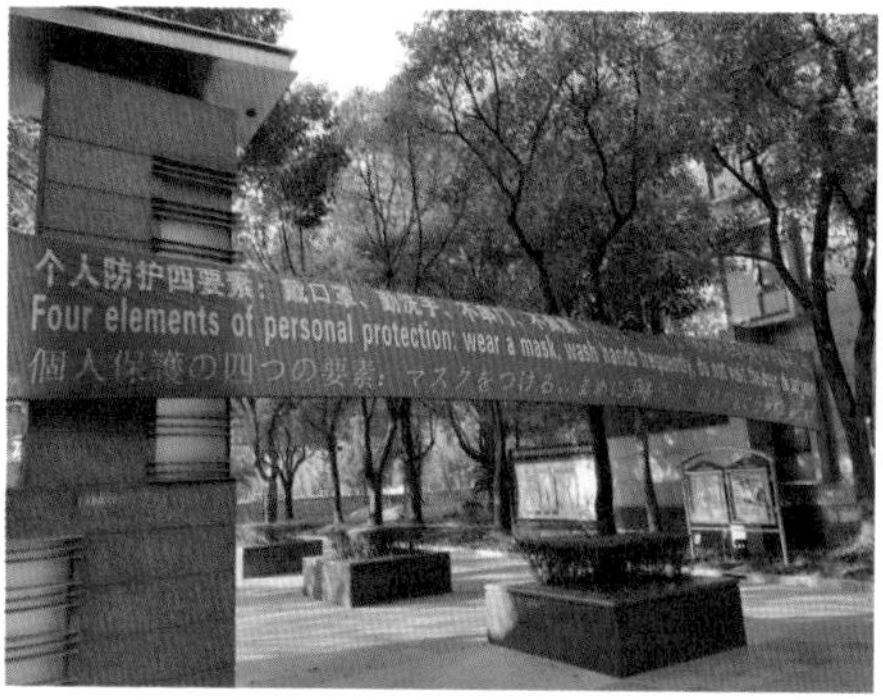
个人防护四要素：
Four elements of personal protection: wear a mask,
個人保護の四つの要素：マスクをつける、

写真 27　上海が新型コロナウイルス感染症で大変だった頃、住宅地内にも多言語で予防対策の横断幕が掲げられました。国際都市上海を象徴しています。

インフルエンザなど伝染病の予防

二〇〇二〜〇三年のＳＡＲＳも、二〇一九〜二〇年の新型コロナウイルス感染症（COVID-19）も、そしてH1N1インフルエンザもこの春の時期に流行りました。特に例年よく発生して、死亡者も多いインフルエンザのワクチンは接種するようにしましょう。中国でもようやくワクチン接種への関心が高まってきて、たとえば、子宮頸がん対策のＨＰＶワクチン接種では一時在庫切れになってしまうほどの人気でした。春先から夏にかけて中国では手足口病が流行して子どもの死者が出ることもありましたが、これも中国でワクチンが開発されました。

こうした疾患の予防では、基本的に手洗い・部屋の換気・消毒・マスク着用・人混みに行くことを避けるなどの基本的な習慣がとても重要です。そして寒さ対策やしっかりと睡眠をとって過労しないことも忘れずに（写真27）。

SARSやCOVID-19の治療では中医学も第一線で使われました。中国当局が発行したガイドラインにも中医学が西洋医学の治療と一緒に併記され、実際に呼吸器系の症状緩和にしっかりと役割を果たしました。これらに共通していえることは、症状から風寒・風熱・暑湿などの区別をしっかり行い、発汗すべきなのか、冷やすべきなのか、湿を取り除くべきなのかを見極めることが重要だということです。「カゼをひけば、葛根湯」というわけではないのです。

花粉症と中医学

ありがたいことに、上海で暮らしていると日本で毎年大問題になっているスギ・ヒノキの花粉症の問題がありません。私自身も花粉症持ちですが、春先はなるべく日本出張を避けています。日本に行かないことが一番の対策ですが、日本在住のみなさんはそういうわけにはいきません。ちなみに上海では柳やプラタナスのアレルギーを訴える患者さんがおられますが少なめです（写真28）。

花粉症の症状は、人によってさまざまでしょうが、総じて鼻がかゆい・くしゃみ・透明の鼻水、鼻

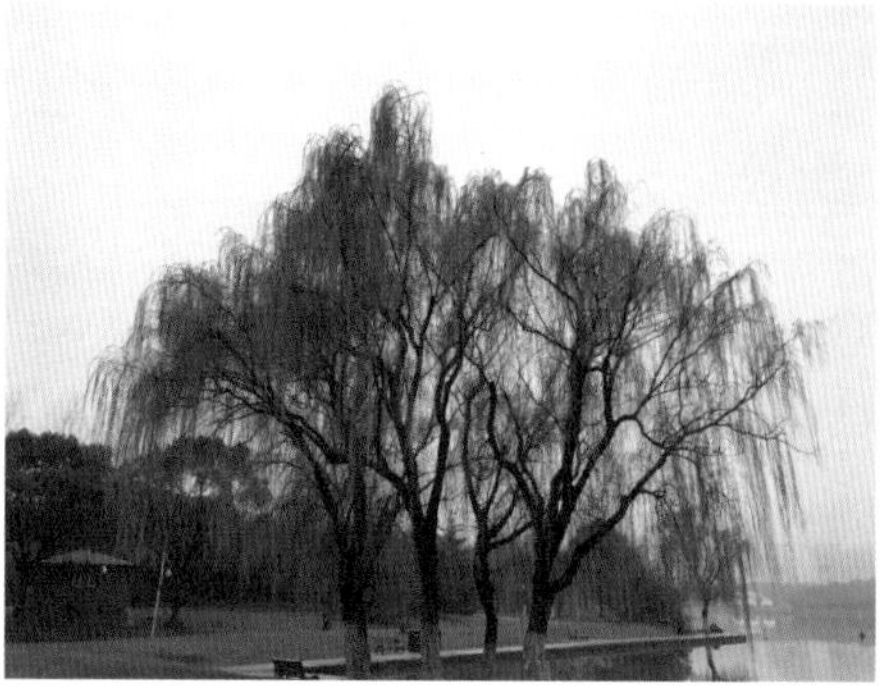

写真 28　上海には柳の木が多いですが、これが原因でアレルギー症状が出る方がおられます。

づまり・眼のかゆみなどが多いです。中医学では病気が発生する外的要因として「風・寒・暑・湿・燥・火」の六淫《ろくいん》を考えていますが、これらの鼻炎症状は、特に「寒」と「風」の邪気との関連が深いとされています。したがって、日頃からいかにして寒と風を遠ざけるかが重要になります。また運動などをして体力を増強する、疲労を溜めないようにするなどの日常的な養生も考えましょう。特に元気の製造工場でもある脾の働きを弱めないためにも、冷えた物や甘い物を食べすぎたりすることも避けなければなりません。これらは花粉症シーズンが始まるまでにしっかりと対策しておく必要があります。

（1）鼻づまり解消法

顔の鼻に関するツボをマッサージする方法は即効性があります。よく使うのは印堂《いんどう》・鼻通《びつう》・迎香《げいこう》というツボで（図❽）、私は「鼻の体操」と呼んでいます。これらのツボをしっかりと指圧した後に、鼻すじに温かい蒸しタオルを敷くとよいです。また、鼻づまりは寒さと関係があるという観点から、

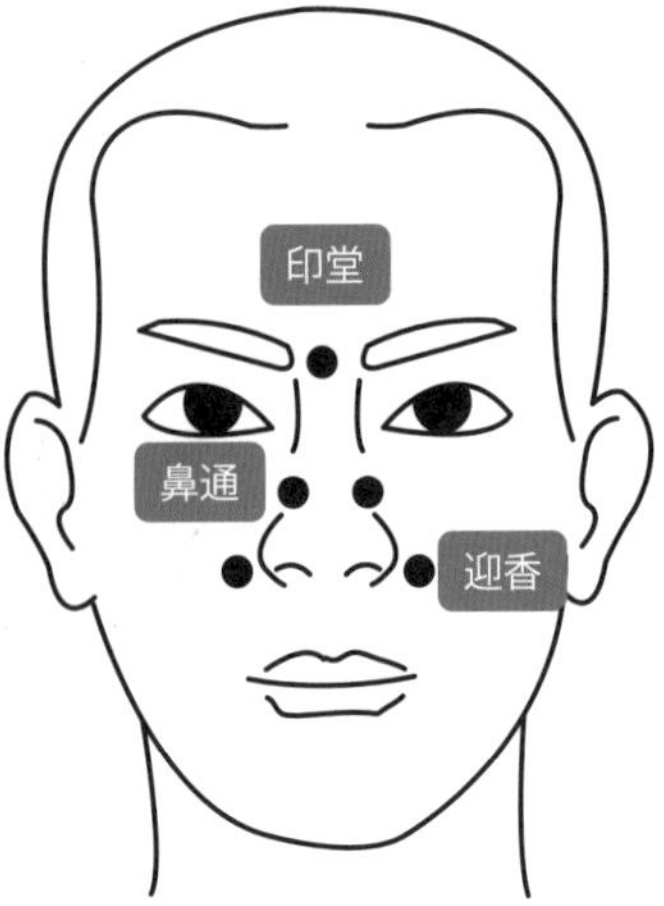

図❽　鼻炎に便利なツボ

中医学では鼻づまり対策に足浴をすることがあります。足浴をした後に足裏にある湧泉《ゆうせん》（一七八頁参照）というツボをマッサージします。その他、中国の民間療法で、ニンニク二切れを潰して10ccほどの水に浸けてその汁を綿棒で鼻のなかに塗るという方法もあります。もし薬草の知識があれば、ワセリンに鵝不食草（トキンソウ）の乾燥粉末を混ぜ、鼻の入り口に塗るという方法もあり、これは中国の臨床で使われることがあります。単にワセリンを塗るだけよりも鼻が通りやすくなります。鵝不食草は日本でも野原で広く見かける雑草ですが、中医学のアレルギー疾患治療では蟬退《せんたい》（セミの脱け殻）とともによく使われる生薬の一つです。

（2）三九貼《さんきゅうちょう》・三伏貼《さんぷくちょう》

夏の養生では三伏貼、冬の養生では三九貼が行われますが、詳しくは夏と冬の養生でそれぞれ紹介します。これらは予防対策として、花粉症シーズンが始まるまでに行うのが一般的です。

春と肝の関係

「肝」は五行説では木《もく》に属し、春は生命力いっぱいに芽吹く季節でもあります。そのため、昔の人は、春は肝と密接に関係があると考えました。中医学における肝の働きは、西洋医学とは異なっていて、おもに気や血の流れや、情緒とも深い関係があると考えます。人にストレスが溜まったり、怒りが爆発したりすると、肝に大きな影響が出てくるわけです。そのため、春に肝を養い、いかにその働きを充実させてあげるかが非常に重要になります。

①楽観的に穏やかに：まずはイライラせず情緒を穏やかに肝が暴発してしまわないように気をつけましょう。心穏やかにすることは、気の巡りを整えるためにも非常に有効です。

②水分摂取を忘れずに：まだまだ空気が乾燥しています。咽を守るためにも、血液の循環を高めるためにも、水分摂取は重要です。

③酸味を控え、甘みも忘れずに：初春は陽気が出てくる季節。ちょっと辛い物・甘い物を食べると、その陽気がさらに出やすくなります。ただし、ポイントはそのさじ加減。辛い物を食べすぎると陽気が出すぎてしまって「上火《じょうか》」してしまいます。甘い物の摂りすぎは脾に負担をかけます。「上火」とは、一般の中国人の間でもよく使われる中医学用語で、顔に吹き出物が出たり、便秘になったり、口内炎が出来たりすることをいいます（図❾）。

一方で、酸っぱい物は収斂・収縮させる働きがあり、陽気を高めていくのに不利になります。

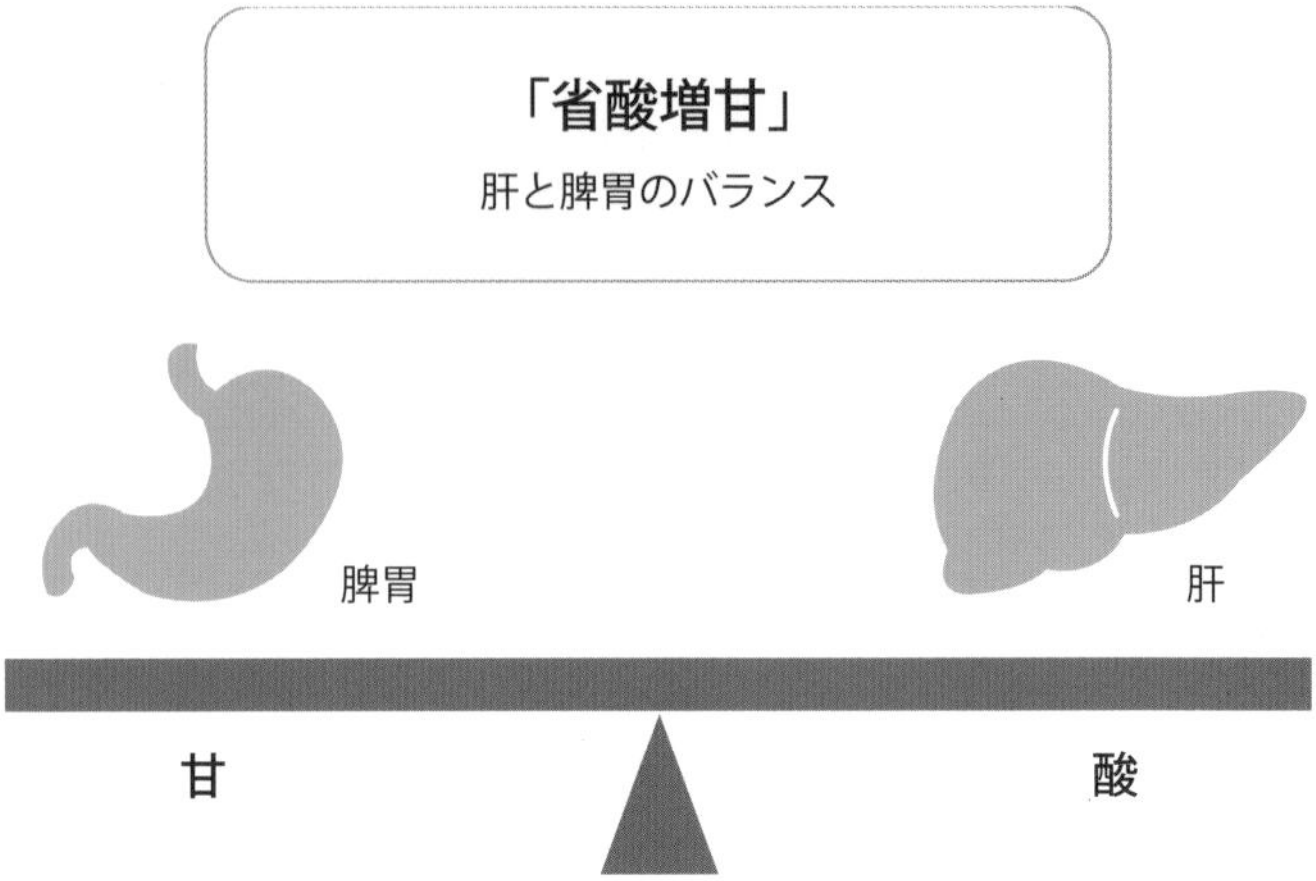

図❾　春の食養

また酸っぱい物の摂りすぎは消化吸収にも影響を与えかねません。そのため、この時期はやや辛めで甘い食材、たとえばネギ・ショウガ・ナツメ・コムギ・ソバ・トウモロコシなどを活用することが多いです。甘いといってもお菓子類を指すわけではありませんのでご注意を。

④バランスのよい食生活：暴飲暴食を控え、野菜・果物の摂取を忘れずに。また酒類は、少量なら体の陽気を高め、血の巡りを改善するのに役立ちますが、飲みすぎることのないように注意が必要です。

春の食べ物(2)(3)

(1) ナズナ（薺・ペンペン草）

日本では七草粥で使われますが、上海の野原でもよく見かける野草です（写真29 30）。春になる

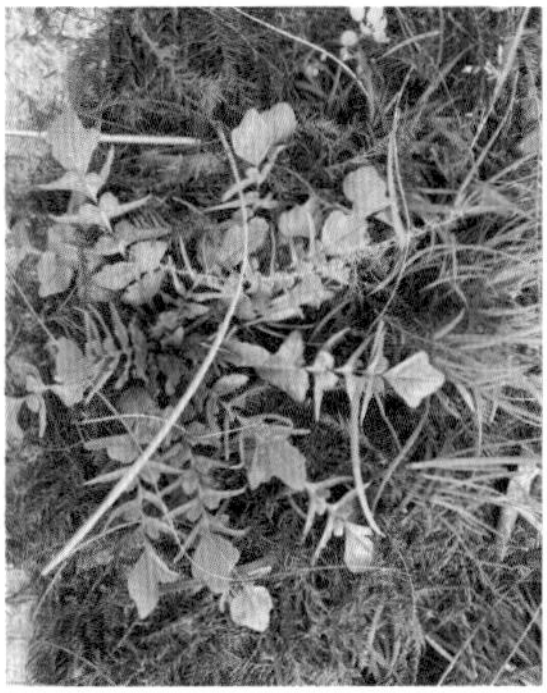

写真 29　ナズナはよく野原で見かけます。

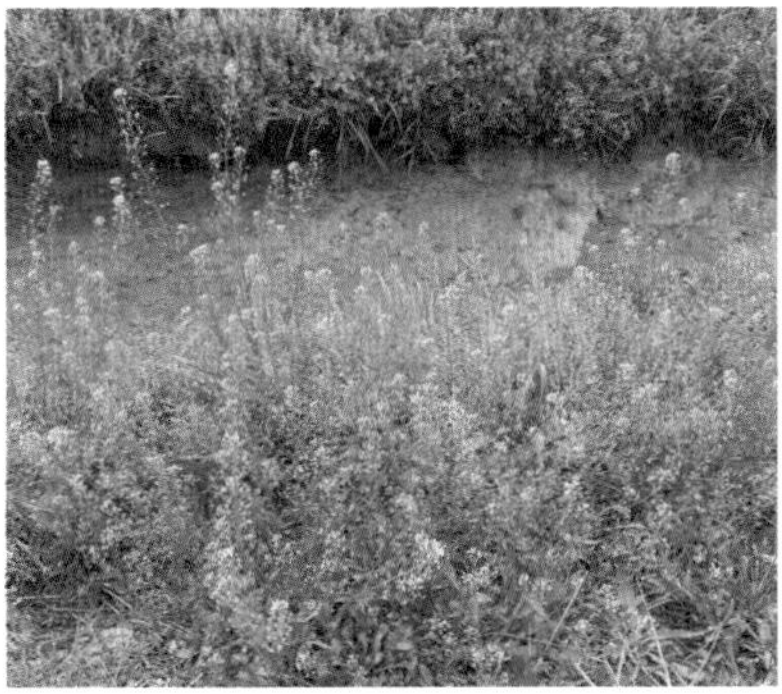

写真 30　春には白い花が咲きます。

と土手などでナズナを採取している人たちをよく見かけます。上海料理でも野菜としてよく使われ、ワンタンや餃子、肉まんの材料として、また野菜炒めやスープに入れたり、冷菜でも登場します。ナズナをみじん切りにして豚肉のミンチと合わせると非常に美味しいです。

【薬性】味甘・淡、性涼
【帰経】肝・脾・膀胱
【効能】涼血止血・平肝明目・清熱利湿
【主治】鼻血・血尿・喀血・眼の痛み・高血圧・浮腫など。
【用量】乾燥15～30g、新鮮60～120g（内服）、外用可。

（2）春筍《しゅんじゅん》（写真31）

浙江省には竹林が多く、タケノコは日頃からよく食べられ、調理方法もいろいろとあります。上海では冬筍《とうじゅん》と春筍の両方が珍重されますが、春筍は立春以降に掘り起こされ、色も白く、歯ごたえが柔らかいのが特徴です。旨みが強く、スー

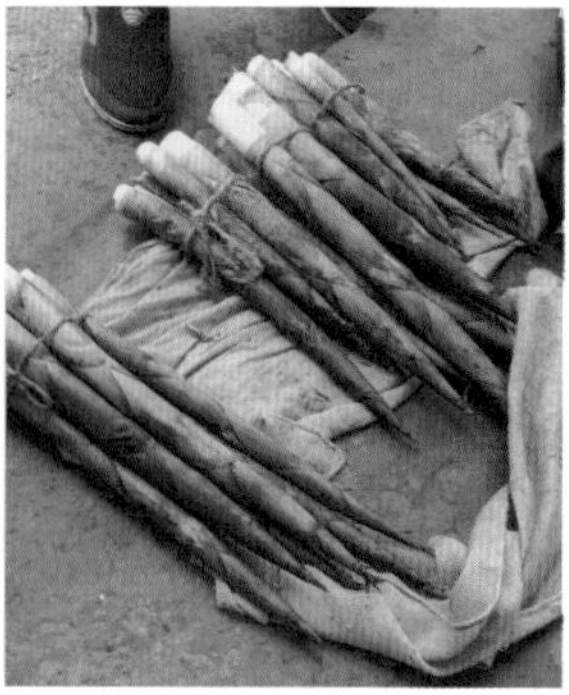

写真 31　市場でよく見かける春筍。

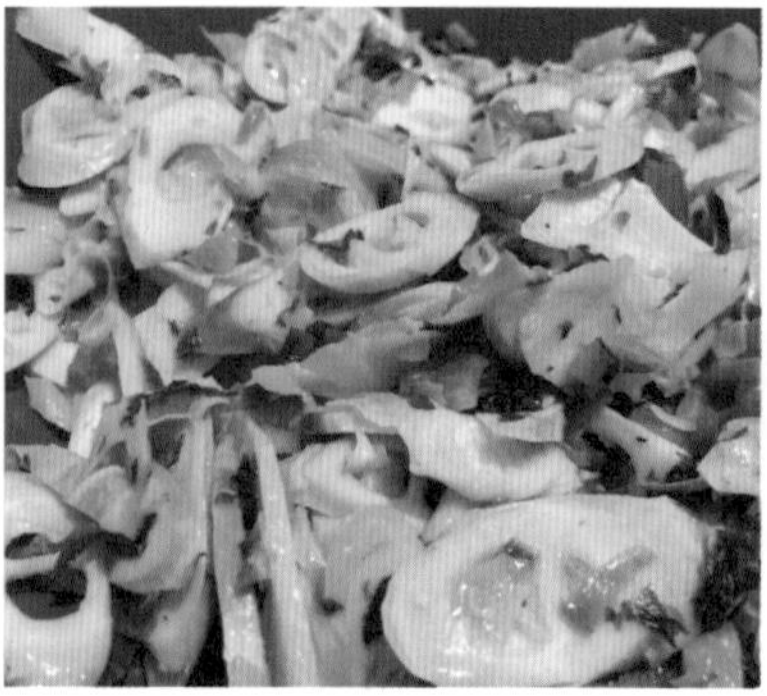

写真 32　炒め物にしたり、スープに入れても美味しいです。コリコリとした歯ごたえも良好。

プに入れても炒めてもよし（写真32）。上海浦東エリアにある下沙というところでは、春限定の春筍入りシュウマイが登場します（写真33）が、熱々は汁がとても多くて美味しいです。ただし、人によってはアレルギーが出やすいので食べるときには注意が必要です。

【薬性】味甘・性寒

【帰経】肺・心・胃

【効能】清熱解渇・化痰益気・和胃利尿

【主治】熱痰の咳・口渇・浮腫・煩熱・解酒。

【用量】30～60g。

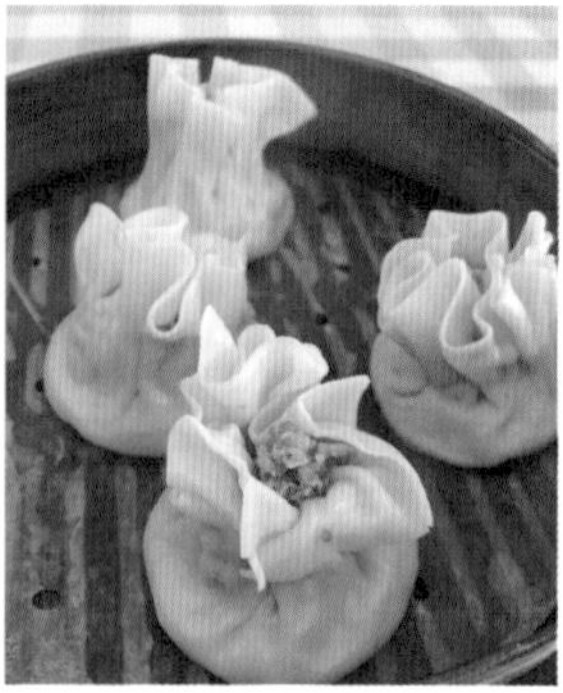

写真 33　上海浦東下沙の春筍焼売。

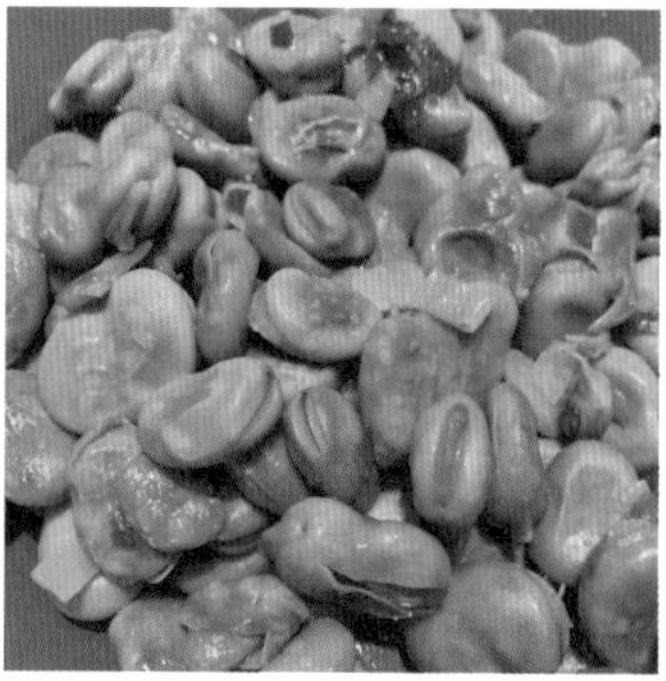

写真34　ソラマメの炒め物。

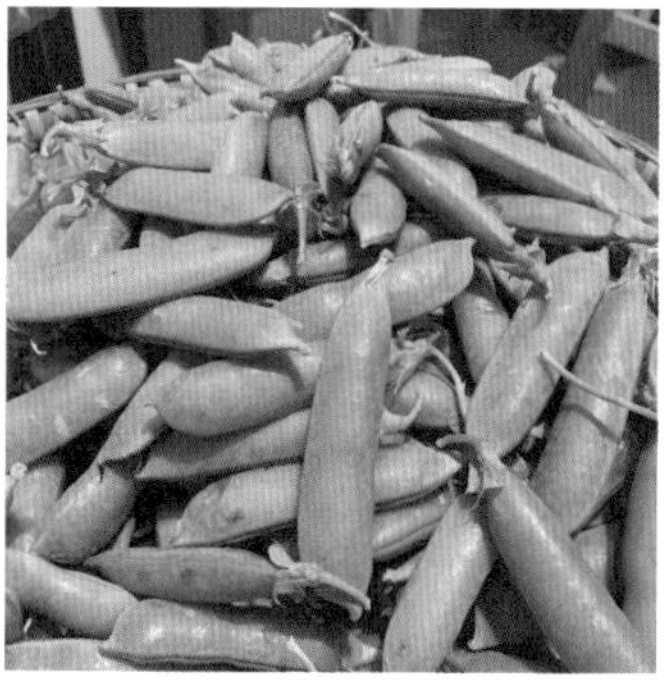

写真35　エンドウ。

（3）ソラマメ

中国語では「蚕豆」（candou）と呼びます。春になると市場でよく見かけますが、炒めてもよし、煮てもよし、揚げてもよし（写真34）。乾燥させて保存食にもします。中医学でも珍重され、脾胃の調子を整えるものとしてよく使われています。ただしソラマメ中毒には要注意。

【薬性】味甘・微辛、性平
【帰経】脾・胃
【効能】健脾益気・利水消腫・解毒止血
【主治】しゃっくり・食欲改善・胃腸の働き改善・浮腫など。
【用量】60～120g。

（4）エンドウ（写真35）

中国語では「豌豆」（wandou）と呼びます。炒めたり、スープに入れたり、お粥に入れたり、粉にしたり、使い方は非常にたくさんあります（写真36）。上海の市場に行くと、おば

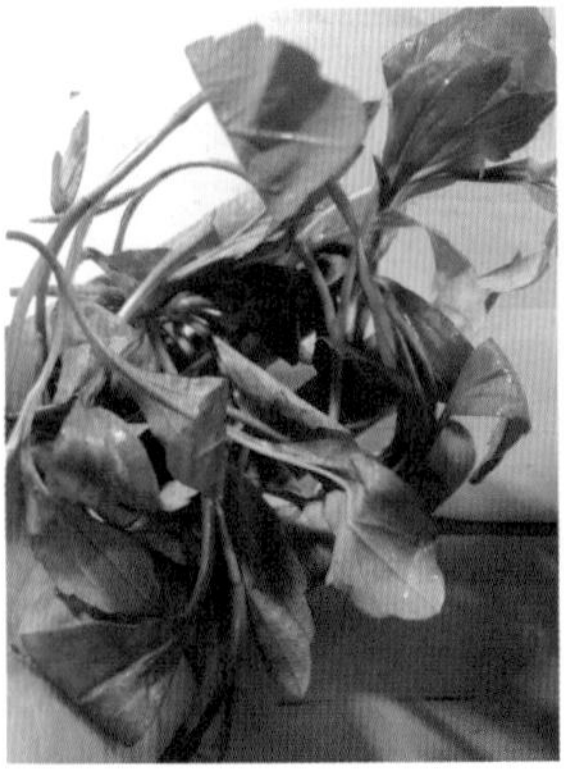
写真 37　馬蘭頭。

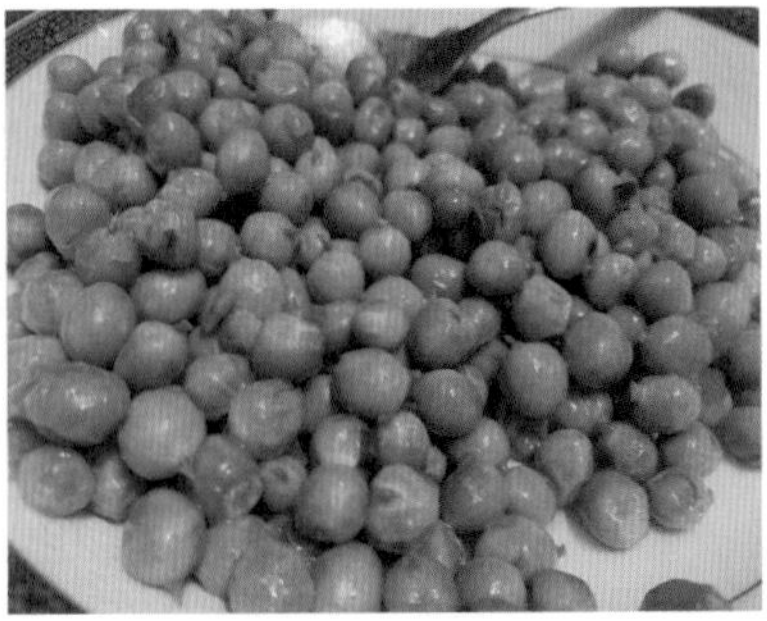
写真 36　エンドウ豆をサヤから出して炒めます。味付けも塩味程度でシンプルな上海料理。

ちゃんたちが皮からエンドウ豆を出してくれていて、すぐに料理に使うことができます。ほのかに甘みがあり、卵炒めともよく合います。ただし、食べすぎると腹部膨満感を感じることがあるのでご注意を。

【薬性】味甘・性平
【帰経】脾・胃
【効能】清熱解毒・利尿除湿、通乳消脹・和中下気
【主治】熱毒瘡瘍（化膿性炎症）・嘔吐下痢・乳汁分泌不全。
【用量】15～60g。

（5）コヨメナ（写真37）

中国語では「馬蘭」（malan）と表記し、その若葉を「馬蘭頭」（malantou）と呼びます。日本の野原にもよく生えている野菊の仲間です。安徽省・浙江省・上海では野菜としてよく使われます。上海の市場でも春先には登場します。上海では冷菜として食べる「香干馬蘭頭」が定番中の定番

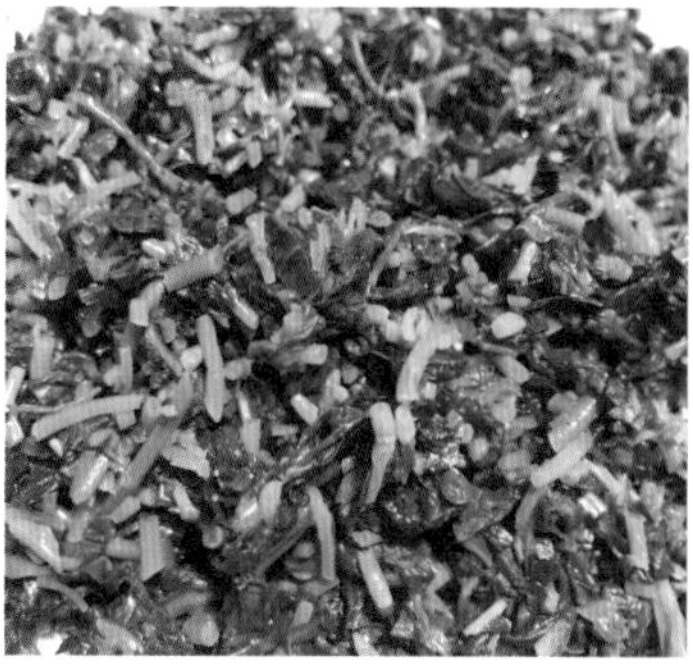

写真 38　上海料理では非常に細かく切り刻んで食べます。

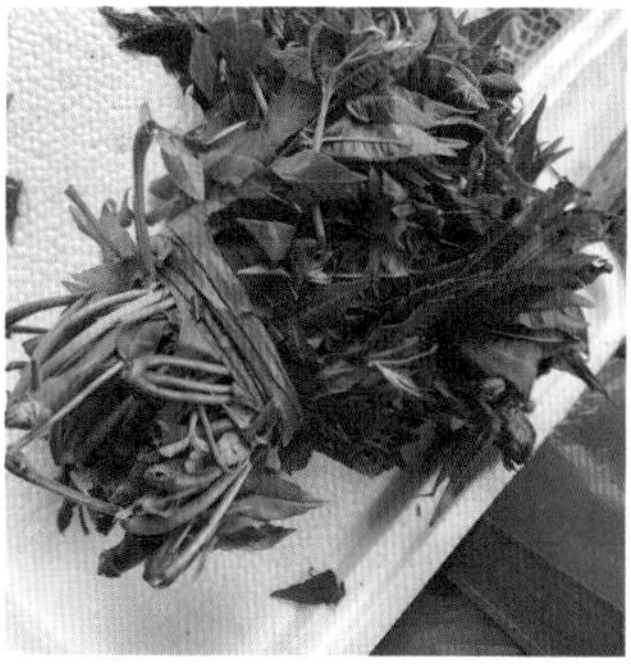

写真 39　香椿。

で、細かく刻まれたココメナのシャキシャキとした歯ごたえがたまりません（写真38）。食べる前に湯通しすると苦みが減ります。

【薬性】味辛・性涼
【帰経】肺・胃・肝・腎・大腸
【効能】清熱利湿・解毒消腫・涼血止血
【主治】感冒・咳・咽頭痛・痔瘡・鼻血など。
【用量】15～250g。

（6）チャンチン（写真39）

春は特に新芽を食べることが多いですが、チャンチンはその代表でしょう。中国語では「香椿」（xiangchun）と呼びます。代表的な料理は卵炒めです（写真40）。ちょっと苦みがありますが、クセになる味です。上海の市場やスーパーなどで普通に見かける春を感じる食材の一つです。

【薬性】味苦辛・性温

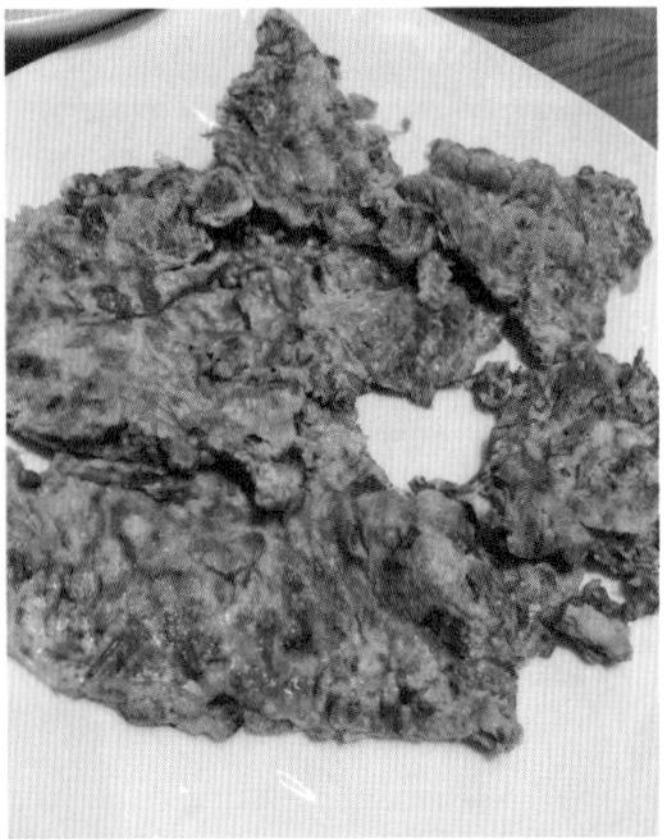

写真 40　香椿をみじん切りにして卵炒めにしました。

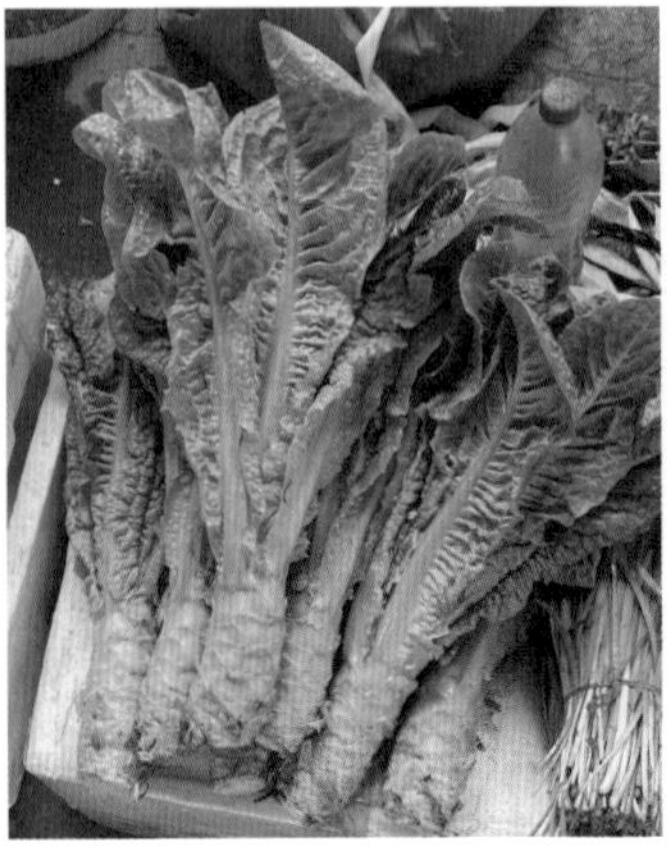

写真 41　とにかく茎が太いのが特徴。しかし、茎は料理すると柔らかくなり美味しいです。

【帰経】胃・大腸・腎
【効能】開胃理気・解毒療瘡
【主治】食欲不振・夢精・おりもの過多・痔瘡・便血・下痢・尿道炎など。
【用量】10～30g。

（7）ステムレタス（写真41）

葉も食べられますが、上海では茎をよく食べるので、「茎レタス」とも呼ばれます。中国語では「萵苣」（woju）や「萵筍」（wosun）といいます。緑色が美しく、料理のなかに入れると引き立ちます。春になると市場によく並ぶ野菜の一つです。炒めたりスープに入れたりするほか、生でも食べられます。

【薬性】味苦甘・性涼
【帰経】胃・肝・腎

【効能】清熱解毒・利尿通乳
【主治】尿の出が悪い、母乳の出が悪い、瘡瘍など皮膚の化膿性疾患。
【注意】脾胃が冷える人は食べるのを控えるように。

（8）ウマゴヤシ（写真42）

春によく見かける雑草ですが、「草頭」（caotou）や「苜蓿」（muxu）とも呼ばれ、白酒で味付けして炒めることが多いです。中医学では、南京中医薬大学が編纂した『中薬大辞典』にも薬草として収録されていますす。若い芽が食べやすく美味しいのですが、あまり成長しすぎたものを選ばないのがポイントです。

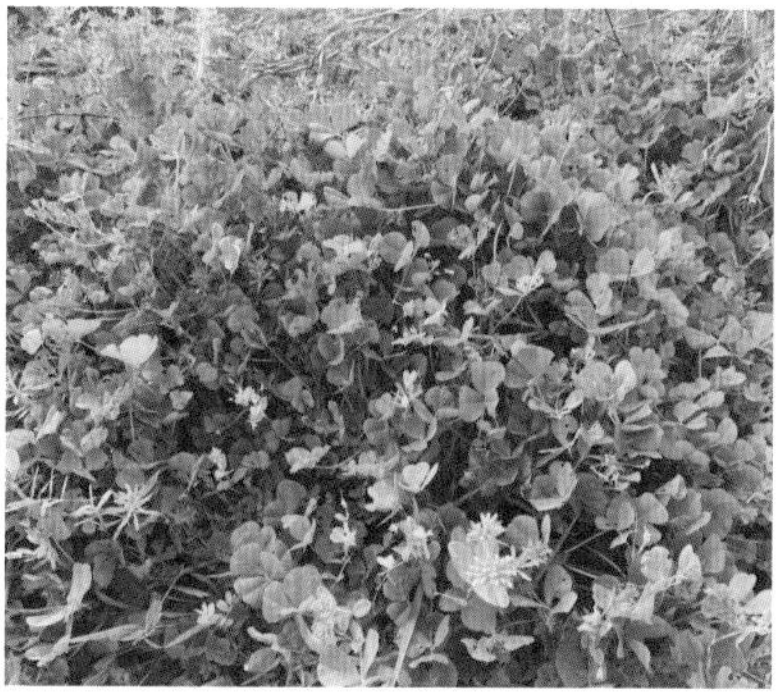
写真42　地面にクローバーのようにびっしりと生えていることが多いです。

【薬性】味苦甘・性涼
【帰経】肺・胃・腎
【効能】清熱利湿・通淋排石
【主治】湿熱による黄疸・下痢・腎臓結石・浮腫・痔瘡による出血。
【用量】新鮮であれば90～150g。

（9）青団

清明節の頃、上海を含む江南地域で非常によく食べられるお餅です（写真43）。日本のよもぎ餅に近いです。ヨモギ汁やヨモギを切り刻んだものをもち米粉のなかに入れて捏ねます。なかに、アズキの餡やハスの実と黒砂糖でつくった「芙蓉」と呼ばれる餡を入れます。春のヨモギの香りは格別です。上海で食べられる餡は、総じて日本の和菓子系より甘さが控えめな感じがします。青団は春には欠かせない点心で、ヨモギは若い芽を収穫するタイミングが難しいですが（写真44）、美味しくいただけます。

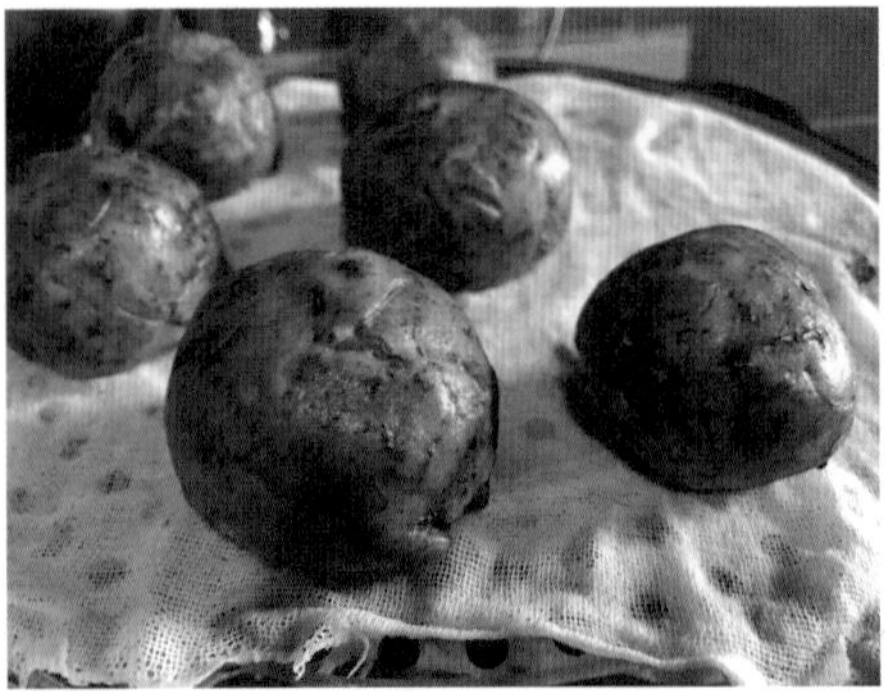

写真 43　上海式のわが家のよもぎ餅、青団。

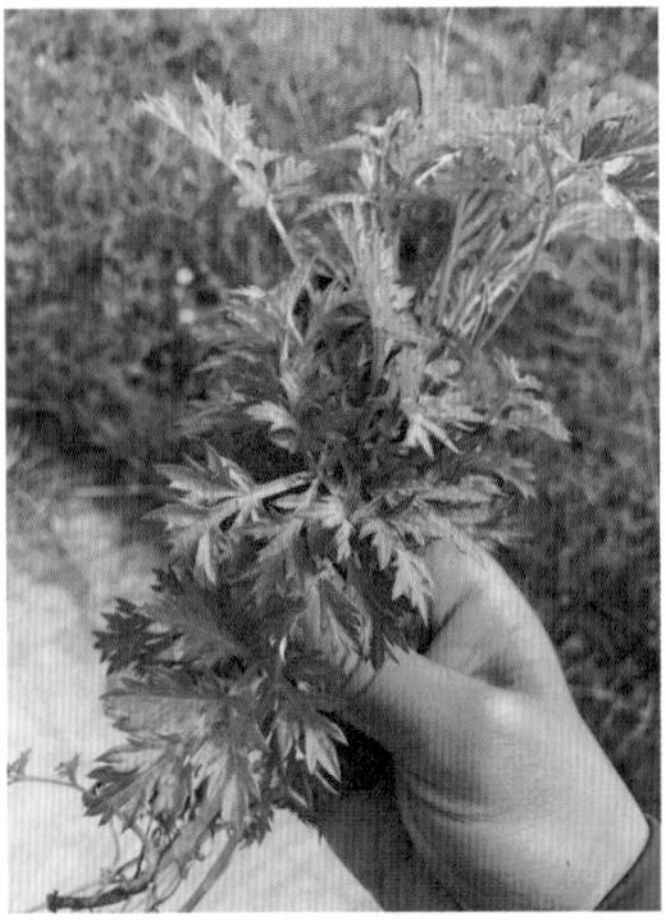

写真 44　柔らかくて香りのよいヨモギを見つけてくるのがポイント。

第三節　夏の養生

上海の夏は日本の近畿地方とよく似ています。梅雨もあり、台風も来ます。時には40℃に迫るような蒸し暑い猛暑もあります。上海は大都市だけに、ヒートアイランド現象もあって、近年は夏の暑さが特に目立っています。

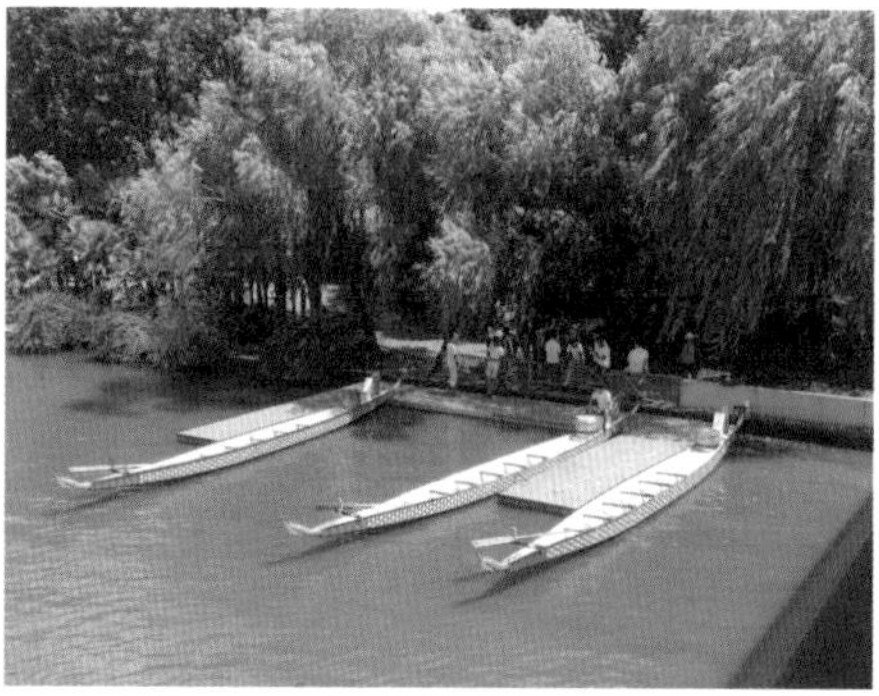

写真45　端午の節句の伝統、竜舟のボートレースは太鼓のリズムに合わせて競い合います。

中医学の夏は立夏（五月五～六日）から始まり、立秋（八月六～九日）に終わります。この期間を「夏三月」と呼びます。五月五日というと日本では端午の節句の頃になりますが、中国の端午の節句は旧暦の五月五日ですので、一般に六月に入ってからになります。ジメジメとした時期に迎えるのが端午の節句なのです（写真45）。端午の節句は中医学でも非常に重要で、さまざまな養生法が現代まで伝わっています。また七夕も日本ではまだ完全に梅雨明けできていない七月七日ですが、中国では旧暦ですので夏の暑さが厳しい八月に入ってからで、夏に恋人たちが語り合う日になっています（写真46）。

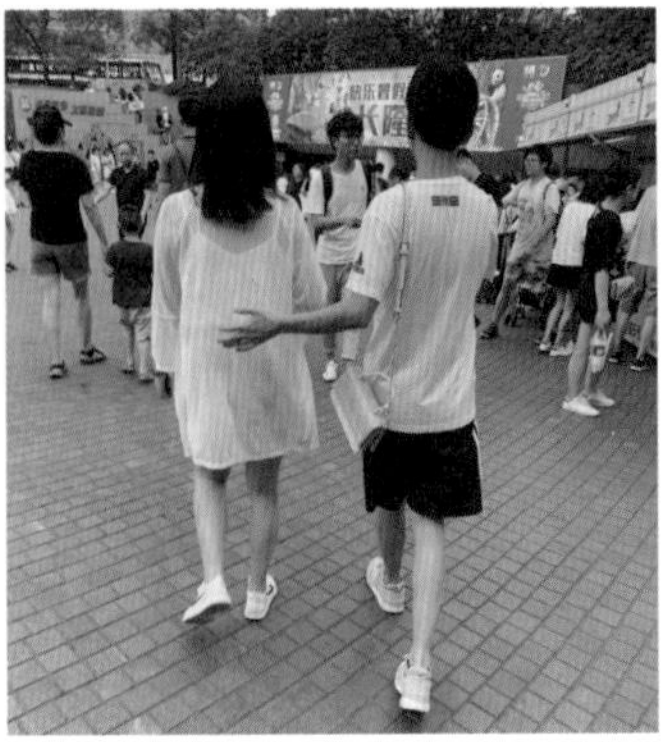

写真46　彼女のハンドバックを持ってあげる上海っ子。

このように、日本でも中国と共通の伝統行事が残っているのですが、時期がずれているので、日本と中国を往き来している私からすると結構違和感があったりします。

夏は一年のうちで陽気が最も盛んである一方、睡眠不足にもなりやすく、食欲が減退したり、疲れが溜まったりしやすいです。そのため、この時期にしっかりとセルフ養生することが、秋冬以降を健康に過ごすためにとても重要になります。

夏は「心」の季節

夏は陽気が非常に強い季節です。また陽に属する火の臓腑でもある心《しん》は、この夏に十分に養う必要があります。この時期は、いつもより少し遅く寝て、早く起きるようにします。眠くなったら15～30分程度の昼寝もよいでしょう。上海ではいまだに昼休みに寝る習慣が残っています。ただ、昼寝を取りすぎると睡眠リズムを乱し、偏頭痛など体調不良の原因にもなりますから注意しましょう。

中医学では、人の精神活動と心との関係を強調します。そのため、暑さでイライラしやすい夏に精神的な安定感を保持することはとても重要です。心を愉快にすることで交感神経の興奮を抑え、新陳代謝を穏やかにします。音楽を聴いたり、絵を鑑賞したりするのもよいかもしれません（写真47）。体内の陽気を外に向かって開き、夏の成長の気である長気を養う必要があります。中国では「夏の猛犬には近づくな」といわれます。犬もイライラしていて人が噛まれることが多く、いまだに多い狂犬病のリスクが非常に高まるからです。

『黄帝内経素問』四気調神大論によると、夏にしっかりと養生しなければ、心の気を損傷し、秋になって瘧疾《ぎゃくしつ》を発症させ、秋に気を収めていく収気に適応し難くなり、冬になると病気を発生するといいます。ここでも「冬病夏治」の重要性を訴えています。瘧疾とは、悪寒や発熱を定期的に繰り返す伝染病のことをいいます。

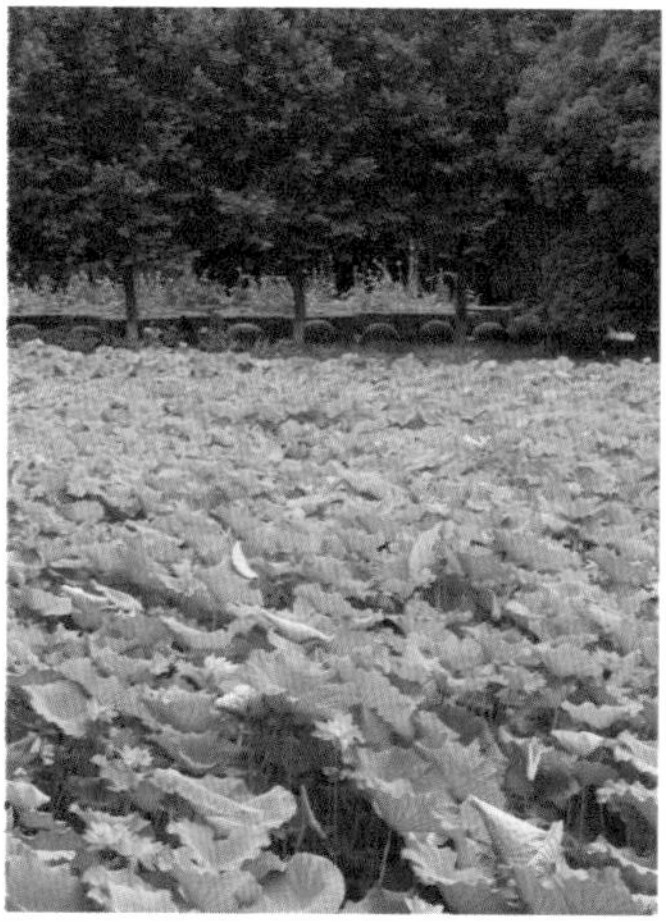

写真47　上海やその周辺では低地が多く、湿地帯もあり、ハスの栽培が盛んです。初夏ではあちこちでハスの花を観賞できます。

このようなとき、心を養う食材もいろいろとあり、ユリネ・ハスの実・ナツメなどがあります。また、アワ・トウモロコシ・豆類・タマネギ・トウガン・カボチャ・バナナ、動物系なら魚類もお薦めです。

梅雨時期の体の湿気対策

上海を含む江南地域では六月中旬から七月中旬ぐらいまでが梅雨の時期になります。日本の梅雨同様、大雨が続き、水はけの悪い道路は川のようになってしまうことがあります。昨今、ゲリラ豪雨のような大雨が多いのも気になります（写真48）。

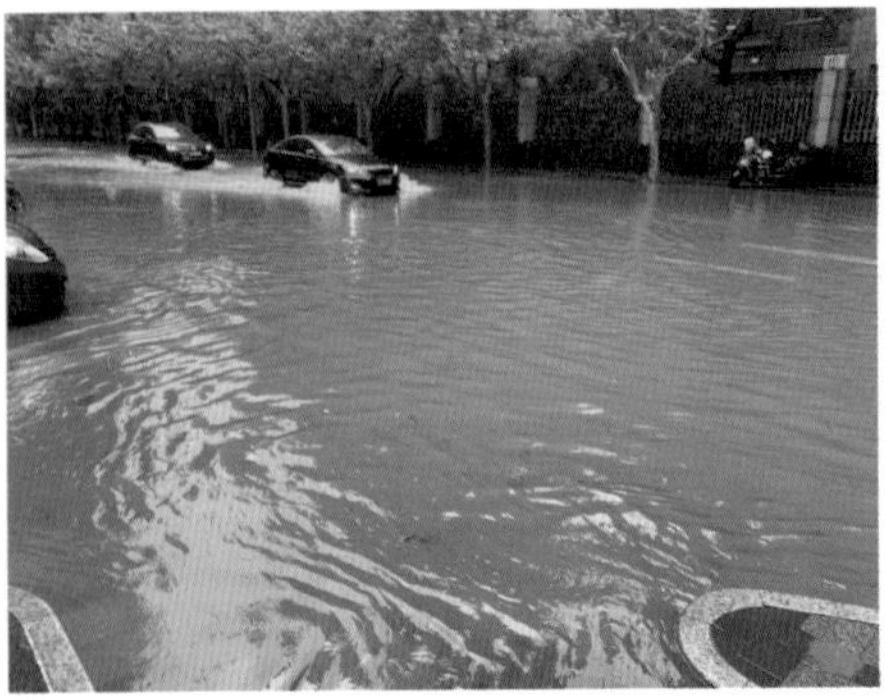

写真48　いったん集中豪雨になると、道路が川のようになってしまうことも多々ある上海。

こうした湿気の多い季節は、体への影響も非常に大きいです。体内の湿気が増えてくると、体が重く感じられ、汗も出やすくなります。汗が出すぎると、体のエネルギーの源でもある「気」も一緒に消耗してしまいます。一方で湿が増えてくると、脾胃などの消化器の働きが悪くなり、食欲減退や下痢などになりやすくなります。さらに冷たいビールや飲料水、脂っこいものや味の濃いものなども消化器の働きに影響を与え、体内に溜まった湿の排出に不利になります。雨などで手足が濡れたり、衣類が湿ったときには早く乾かすようにしましょう。

また中医学ではこの季節、ハトムギ・トウガン・緑豆・アズキ・ハスの実などの食材をよく使います。上海料理では「酒糟」という料理方法もあります。これは日本の

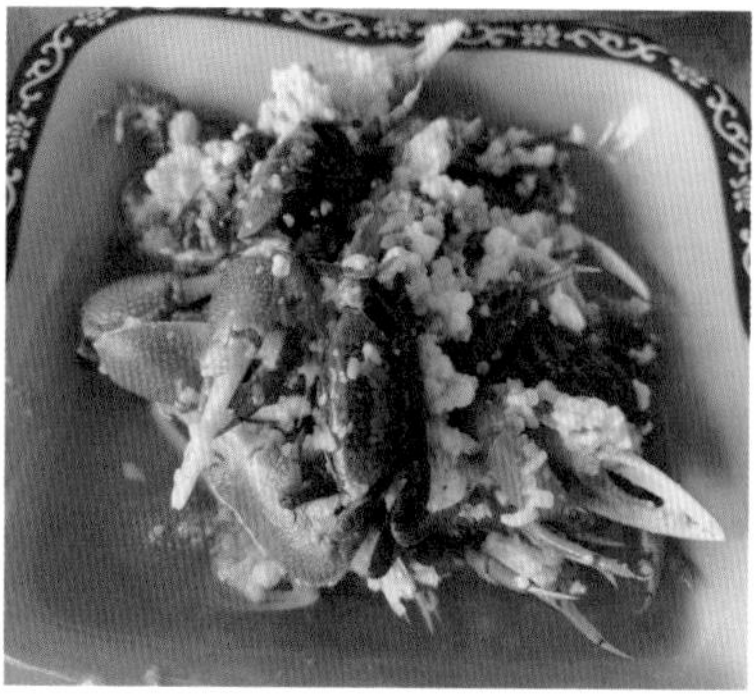

写真49　酒類に海産物を漬け込む食べ方は、浙江省寧波あたりでもよく見られます。

酒糟《さけかす》とは少し違っていて、紹興酒からできる酒糟（糟汁）のなかに、八角・桂皮・花椒・白豆蔻などの香辛料を入れ、あらかじめ加熱しておいたエビ・カニ・魚・鶏肉・野菜などを漬け込んで食べる食べ方です。こうした香辛料には、体内の湿気を取る働きもあり、この時期に食欲を増進させるメニューとして好まれています（写真49）。

その他、湿気対策に水分をしっかりと摂って運動することも大事です。尿と汗から体の湿気を追い出したいところです。

端午の節句

（1）「端午の節句」の伝統

「端」とは、「始まる」を意味します。「午」は古代、五月のことを指しました。端午の節句は中国で発祥し、紀元前三世紀の楚の国で働いていた屈原《くつげん》の悲話がよく知られています。そのために粽《ちまき》をつくったり、竜舟でレースをしたりする習慣がいまでも中国各地に残っています。そしてその伝統が日本にも伝わり、鯉のぼりをあげたり、粽を食べたりと、日本風にアレンジされてきました（写

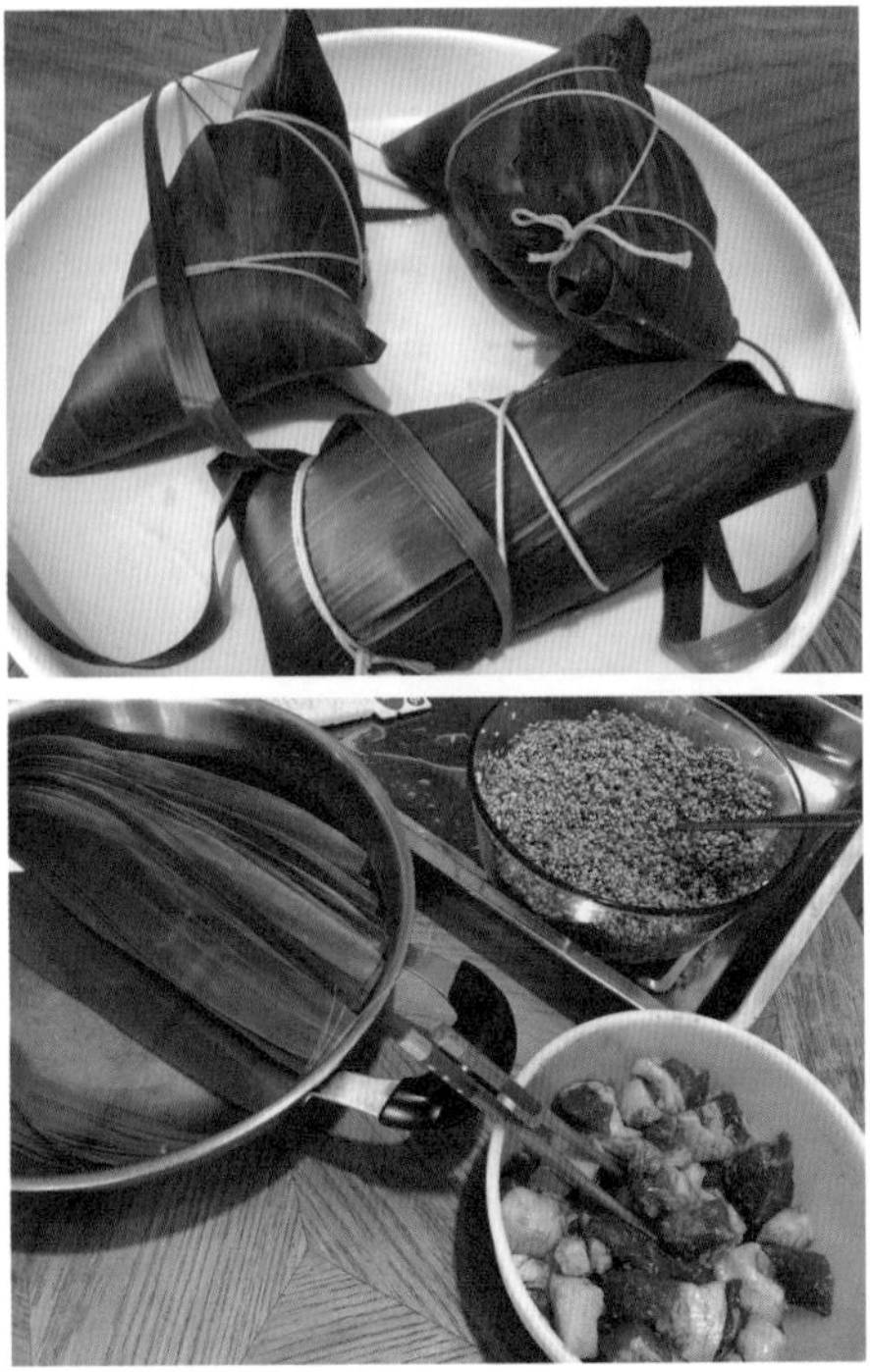

写真 50　上海の粽。中国の粽も地域性があり、なかに入れる具も多種多様です。

真50)。

現代の日本では新暦の五月五日で端午の節句を迎えることになり、旧暦とは一カ月ほどのずれが生じました。そのため、端午の節句本来の季節とも多少異なり、季節感が湧かないかもしれません。中国では、端午の節句といえば、春というよりも二十四節気の立夏を過ぎた頃にやってきて、初夏の暑くなる頃といったイメージのほうが強いです。この時期になると、蒸し暑さからさまざまな昆虫や動物が動き出し、カビやウイルス、細菌が繁殖しやすく、容易に病気が発生すると考えられました。また中国では古代、五月のことを「午月」(wuyue)と呼び、そこから発音が似ている「悪月」(wuyue)が連想され、一年のなかでも忌み嫌うことが多かったようです。端午の節句にはさまざまな伝承がありますが、その本質はなんといっても邪気から体を守り、体を健康に保つという、「未病を治す」思想そのものにあります（写真51）。

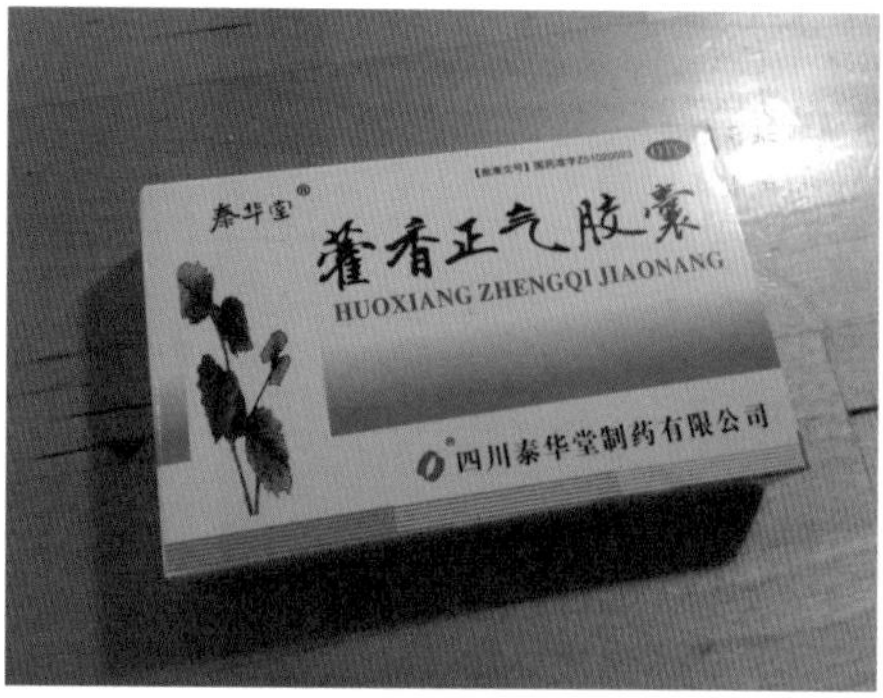

写真51　夏の下痢や腹痛の常備薬としてよく使われる藿香正気散は、いまはカプセルにもなっています。

（2）香袋の文化

中国では南方を中心に、端午の節句の季節に香袋（香嚢）を製作する文化が残っています。上海でも、五月に入るとさまざまな形の香袋が、中医薬局や中医病院で製作され、店頭で販売されたときには市民が行列をつくることもあります。袋にはさまざまな種類があり、子どもや女性に人気があります（写真52）。

端午の節句の香袋のなかに入れる生薬は、おもに香りのするものを使います。代表的なのは、蒼朮・艾葉・藿香・白芷・丁香などで、それぞれ1～2gを粉にして、小さな布袋のなかに詰めます。その小袋をブレスレットのように胸にかけたり、腰や腹部に固定したりします。また、枕元に香袋を置くこともあります。安眠枕に生薬を使うのもこうした発想と関係があるでしょう。使われる生薬は、精油成分を含むものが多く、理気・散寒・健脾・化湿・通竅などの作用があり、現代の研究でも香りの成分に一定の殺菌作用などがあることがわ

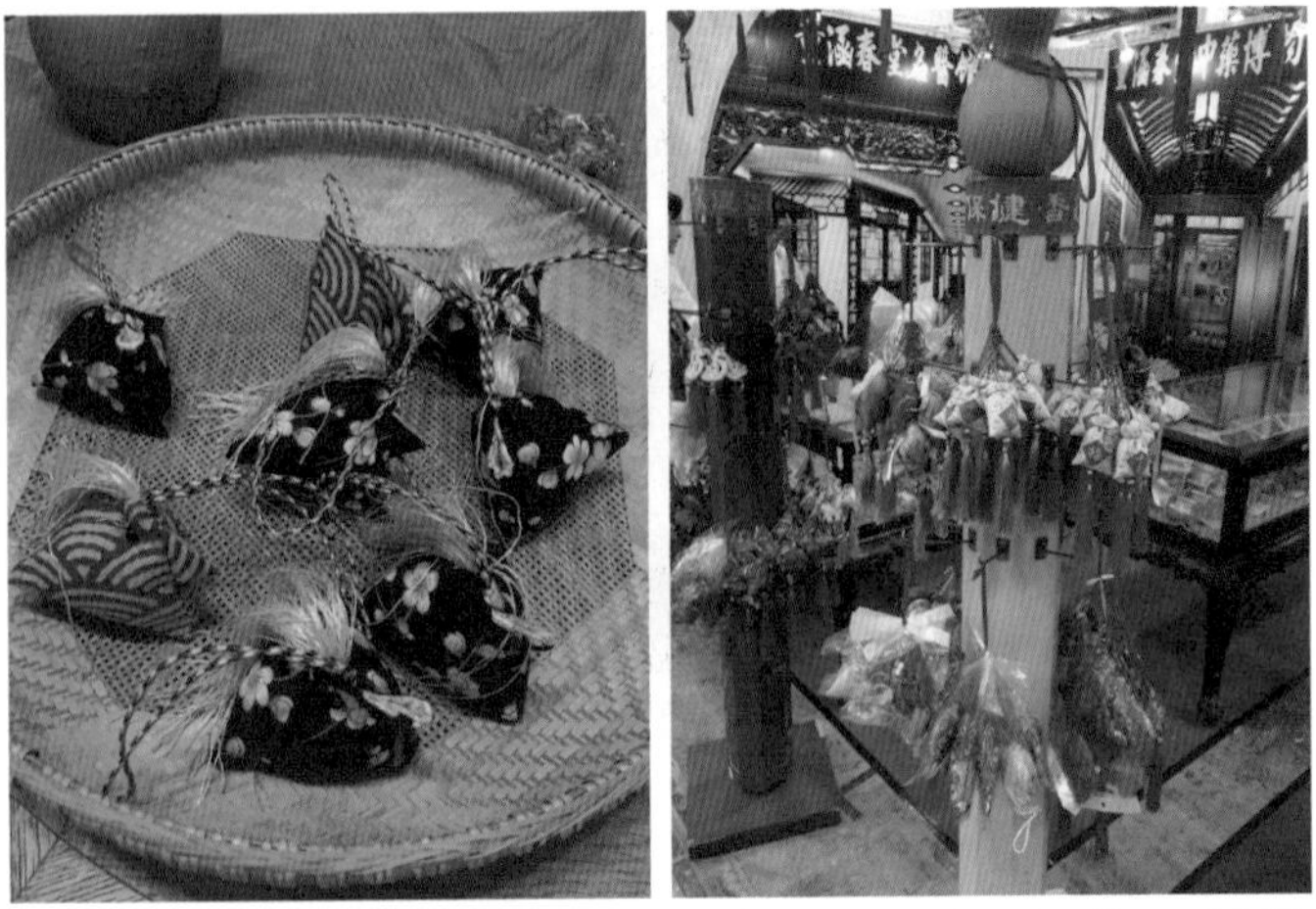

写真52　端午の節句の頃になると、さまざまな香袋が上海の中医薬局にも登場します。小さな巾着袋もカラフルです。

かっています。

この香袋の処方は、各薬局や家庭によっているいろな種類があるのですが、いろいろ見てみるとどうやら蒼朮は欠かすことができないようです。蒼朮といえば、平胃散などで用いられ、燥湿・健脾のイメージがありますが、中国では古来から邪気や疫病を追い払うものとして重宝されてきました。

（3）艾の応用

端午の節句といえば、艾もよく登場します。中医学では、温経止血・散寒止痛・除湿止痒などの効能があり、内科・婦人科・皮膚科などでよく使われます。内服だけでなく艾条・艾餅・艾絨などの形でお灸としても使い、皮膚疾患の治療では外用でもよく使われます。

上海など江南地域では、この時期に市場に行くと艾がよく売られています。艾は独特の香りと味があり、また夏の高温でも保存しやすく、虫がつきにくいという性質から、昔の人は艾に邪気を取り除く特別な働きを見出したようです。現代では菖蒲とともに玄関先に飾る習慣が上海でも残っています（写真53）。

さらに中国の端午の節句でよく見られる風習として、艾風呂があります。皮膚病予防のために、民間では広く知られてきました。50g程度の艾を煮出してお風呂に入れ、病気の予防だけでなく、暑いときに出やすい湿疹の治療などにも使われます。地域によっては、生まれたばかりの子どもに、艾の産湯を使う習慣があるところもあるという話を聞いたことがあります。

日本でお馴染みの「青団」（よもぎもち）は各家庭でつくられ、餃子の皮に艾の粉を入れた緑色の艾餃子も見かけます。端午の節句の頃は、艾の旬ですから、そういった意味でも使いやすかったのでしょう。

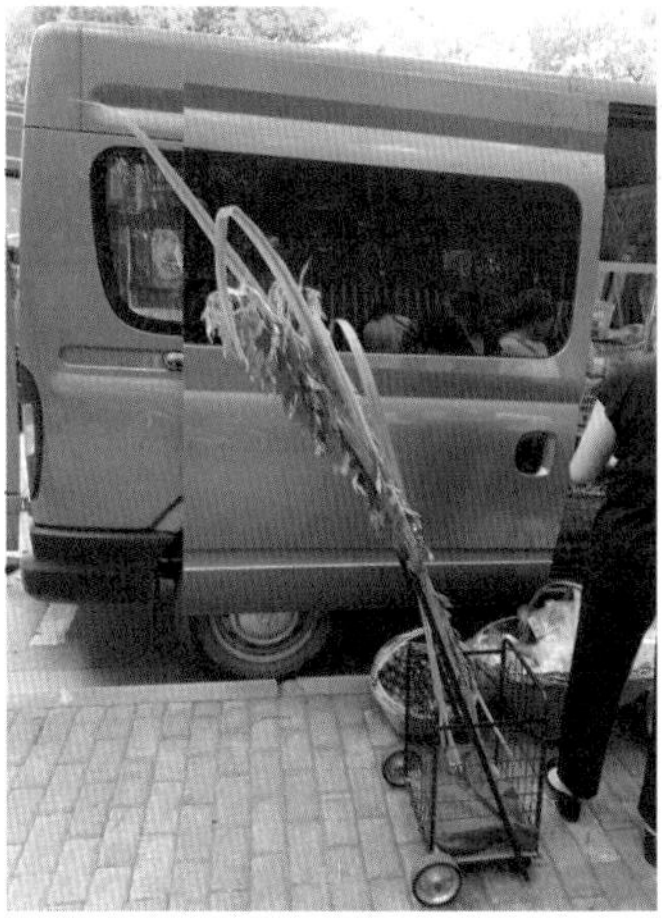
写真53　市場などでもヨモギと菖蒲はセットで売られていて、邪気よけに買って帰る人も多いです。

（4）生薬で燻《いぶ》す

この時期、中医薬局に行くと、生薬を使って部屋を燻すための生薬の詰め合わせが製造されています。さすがに新しいマンションだと火災報知器が鳴ってしまいあまり行われませんが、農村に行くとまだまだ健在です。伝統的にこうした「燻し」に使われる生薬は、蒼朮・白芷・艾・藿香などが一般的です。実際、二〇〇八年に中国各地で死者が出るほど手足口病が猛威をふるった頃、浙江省などで発表された中医学による手足口病予防方法のなかに藿香や艾で毎日三十分部屋を燻すというのがありました（写真54）。

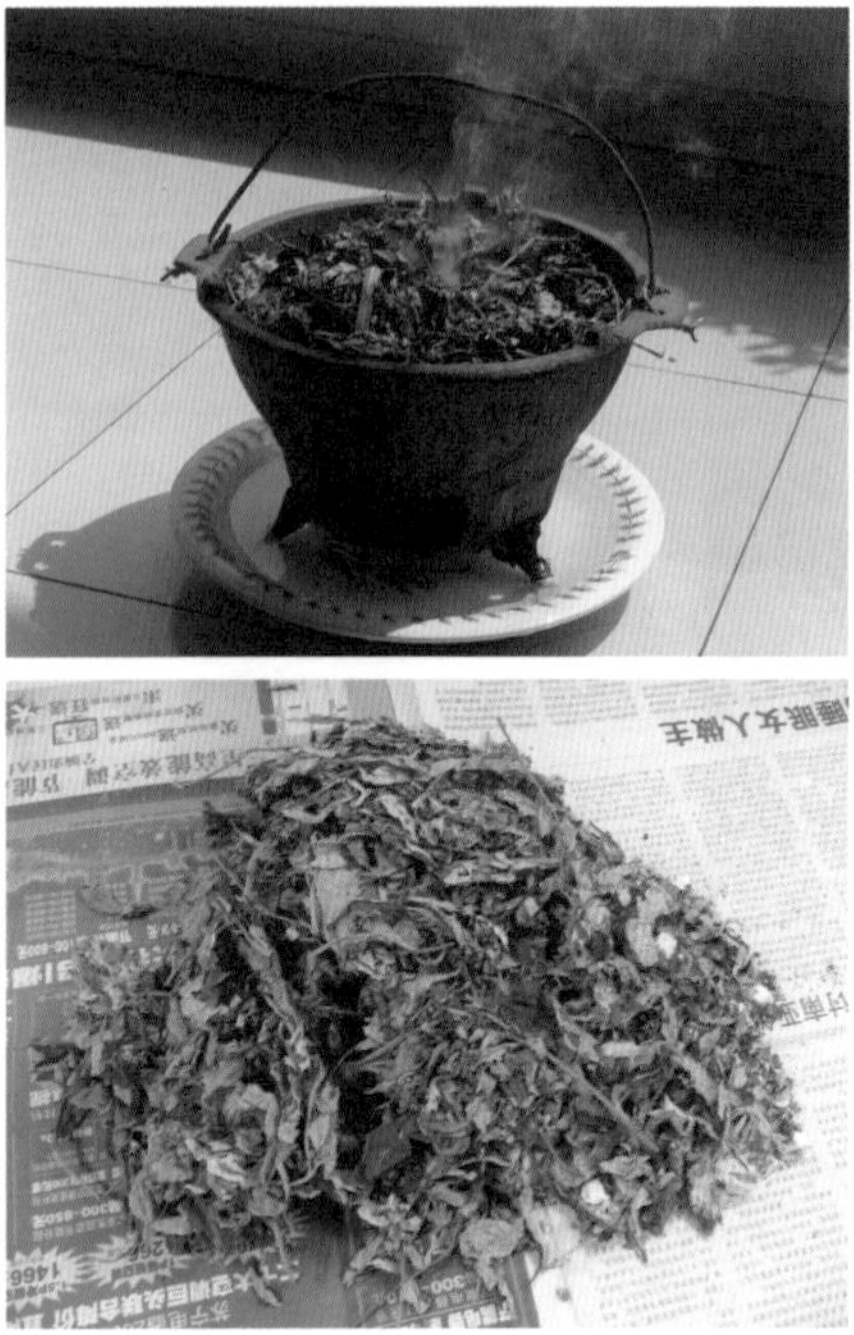

写真54　時期になると生薬で燻すための処方が中医薬局でも売られていて、写真のような器具を使います。

このようにみてくると、端午の節句では生薬の香りに着目した方法が継承されていることがわかります。現在では植物の精油から発展してきたアロマテラピーがヨーロッパだけでなく日本でも盛んですが、中医学にもきちんと根付いています。古くは長沙（湖南省）の馬王堆一号墳の発掘調査でも、香嚢や香炉、薬枕などが出土しており、前漢時代から辛夷・桂皮・花椒・山奈・樟脳などの芳香性の強い生薬が使われていました(4)。

中国では、一般に端午の節句のことを伝統的な「衛生月間」とも呼びます。伝染病から体を守り、健康に過ごすために邪気を取り除くさまざまな工夫が現代に伝わっているのです。

冬病夏治《とうびょうかち》～三伏天《さんぷくてん》の過ごし方～

「冬病夏治」とは、一年で最も暑い時期に、中医学のさまざまな方法を使って体内に溜まっている寒気を追い出すことで、冷えなど陽気が不足している体質や冬場に発生しやすい喘息の発作・関節痛などの予防を、夏の間に行おうという中医学の伝統的な養生方法のことです（図❿）。

（1）三伏貼《さんぷくちょう》

「三伏」とは、暦のうえで最も暑い時期を指します。夏は五行説（木・火・土・金・水）で「火」に属しますが、その火が強すぎるとなかなか秋に属する「金」が出てこられません。そのため、金が「潜伏してしまう」ことにより、この「伏」という考え方が生まれてきたともいわれています(5)。また、陽気が強すぎて、陰気が潜り込んで伏せってしまったとも考えられます。

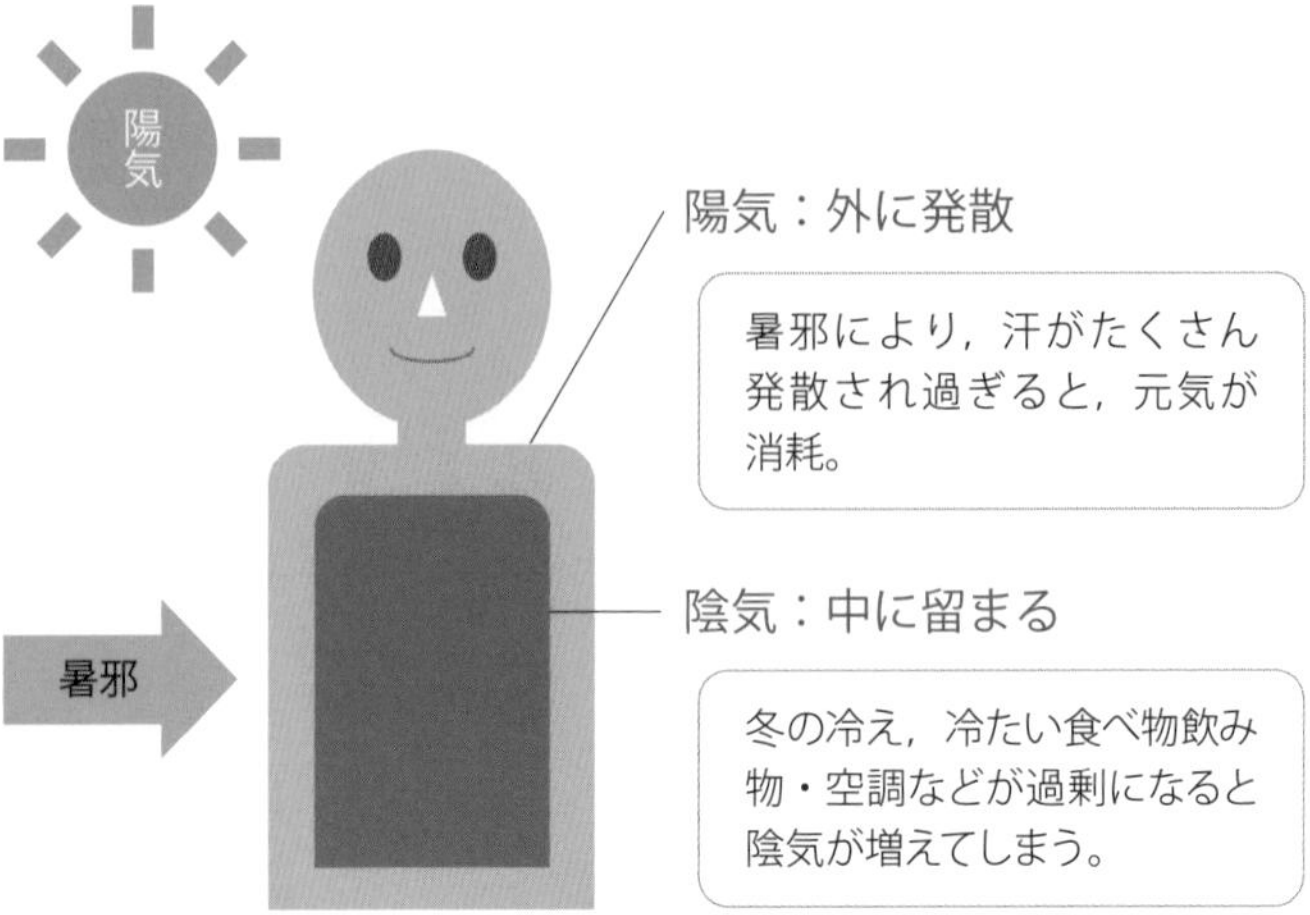
陽気
陽気：外に発散
暑邪により，汗がたくさん発散され過ぎると，元気が消耗。
陰気：中に留まる
冬の冷え，冷たい食べ物飲み物・空調などが過剰になると陰気が増えてしまう。
暑邪

図❿　夏のからだ

「三伏」の時期は、夏至から三十日後となる三つめの庚《かのえ》の日を初伏の第一日目、四つめの庚の日を中伏の第一日目、そして立秋の後の初めての庚の日を末伏の第一日目とし、それぞれ十日間あります。暦の関係上、中伏には二十日間ある年もありますが、この三十日間（もしくは四十日間）を、「三伏」とするわけです。ちなみに、七月下旬頃が初伏、八月上旬頃が中伏、八月中旬頃が末伏になります。

「三伏」の時期は、人の体にとっても大切です。中医学の人体の生理・病理の変化が、自然の変化と相応関係にあるという「天人相応《てんじんそうおう》」の思想から、人の陽気がこの時期に最も盛んとなります。一方、冬場は、寒邪や陰気が盛んで、虚寒の体質であれば、寒邪の影響を受けやすくなります。冬場に寒さが厳しくなると症状が悪化する疾患には有効であるとされており、虚寒の体質に最もふさわしいと考えられています。そこで、夏場の盛んな陽気の力を借り、さらに内服や外用薬を利用して陽気を支持してあげると、冬以降に病気になりにくくなるというわけです。特に、冬に多い喘息や気管支炎、アレルギー性鼻炎、関節痛、消化器系の疾患、さらに治療が厄介な寒冷じんましんなどにも活用されます。具体的には、膏薬を貼る「敷貼」のほかに、お灸をする「天灸」などが代表的です。そのほか、抜罐《ばっかん》（カッピング）や、刮痧《かっさ》、薬浴なども行われます。上海では、地域によっては冬に食べる山羊肉を、わざわざこの夏の暑い時期にも食べる習慣があるところもあります。

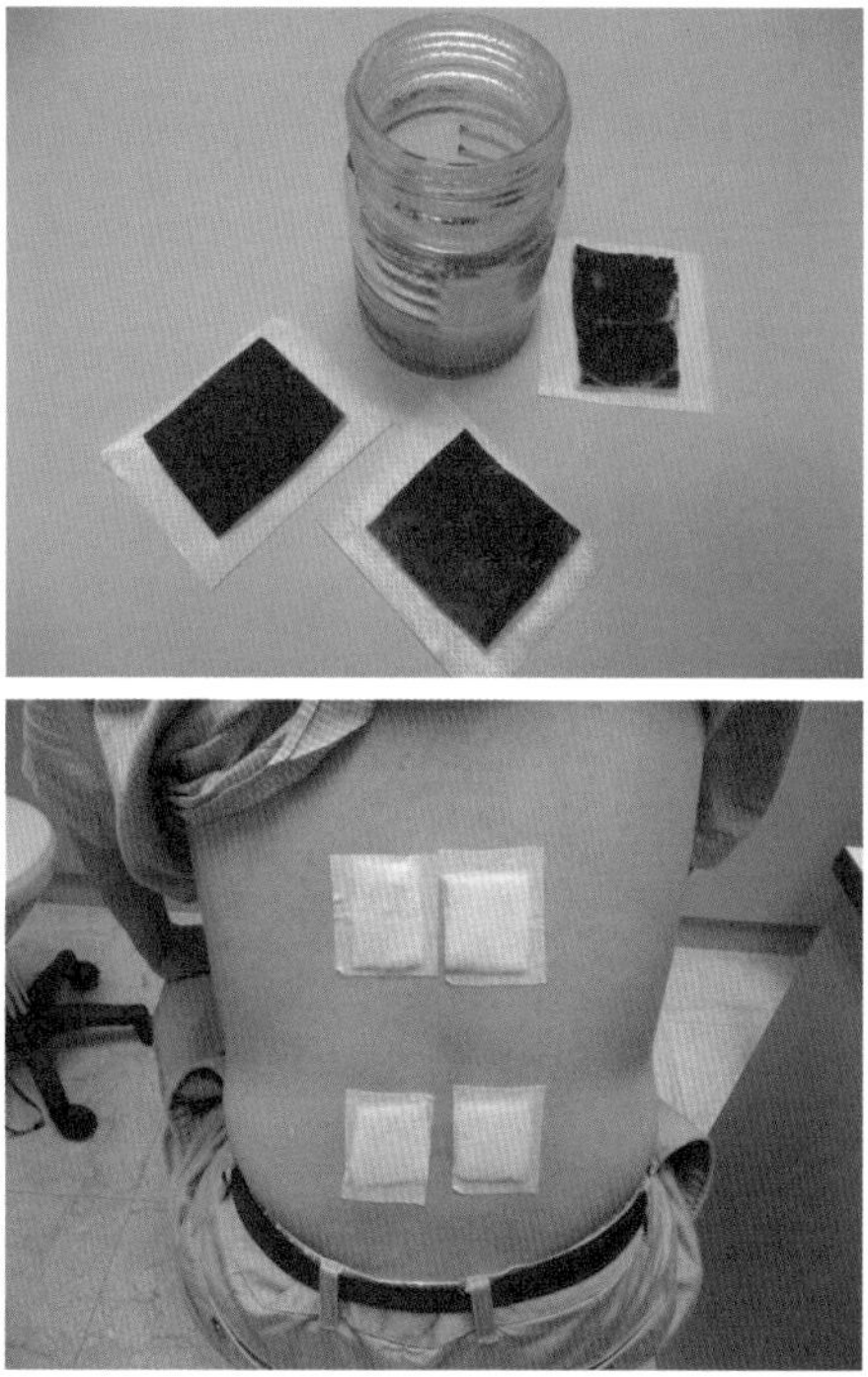

写真55　三伏貼を製作して貼り付けたところ。

「敷貼」は、一般的には膏薬をつくり、それをガーゼなどの布に塗って相応する経穴に貼ります（写真55）（図⓫）。膏薬は、各病院でさまざまな処方がつくられていますが、

【原理】

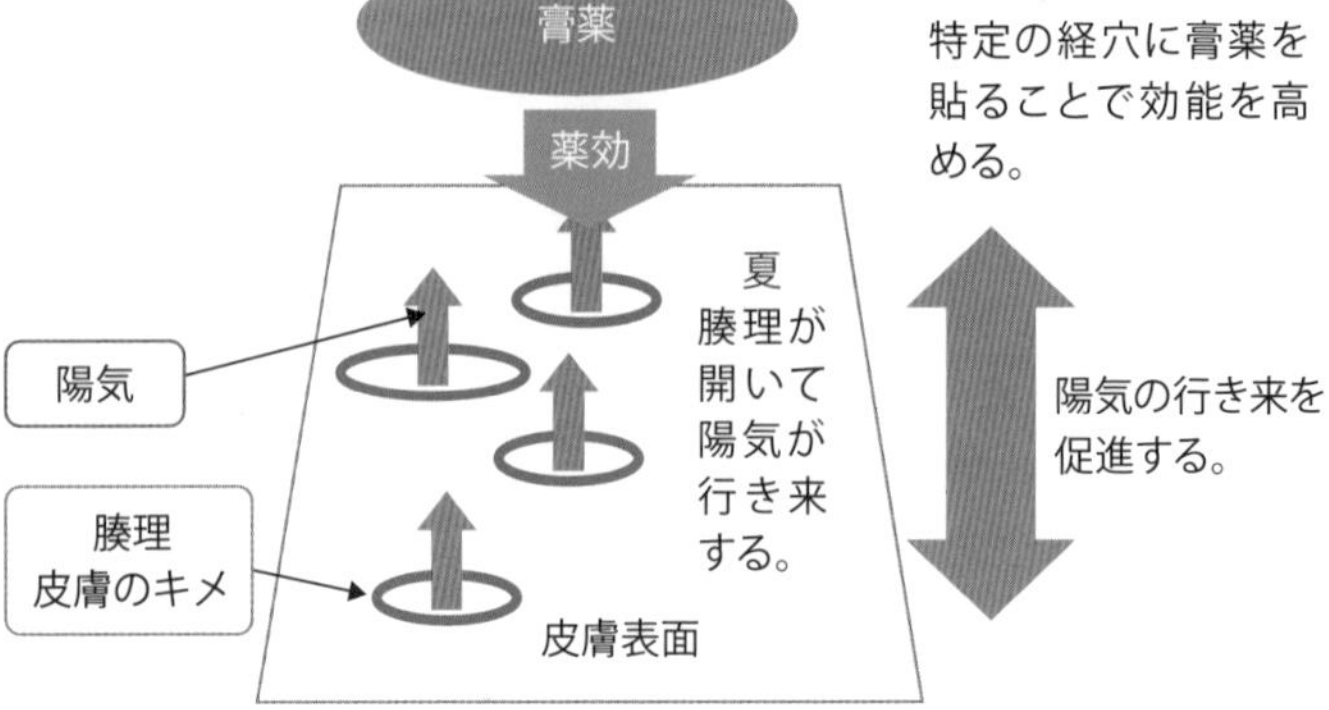
膏薬
薬効
特定の経穴に膏薬を貼ることで効能を高める。
夏
腠理が開いて陽気が行き来する。
陽気
腠理
皮膚のキメ
陽気の行き来を促進する。
皮膚表面

図⓫　三伏貼

基本的に白芥子や細辛、白芷などの温系の生薬を粉にし、そこに生姜汁・蜂蜜・酒などを調合して膏薬をつくっていきます。この処方には、病院ごとに特色があります。そのため、三伏貼の前になると、薬局では総動員でこの膏薬づくりに励みます。

患者さんに対しては、中医学の弁証にもとづき必要な経穴に膏薬を貼っていきます。貼りやすさから、背中の経穴を活用しますが、もちろん四肢にも貼ることができます。「三伏」の期間中、一般的に一人につき五〜十回程度貼るようにすることが多いです。大人の場合、一回あたり貼る時間は六時間前後、子どもの場合なら二時間程度が目安とされています。経穴に対する刺激ですから、多少の皮膚の赤みや水疱が出てきても問題はありませんが、長く貼りすぎないように注意する必要があります。こうした「三伏貼」の治療法は、毎年行い、三年間は連続して続けることが多いです。

子どもなら三歳以上が目安です[6]。

夏場に「三伏貼」で中医学の病院にやってくる患者さんには、問診を通じて、夏場の健康管理のチェックを同時に行うことも多いです。たとえば、暑い時期でも、扇風機や空調の風に直接当たらないようにしたり、ウリ類など体を冷やすような食べ物を食べすぎないように気をつけるように伝えます。一方で、極端に辛い刺激物や寒性の強い食品も避けなければなりません。特に、スイカなども冷やさずに常温程度の温度で食べるように心がけたいところです。ビールで体を冷やしすぎないように。夏こそ、体を冷やしすぎず、「ぬるめの生活」をするようにアドバイスします。また、秋に入って残暑が厳しくても、二十四節気の白露（九月七日~九日）を過ぎた頃から朝夕は着実に涼しくなってきているので、寒さなどの邪気に体が襲われないように注意します。スイカなどウリ類も立秋を過ぎたあたりから控えましょう。

補足ですが、中国の中医学の臨床現場では、こうした外用薬を、「三伏貼」以外でもよく使います。大人や子どもの咳、肺炎などで肺部になかなか治まらないラ音があるときなど、経穴への敷貼は特に有効だといわれています[7]。

（2）天灸

お灸というと冬のイメージですが、じつは江南地域では夏でもわざわざ熱いお灸を、広い面積で

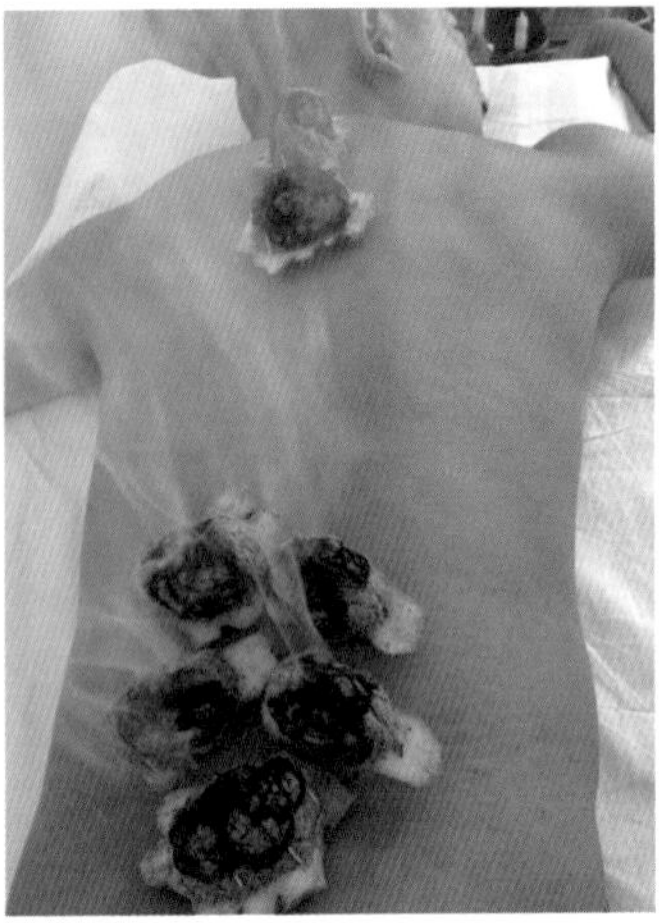

写真 56　大灸法。熱反応はかなりありますが、煙が強いのが欠点。現在は専用の換気法が考案されています。

行う習慣があります。この暑い夏こそ、『黄帝内経素問』四気調節神論にある「春夏養陽」（春夏に陽を養う）のセルフ養生を実施するのによいタイミングだからです。中医学では冬場に発生する疾患の多くは寒さと関係があると考えるので、お灸がふさわしいわけです。

「天灸法」にはさまざまな種類がありますが、たとえば浙江省地域に伝わる「長蛇法」というやり方は伝統的な民間灸法として有名です。これは督脈の大椎穴から腰兪穴にかけての広範囲に生薬を配合した斑麝粉とニンニクを敷き、その上に艾を連続的に長く置いて、棒灸で点火させて燃焼する方法です。督脈は「陽脈の海」と呼ばれていて、体全体の陽気と深くかかわりがあります。皮膚が赤くなって多少の水疱が出るまで艾を燃やします。上海でも一部地域で行われている灸法に地元の人が「大灸法」と呼ぶ灸法があります。大きくスライスしたショウガと巨大な艾玉を使った間接灸で、実際に施術してみると背中に強烈な灸の熱を感じることができ、普通の間接灸とは明らかに熱反応が違うことがわかります（写真56）。

暑さ対策

（1）ゴザ類

日本同様、上海の高齢者の多くは空調を好みません。そんななか大活躍しているのが天井のファンです。古い映画にも出てくるようなゆっくりとまわる天井のファンは、空調が普及する以前の上海では大活躍しました。夜、つけっぱなしにして寝ると、カゼをひいてしまうぐらいの感覚になります。また、夜の寝苦しい夜に、寝具を工夫してみるのもよいかもしれません。上海では夏になるとゴザの専門店が巷に登場し、さまざまな敷物が売られます（写真57）。いわゆるゴザから、竹の敷物、さらに牛革のマットまでさまざまな寝具が売られています。この季節、自宅のソファーからクルマの座席まで、こうしたゴザを敷くのがこちらの習慣で、ひんやりとした感覚を感じながら猛暑を過ごします。また、寝具では枕にもいろいろな工夫があります。生薬を芯に使って、その香りを組み合わせた薬枕もあり、安神などさまざまな効能を謳っています。

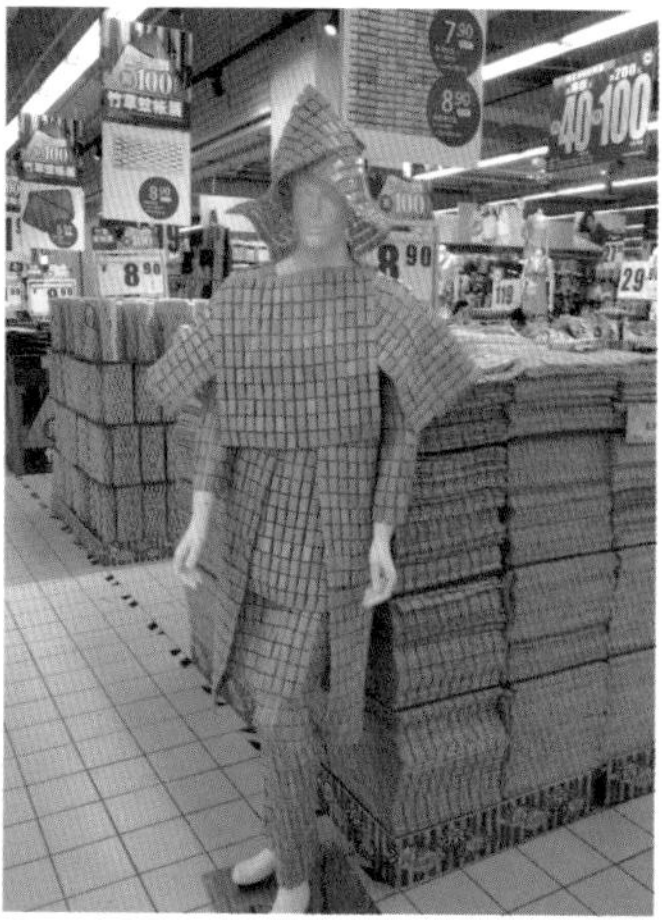

写真57　夏になると竹製品はよく敷物に使われます。

（2）水分補給

上海では、最近になって外食店で無料の水やお茶を出すところもありますが、そのときでも店員は「冷たいお水にしますか、温かいお湯にしますか？」と客に聞くことが多く、お湯を選ぶ人が圧倒的に多いです。田舎に行くとビールも常温です。サイダーに塩を入れた炭酸飲料「塩汽水」を持ち歩く人も多いのですが、やはり常温です。

日本ではさしずめ冷たい麦茶をイメージすることが多いかもしれませんが、中国では地方によってさまざまなお茶のバリエーションがあり、そのなかでも気軽に手に入る生薬を活用したお茶が多種あります。広東省エリアと違って、上海ではもともと涼茶《りょうちゃ》のような生薬の複合処方のお茶をあまり飲みませんが、上海でよく飲まれるのが、佩蘭（フジバカマ）の葉っぱのお茶です。田舎にいくと、庭先にもよく植えられており、お湯に入れて茶代わりに飲みます。効能は化湿祛湿で、味もさっぱりとしているのでこの時期にはぴったりのお茶です（写真58）。

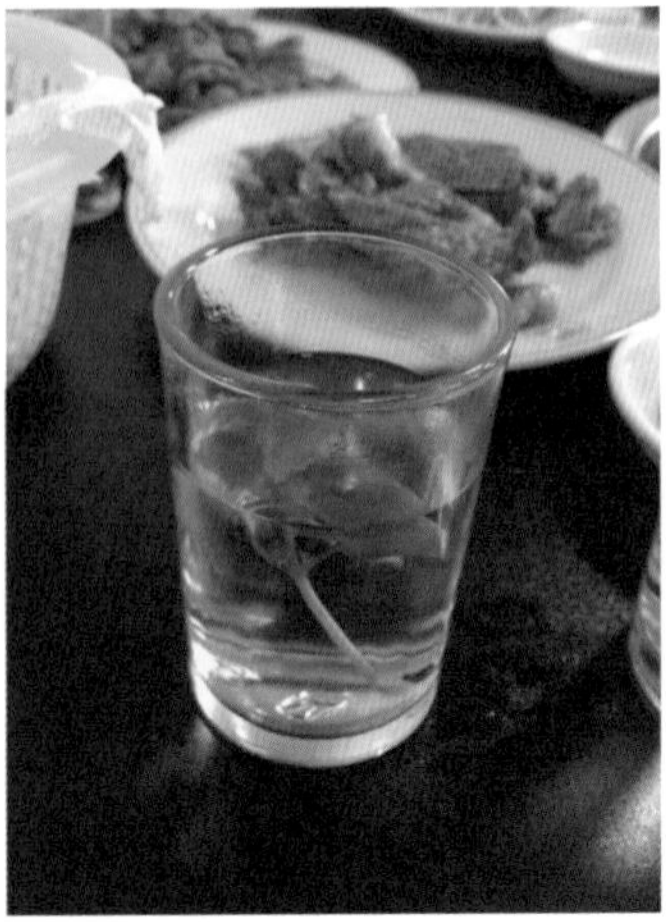

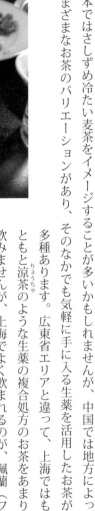

写真 58　佩蘭のお茶。

その他に、よく使われるのが金銀花です。清熱解

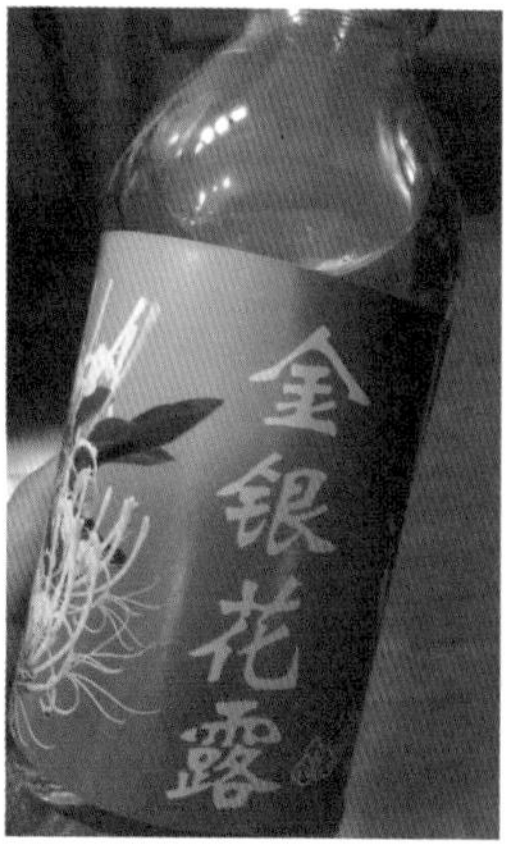

写真 59　金銀花を原料につくる金銀花露。

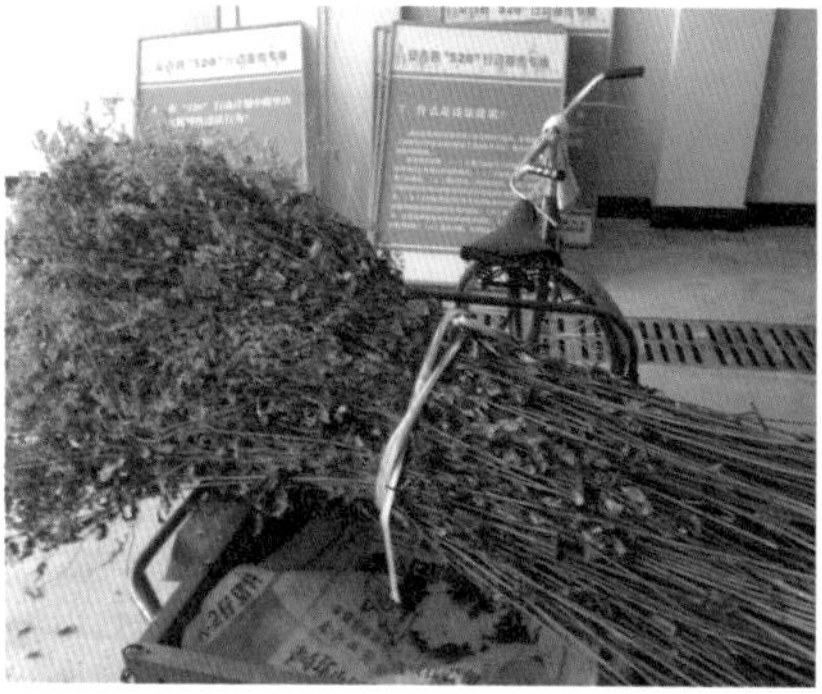

写真 60　六月霜。これを細かく刻んでお湯に入れて飲みます。

毒の代表的な生薬ですが、観賞用の植物としても鉢植えが売られており、花が咲けば気軽にお茶として飲用できます。花を利用したものでは菊花がよく使われ、解暑作用もあるので、夏場の飲食店などでよく登場します（写真59）。

決明子を使ったお茶は日本では「ハブ茶」と呼ばれますが、上海では夏によく飲まれます。便通をよくする働きもあるので、便秘にもよく使われます。苦みもあまりなくすっきりとした味は子どもでも飲みやすいです。

夏の暑い時期に、咽の乾きを癒す飲み物として上海では酸梅湯もよく飲まれます。意外とすっきりした味で、酸味が咽の渇きを癒してくれます。

以前、浙江省安吉で入った街の食堂では、夏場に六月霜（南劉寄奴《みなみりゅうきど》）を茶代わりに使っていたところがありました。六月霜は、中医学では破血や消食を目的に使われますが、地元の人の話では、中暑《ちゅうしょ》（日射病・熱中症）のときによく効くということでした。味は淡白で、生薬特有の苦みもなく、すっきりとした味です。地元では農民らが山に入って収穫して乾燥させ、市場で売っていました（写真60）。

（3）暑さによる眠気対策

タクシーなどを運転するドライバーにとって、夏場の午後の眠気は大敵です。また、暑い現場で働いている人たちにとっても猛暑の日は頭がボーッとします。そんなときに昔からよく使われるのが、「清涼油」です。桂皮・樟脳・薄荷・丁香などの精油が主成分で、頭痛や車酔い、虫さされ、中暑に使われます。薬局で売られていて、虎のマークの付いた小さな赤い容器がよく知られています。暑さ対策グッズとして、夏の従業員への福利厚生として配る企業もあります（写真61）。

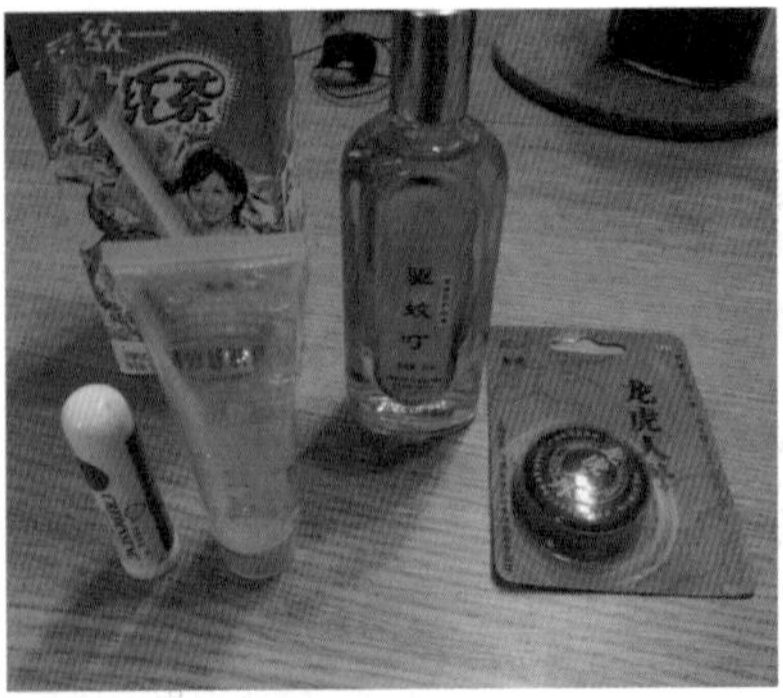

写真61　夏になると勤務先の病院から福利厚生の一環としてもらった暑さ対策グッズ。いずれもスッキリとした清涼感が得られるものです。

夏バテ対策の刮痧《かっさ》

（1）刮痧療法の概略

刮痧療法では、刮痧板（写真62）と呼ばれる専門のヘラを使います。中医学の経絡理論にもとづき、主訴に合わせて体表部の経絡を皮膚上で滑らすように刺激します。中国語では「刮」（gua）と言います。直訳すると「削る」という感じですが、まさに皮膚の上を板で削るような感覚です。

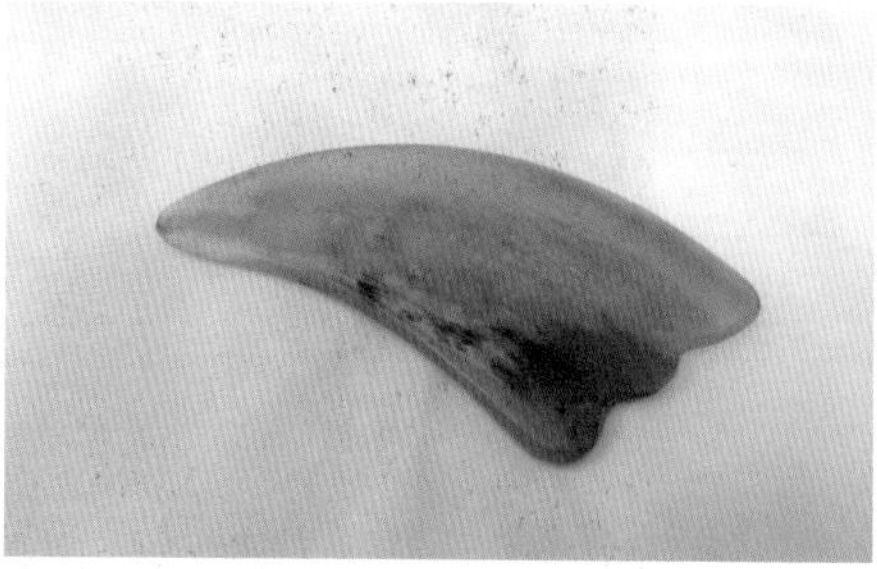

写真 62　刮痧板。

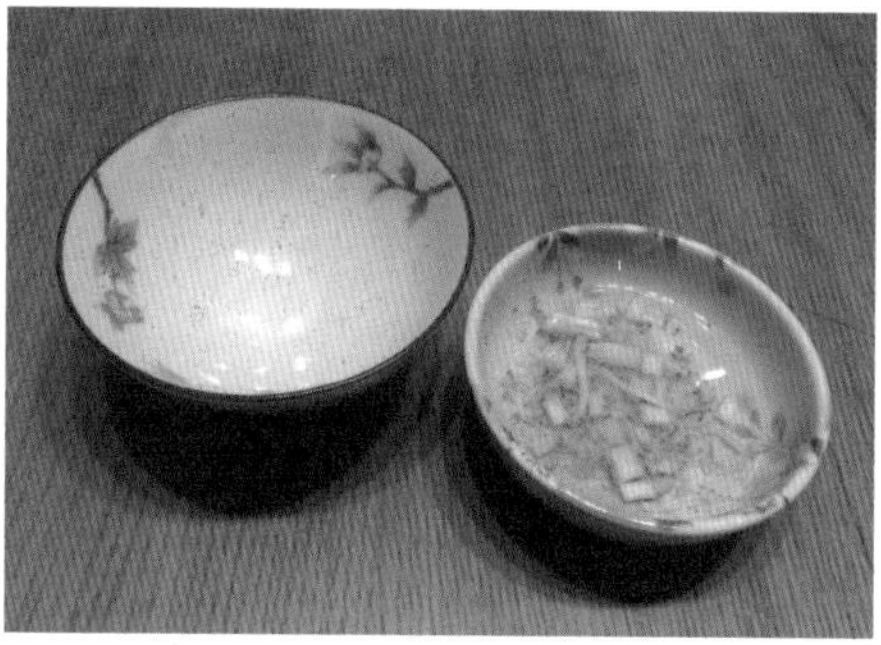

写真 63　滑りをよくするために用いるわが家のオイル。

刺激方法にはいろいろあり、力加減によって補瀉の区別もあります。おもな効能として活血化瘀・駆邪排毒・益気扶正・理筋通絡などがあり、新陳代謝や血液循環を改善するといわれています。

まず、施術する部位を清潔にするためにも熱いタオルできれいに拭きます。同時に施術中に患者の体が寒くならないように部屋の保温や風の向きにも注意します。

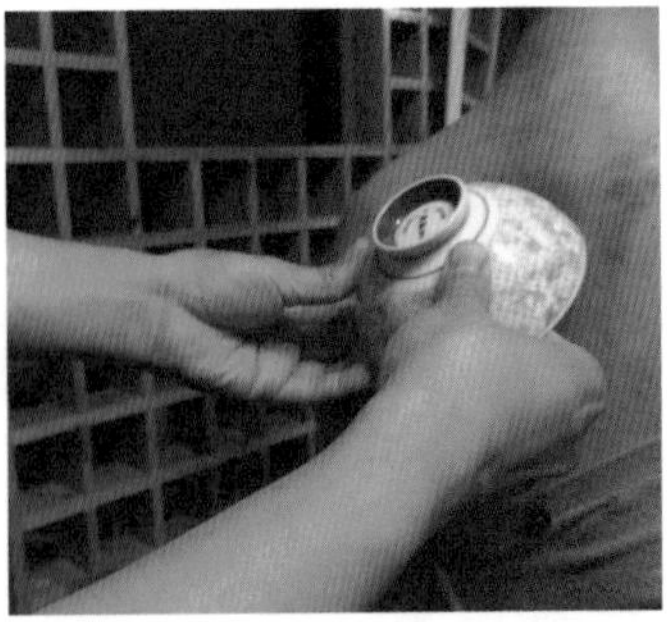

写真64　お椀で代用して刮痧を施術。

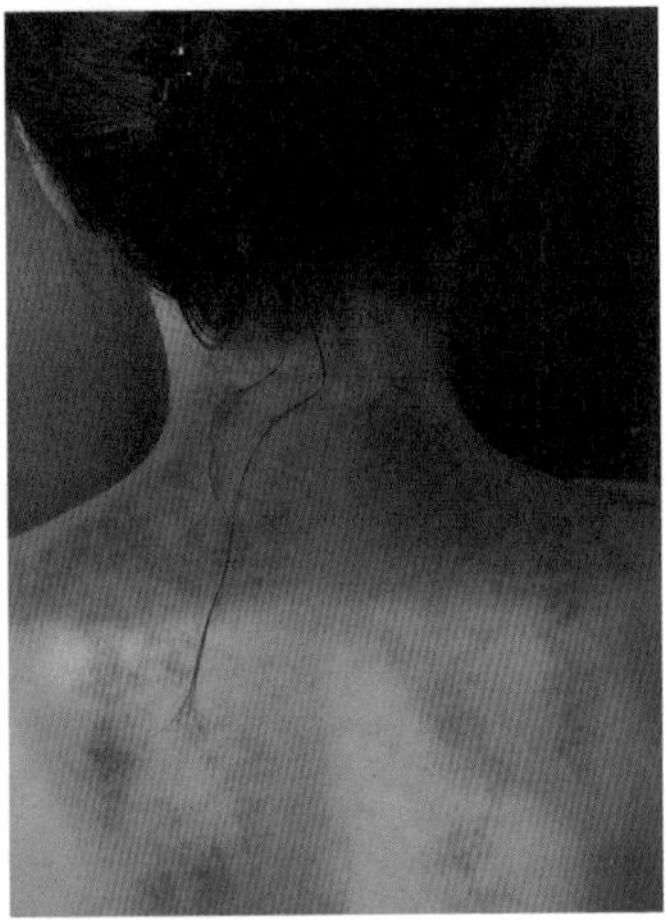

写真65　施術後の「痧」。

その後、滑りやすくするようにオイルを塗ります。中国では生薬を混ぜたものがありますが、一般的に清熱解毒・活血化瘀・解肌発表などの効能があるものを使います。わが家では、ネギとショウガを刻んだものに、紹興酒もしくは白酒を適度に混ぜ、食用のゴマ油などで溶いたものを使っています（写真63）。こうしたオイルは抜罐法のうち、走罐法でも使われます。

もし刮痧板が手に入らなければ、お椀の縁で代用できます。上海の家庭ではよく使われるやり方ですが、個人的には、お椀の縁のほうが力を加減しやすいので使いやすいと思います（写真64）。

刮痧をしているとき、患者は施術部位の痛みやしびれ、腫れ、熱を感じたりします。慣れてくると、この感覚が気持ちいいという人が多いです。さらに患部を中心に皮膚が紅潮し、さまざまな形状の赤い斑点が出てきますが、出血することはまずありません。これらの現象を中医学の中国語では「痧」(sha)と言いますが、施術後二〜三日で解消します(写真65)。

この施術では、刮痧板を動かす方向と力加減にポイントがあります。原則は、上部から下部、内から外、単方向で、しかもできるだけ長い距離で刮痧板を滑らせます。双方向で滑らせてはいけません。部位は、頭部→手→足、胸腹→腰といった順番のルールもあります。ただ、例外もあり、下肢静脈瘤の治療の場合は、通常とは逆に下肢末端から上方向に刮痧をします。

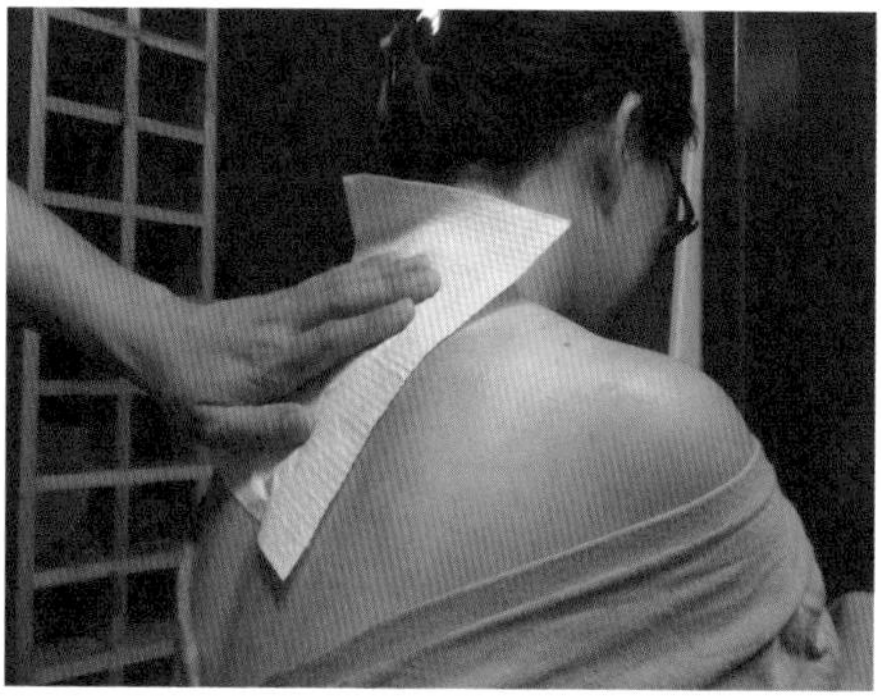
写真66　施術後はティッシュペーパーなどでオイルを吸い取ります。

力加減や回数によって補瀉の区別もあります。刮痧の補法は、慢性疾患や虚弱体質の人向けですが、力をあまり入れず、速度もゆっくりで、比較的長く刮痧をします。一方、疾患の初期や、関節の痛みなどで使う瀉法では多少力を入れて、速度も速めに短時間に施術します。

施術後は、ティッシュなどで軽く施術部のオイルを吸い取りますが、すぐにお風呂やシャワーに入ってはいけません(写真66)。教科書的には最低三十分以上間隔を空けるようになっていますが、場合によっては一晩ぐらい時間を空けたほうがよいように思います。くれぐれも寒さや風に直接当たらないように注意。

上海では、「肩たたき」のような感覚で若い世代が高齢者にしてあげることもよくあり、とてもポピュラーです。

（2）刮痧療法で効果的な疾患

中国における刮痧は、中医臨床の特色ある治療法の一つとして、家庭医が習得すべき技術になっています。そのため、一般の病院でも、中医科で公的保険治療が使える療法になっています(8)。一般的によく使われる疾患として中暑のほかにも感冒、頸椎症、五十肩、腰痛症、痤瘡（ニキビ）などがあります。

刮痧における「痧」は、刺激によって血管の拡張が発生し、血液とリンパ液の流れが増大して、さらに一部血管が破裂することで斑状出血となって現れます。これが局所の新陳代謝を促し、抗炎症作用を高めるとともに、大脳皮質を調節するといわれていますが、さらに詳しいメカニズムは今後の研究が俟たれます。

（3）注意事項

とても便利な刮痧療法ですが、いくつか注意事項もあります。循環器系に重篤な疾患がある場合、全身にひどい浮腫がある場合、極度に体が弱っている場合は刮痧に向きません。また、重篤な貧血や白血病など出血傾向のある疾患がある場合、火傷や体表に腫瘤がある場合も一般に刮痧はしません。妊婦の腹部・腰部も同様です。
もちろん、基本的な注意点さえ守れば、家庭でもできる、きわめて有効的な治療法であることは間違いありません。

夏の食べ物(2)(3)

一般に、春風・夏火・秋燥・冬寒といわれ、季節の変化に合わせて、体調をコントロールしなければなりません。夏になると火が盛んになるため、心火を瀉し、消耗する気を補い、また梅雨や台風などによる湿気対策も行います。

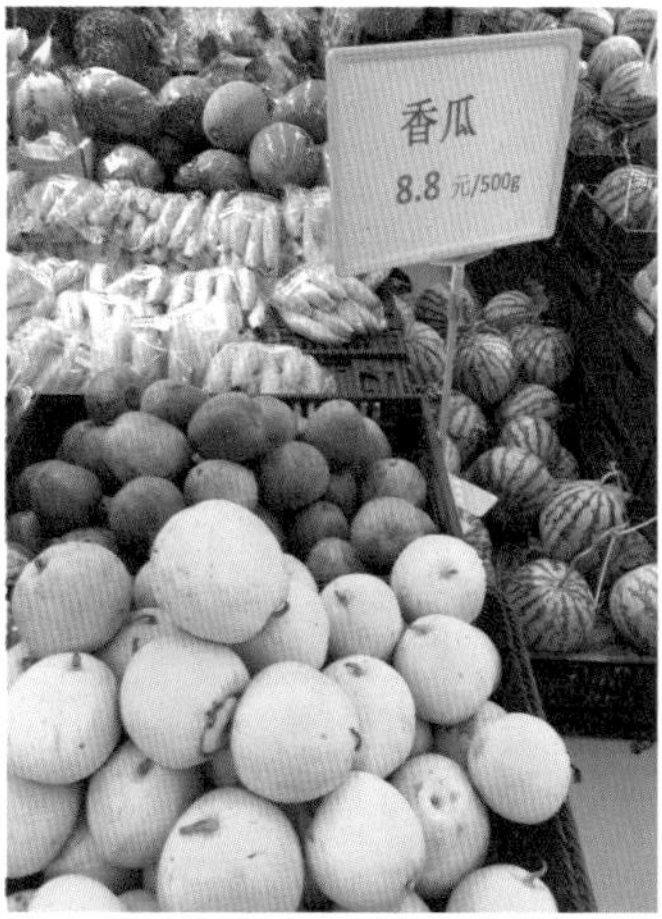

写真67　夏の上海の市場はウリ類の種類が増えます。

この観点から考えると、「火」や「燥」の発生を助長するような食べ物を控える必要があり、あっさりしたものをうまく摂る必要があります。たとえば、夏場は本来、温・燥作用の強いショウガやニラ、ネギ、唐辛子、ニンニク類を控えるようにいわれます。往々にして陽気が過剰に

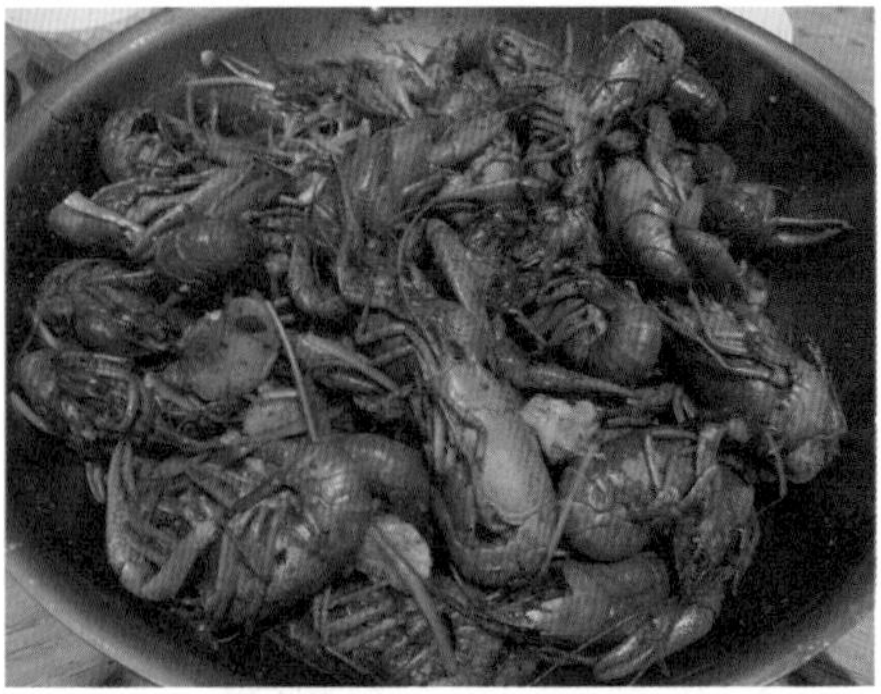

写真 68　ここ数年、ザリガニ料理もすっかり上海の夏の定番に。

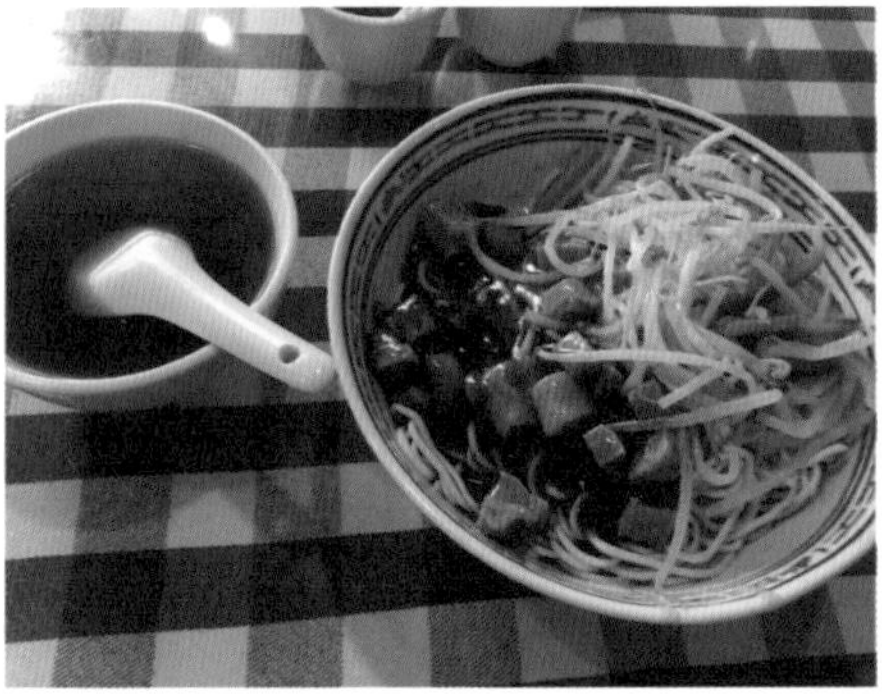

写真 69　上海の涼麵はトッピングを選ぶのが楽しみ。

なりすぎ、「上火」という状態になりやすいからです。顔に吹き出物が出来たり、口内炎が出来たり、口臭や便秘などの症状が現れるのが特徴です。そこで、夏場に苦味・酸味のある食材を摂って暑熱を取り、食欲増進をはかります（写真67）。

しかし、近年は夏場の冷房による冷えが、夏の新たな脅威になってきており、昔とは事情が違ってきています。また、夏場は総じて脾の働きが弱っているため、あっさりした薄味で、消化のよいものを食べるようにします（写真68）。トマトやキュウリ、セロリ、ヘチマ、トウガンなどがその代表です。肉類では、アヒルや魚類がよく使われ、牛肉や山羊肉は食べないといわれますが、実際にはそこまで厳格ではなく、逆に上海の郊外に行くと、伝統的に夏の三伏の季節に羊肉を食べ

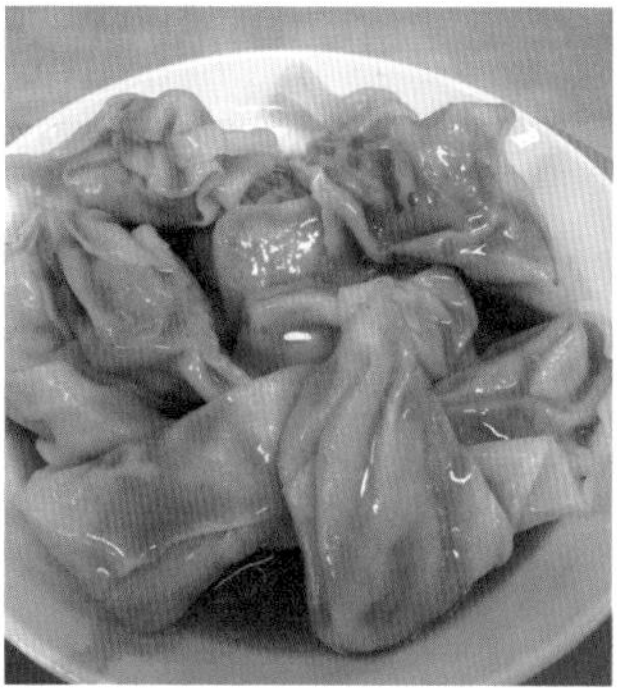
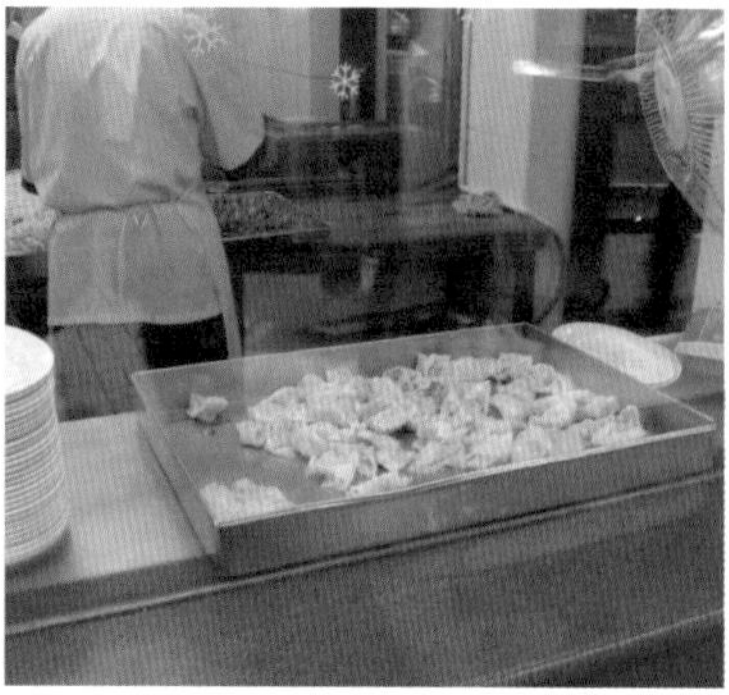
写真70　ワンタン。冷ワンタンはこの上にゴマペーストや黒酢をかけていただきます。

る習慣があります。私も毎年食べに行きますが、調理法はあっさりとしたもので、口当たりもよく、非常に美味です。『本草綱目《ほんぞうこうもく》』（明代・李時珍〈1518-93〉）でも、山羊肉の暖中補虚・補中益気などの働きが紹介されており、夏場に体の冷えを感じる場合には、お薦めです。中国語で「夏に生姜、冬に大根を食べると医者知らず」という言葉があるのですが、こういう背景を知れば納得です。夏に寒さを駆逐することはとても意義があるのです。

上海ではこの時期の冷やし麺も特徴的です。中国語では「涼麺」と言いますが、けっして冷えたものではなく、常温で、麺の上にさまざまなおかずをトッピングしたかけ麺がでてきます。タレはピーナッツやゴマペースト、黒酢もしっかりかけていただきます（写真69）。中国料理で馴染み深いワンタンも、熱くなく、スープに入れないワンタンを食べます（写真70）。このように、冷やして食べるのではなく、あくまでも常温で食べます。

また、ちょっとしたスープ類でも、緑豆スープや小豆スープのように、常温の状態で美味しくいただけるような工夫がされています。昨今、体を温める食材のことが日本でもよくいわれていますが、やはり熱いときにはバランスよく体の熱を冷ましてくれる食材を使うことが必要ではないかと思います。

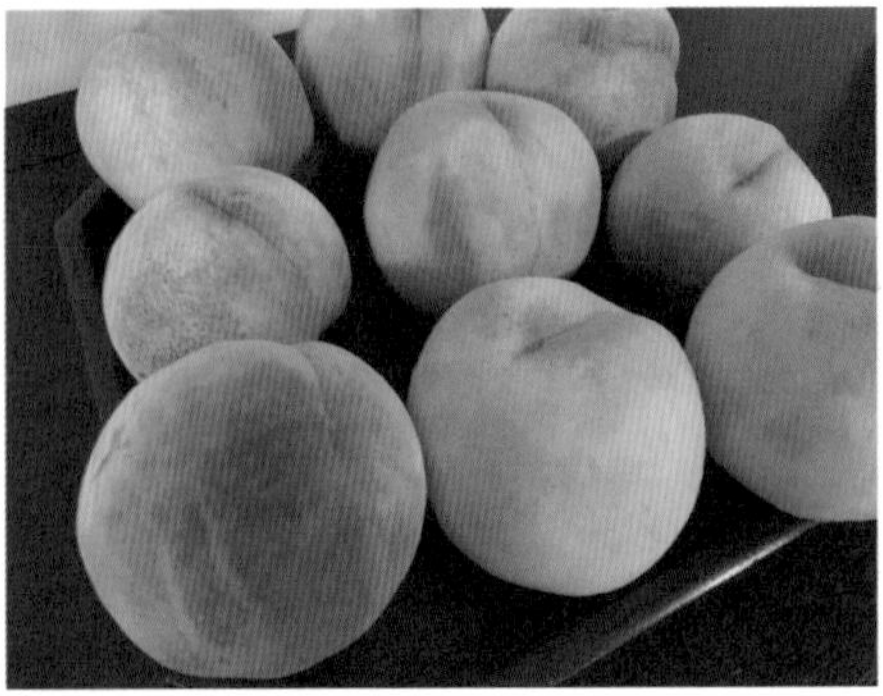

写真 71　水蜜桃。

（1）水蜜桃

上海は桃の産地です。無錫《むしゃく》の桃も有名ですが、その起源は「上海水蜜桃」といわれています（写真71）。上海の旧南匯区エリアには、いまでも桃畑が広がっています。上海水蜜桃は明代から有名で、民国時代には上海の名刹・龍華寺付近でも栽培されていました。日本には明治時代に岡山や神奈川県に伝わりました。ただ、日中戦争中に多くが破壊され、栽培を再開するのに苦労したという歴史もあります。

上海水蜜桃はジューシーで皮が薄く甘みがあるのが特徴で、各地で大人気だったようです。近年、上海の春の花の観賞では、桜が植えられて増えましたが、伝統的には梅や桃のほうが人気です。中医学では桃の種を「桃仁《とうにん》」を呼び、血行を改善したり便秘の治療によく使います。冷やす食材が多いなかで、桃は温める性質があり、栄養価も高いのでお薦めです。

【薬性】味甘・酸、性温。無毒。
【帰経】肝・肺・大腸
【効能】生津潤腸・活血消積
【主治】口の乾き、便秘、月経不順。
【注意】アレルギー症状が出やすいので食べすぎないように注意。

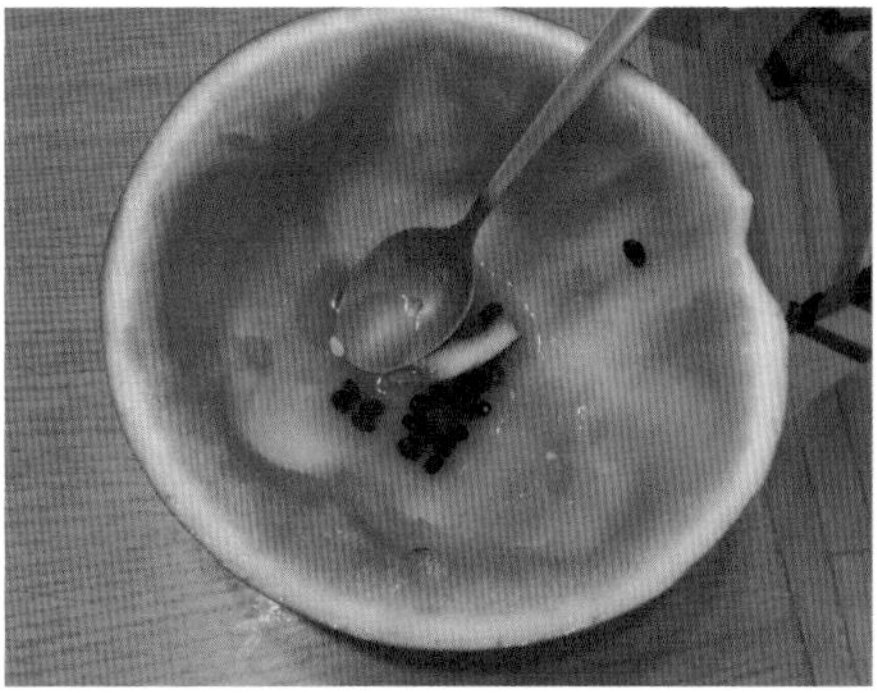
写真72　スイカは中身をほじくって食べることが多いです。

（2）スイカ

中国には「春には芽が出るもの、夏には瓜類、秋には果実、冬には根を食べる」という諺があります。やはり上海でも夏にウリ類を食べることが非常に多いです。その代表がスイカです（写真72）。西瓜《すいか》は、中国語でも「西瓜」（xigua）と書きます。中国人は本当にスイカ好きです。夏になると上海の街中でスイカが大量に出現し、多くの市民が買って帰ります。かつて上海にはスイカ専用の市場もありました。消費量も生産量も世界一。世界人口の二割が中国人ですが、中国では全世界のスイカの七割近くを消費しているほどです（二〇一六年・国連のデータ）。じつは、上海でもスイカは栽培されていて、一九八四年に開発された「八四二八」と呼ばれるブランドが市民で広く知られています。

スイカのことを中医学では「天然の白虎湯」と呼ぶほど、熱を冷ます作用が非常に強いです。スイカの赤い部分を西瓜瓤《じょう》と呼び、中医学では熱冷ましや口の乾きに使います。野菜として食する西瓜の皮は、利尿作用が強くなります。上海では「醬菜」と呼ばれる漬物に使います。中医学ではスイカの皮のさらに薄い緑の部分を「西瓜翠衣」といって乾燥させて生薬として使ったり、茶代わりに飲むこともあります。さらに口内炎の治療に「西瓜霜」をよく使い、薬局でも中成薬として販売されています。スイカの赤い部分をほじくり出した後、内側表面に生薬の芒硝（含水硫酸ナトリウム）を塗り、冷暗所に十日間ほど吊しておくと外側に白い結晶が現れてきます。それを集めて、口内炎や咽喉部の腫脹に吹きかけます。中医学の耳鼻咽喉科ではよく使われる生薬です。

【薬性】味甘・性寒
【帰経】心・胃・膀胱経
【効能】清熱解暑・生津止渇・除煩利尿
【主治】夏の暑さによる咽の渇き・高熱による津液不足・尿の出が悪い。浮腫・咽の痛みや口内炎など。
【注意】お腹を冷やしやすいので下痢のとき、月経期は食べすぎないように注意。

(3) 緑豆（写真73）

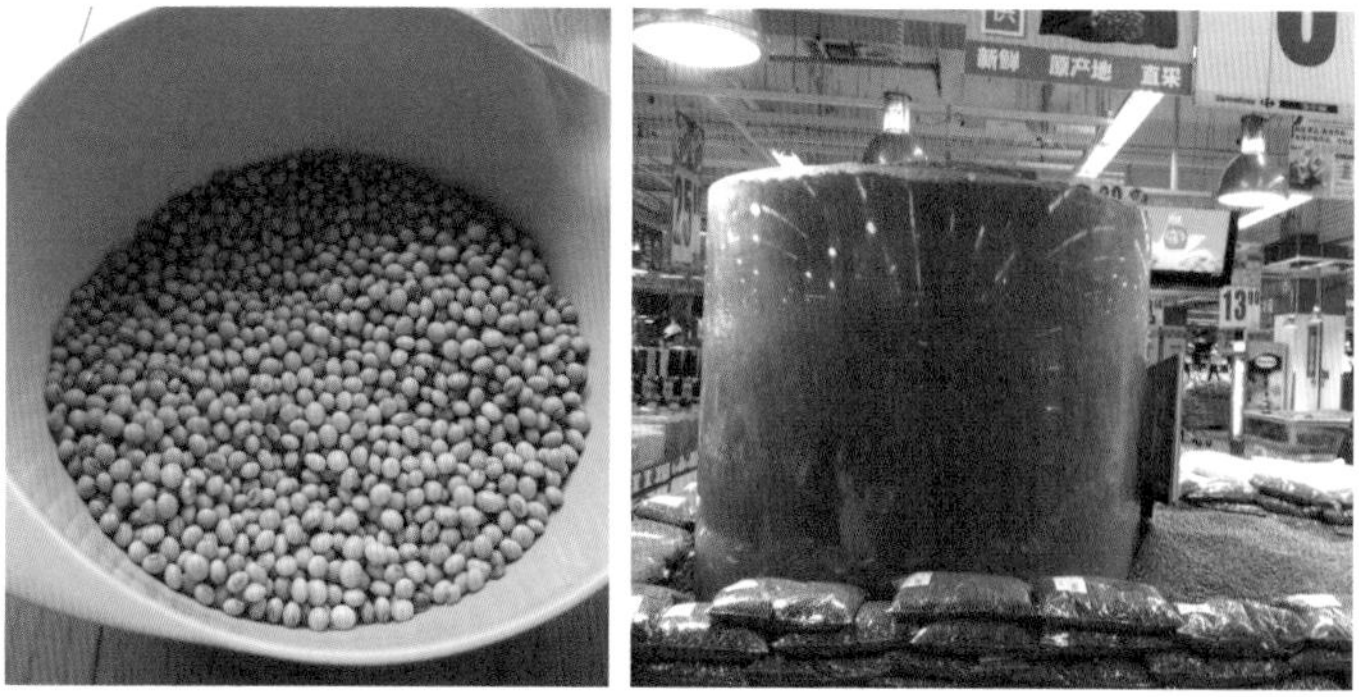

写真 73　緑豆。

日本では緑豆モヤシでお馴染みの緑豆ですが、上海だけでなく、中国全土で日常的に食べられる食材で、夏に欠かすことができません。中国語でも「緑豆」(ludou) と書きます。上海の代表メニューは「緑豆湯」（写真74）と呼ばれるスープです。なんと中国民航の機内食として出されたこともありました。スープといっても熱々ではな

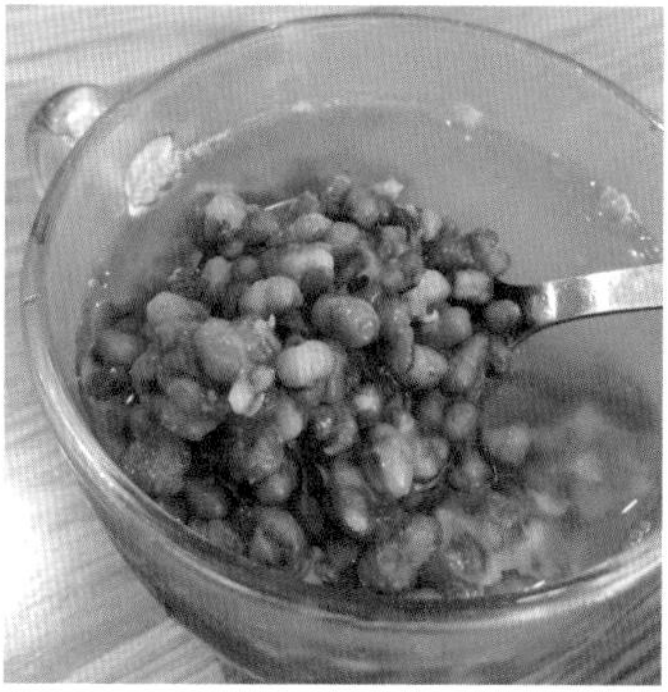
写真 74　緑豆湯。

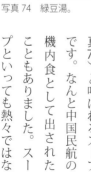

く、冷ました状態で食べます。砂糖を入れてやや甘みをつけることが多いです。また、中身も緑豆だけでなく、ハトムギ・百合根・ハッカ・ナツメなどバリエーションも豊富です。これこそ暑い日本でもっと普及してもよい食材ではないかと思います。

【薬性】味甘・性涼

【帰経】心・肝・胃

【効能】清熱解毒・利水消暑

【主治】夏バテや熱中症対策、下痢・嘔吐、排尿困難・浮腫、薬物や食中毒など。

【注意】胃が冷えやすい人は控えるように。

（4）ヘチマ

日本でも食べる地域がありますが、中国でも南方地域では夏に欠かせない食材です。中国語では「絲瓜」（sigua）と呼び、市場やスーパーに行くと必ずあります。スープに入れてもよし、炒めてもよし、食べ方もいろいろ（写真75）。卵と一緒に炒めるのも定番です。食感は煮詰めたナスのような感じで

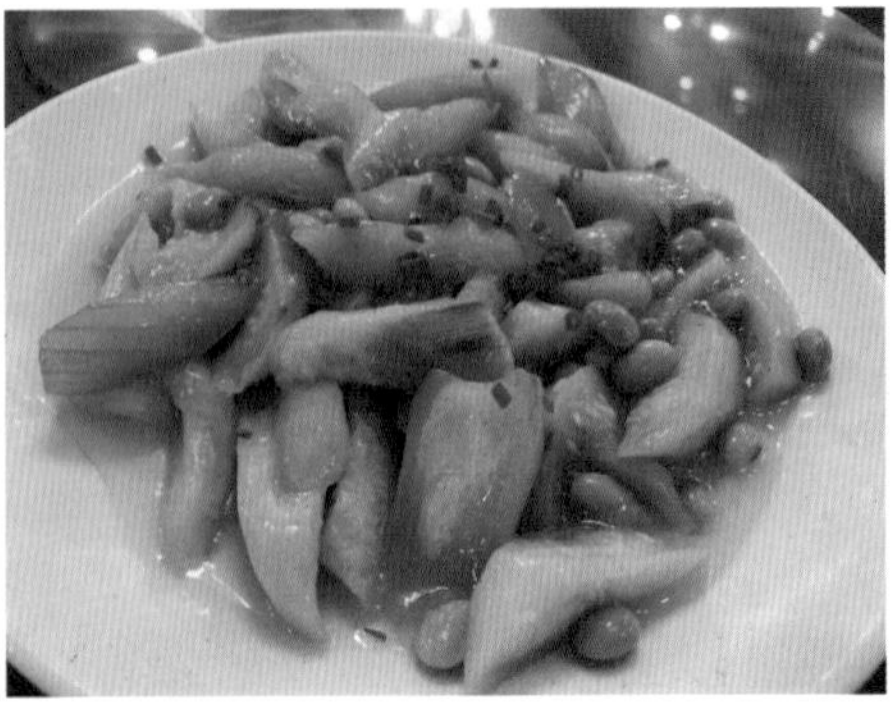
写真 75　ヘチマは豆類と炒めることが多いです。

柔らかいです。ゴーヤのような苦みがないので、子どもでも食べやすいと思います。ちなみに、中医薬では、日本人がタワシとして使う網状繊維束を「絲瓜絡」（シカラク）と呼び、生薬としてよく使います。おもに筋肉や関節の鈍痛、乳腺炎の腫痛などで使います。

【薬性】味甘・性微涼、無毒

【帰経】肺・肝・胃・大腸

【効能】清熱化痰・涼血解毒・下乳通便・利尿消腫

【主治】発熱、咽の渇き、咳・痰、痔の出血、血便、母乳の出が悪い、皮膚の化膿性疾患、浮腫など。

【注意】胃が冷えやすい人は控えるように。

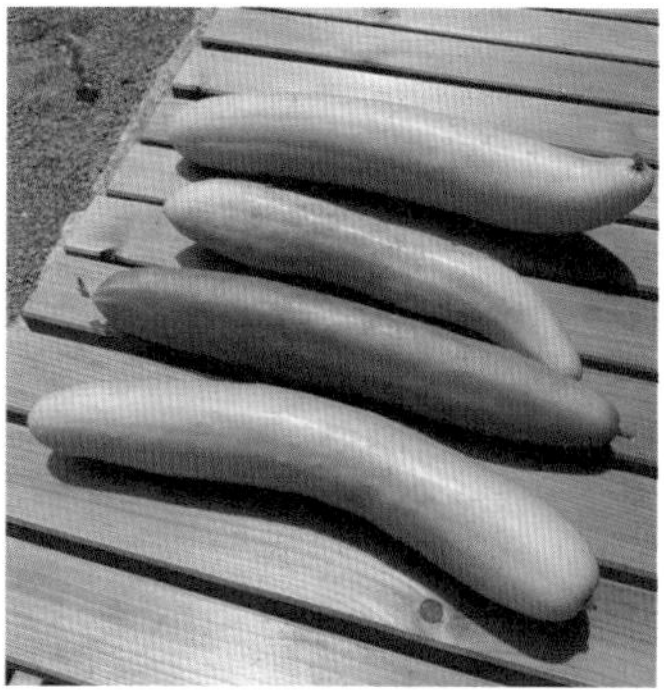

写真76　まさしく「黄瓜」になったキュウリ。

（5）キュウリ

中国語では「黄瓜」（huanggua）と呼びます。キュウリを収穫せずに放置しておくと見事な黄色になります（写真76）。中国ではキュウリジュースもよく飲まれています。生で食べてもよし、炒めることも多いです（写真77）。ハイキングに出かけると売店などでも売られています。上海では甘い味噌を付けて生で食べたり、ニンニク・黒酢・

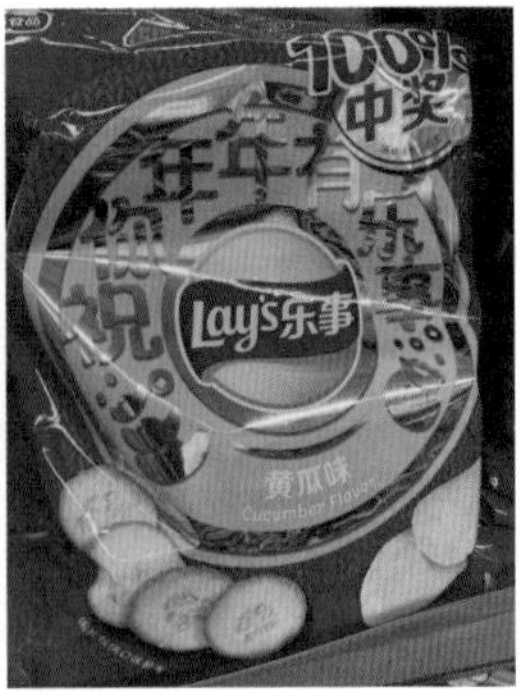

写真 77　キュウリ味のポテトチップスもあります。

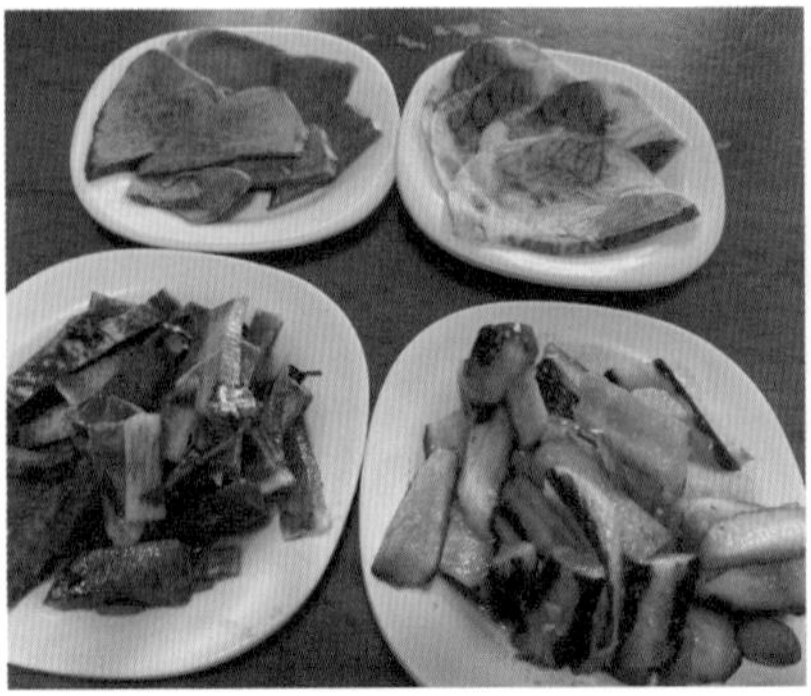
写真 78　キュウリは中国各地の料理で前菜の定番です。写真は甘粛省蘭州で牛肉麺の付け合わせとして出てきたものです。

ゴマ油などで和えたりします。前菜としても重宝されています（写真78）。

【薬性】味甘・性涼・無毒
【帰経】肺・脾・胃
【効能】清熱利水・解毒利咽
【主治】熱病による咽の渇き、咽の痛み、尿の色が濃くて尿が少ない、火傷（外用）。
【注意】胃が冷えやすい人は控えるように。

（6）ゴーヤ

中国語でも「苦瓜」（kugua）と書きます。苦みだけでなく、ほのかな甘みもある苦瓜はスープにしても炒め物にしても美味しいです（写真79）。スーパーではゴーヤのお茶も見かけました（写真80）。中医学では火を通すと体を冷やす性質が緩和されると考えられています。結膜炎や眼のかすみなど眼科の疾患で使うこともありま

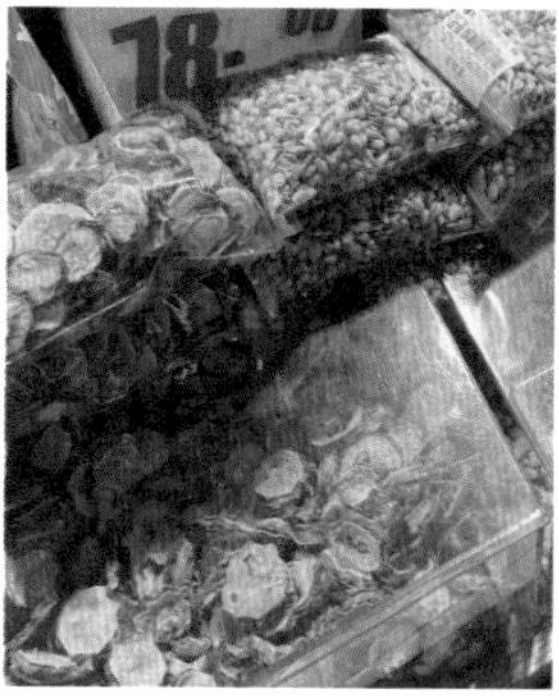

写真 80　ゴーヤーのお茶。

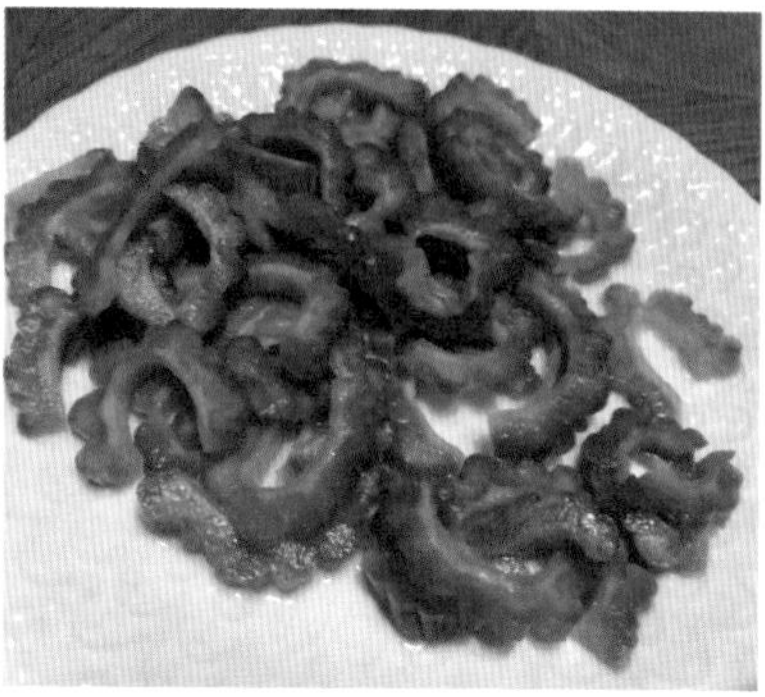

写真 79　ゴーヤー炒め。

す。ただし、苦瓜のように苦みの強い食材は、胃腸の調子が悪い人は食べすぎないようにしましょう。胃腸の不快感を助長することがあります。中国でも糖尿病によいとはいわれていますが、まだまだ研究が必要な段階です。

【薬性】味苦・寒・無毒
【帰経】心・肺・脾・肝
【効能】消暑止渇・明目・解毒
【主治】夏の暑さによる煩渇、眼の痛み、皮膚の化膿性疾患。
【注意】胃が冷えやすい人、下痢の人は控えるように。

（7）冬瓜（トウガン）（写真81）

中国語でも「冬瓜」（dongguа）と書きます。畑でひときわ存在感がある大きな冬瓜は、中医学では皮を乾燥させた「冬瓜皮」を浮腫や尿量減少に、「冬瓜仁」と呼ばれる種は肺熱の咳や黄痰、排尿痛・排尿困難などに生薬として使います。日本でも古くから食べられている食材です。調理方法もいろい

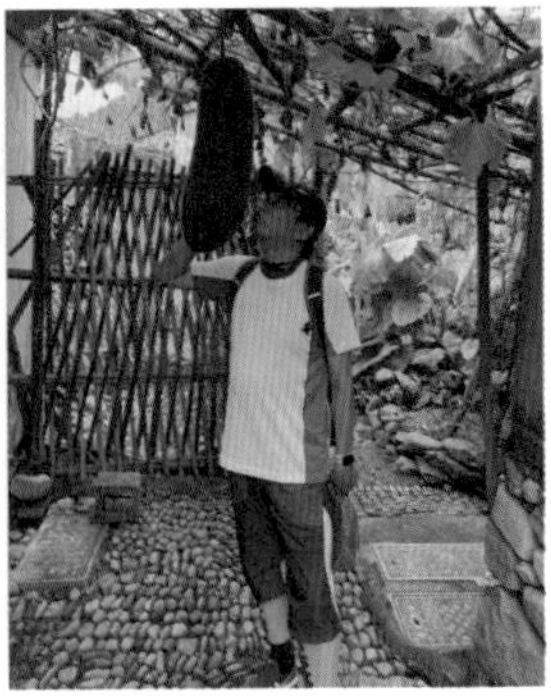

写真 81　冬瓜はデカイ。

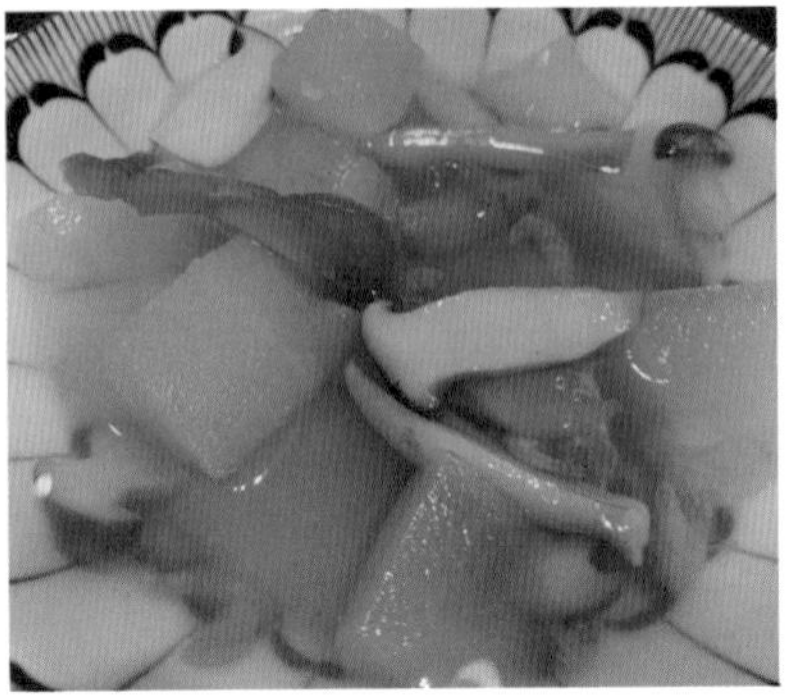

写真 82　上海料理ではトウガンはスープの定番。

ろあり、上海では干しエビと一緒にスープにしたり、炒めたりと、夏によく食べる定番の食材です（写真82）。夏から秋にかけて収穫されるのになぜ「冬瓜」と呼ばれるのか？ これに関してはたとえば冬頃まで保存できるからとか、冬に食べる冬瓜の実の色が雪のように白いからなど、諸説あります。

【薬性】味甘・淡、性微寒、無毒

【帰経】肺・大小腸・膀胱

【効能】清熱祛暑・除煩・生津・化痰利水・解毒

【主治】暑熱によるイライラ、咽の渇き、咳嗽、痰、浮腫など。

【注意】胃が冷えやすい人、下痢の人は控えるように。

（8）トマト（写真83）

中国語では「西紅柿」(xihongshi)、「番茄」(fanqie) と呼びます。上海では、ミニトマトは果物売り場で、大きなトマトは野菜売り場で売られていることが多いです。ミニトマトは食事として出すよりも果物のように食べることが多いで

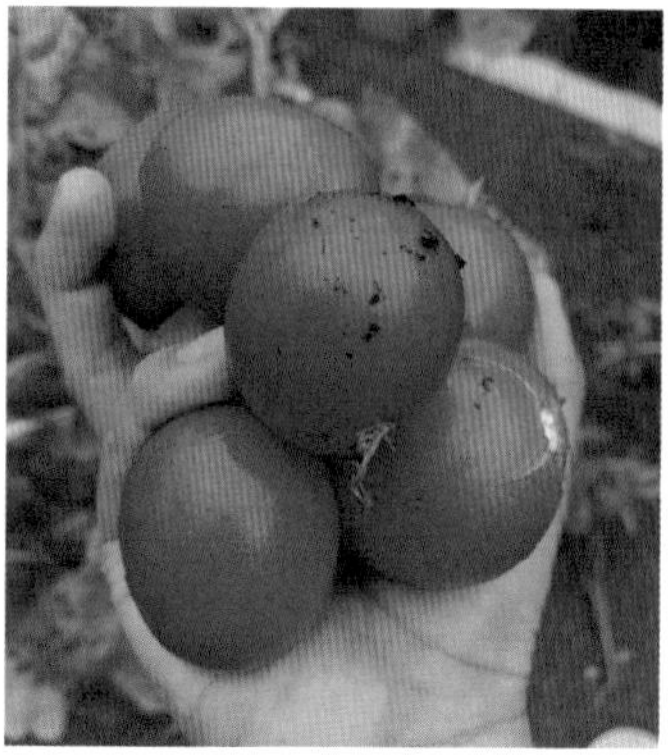
写真83　トマト。

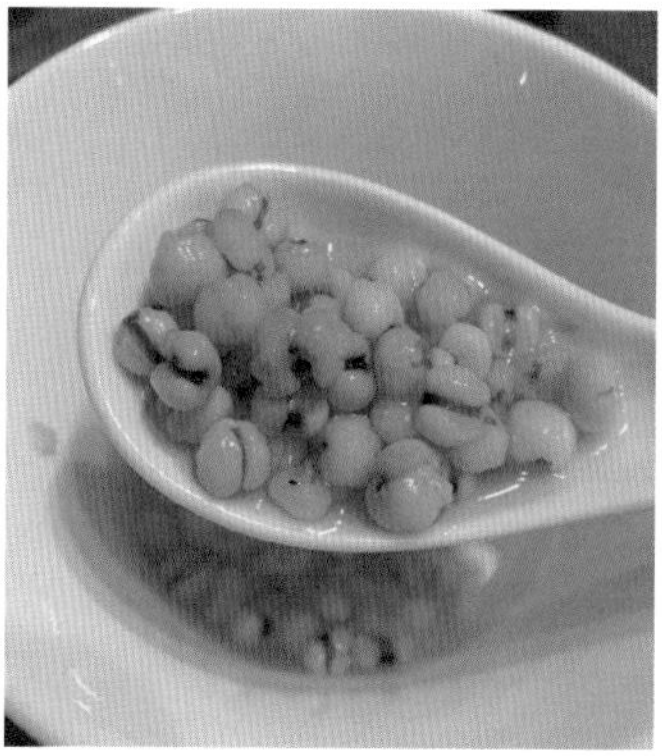
写真84　ハトムギスープ。

す。トマトはスライスして生でもよく食べられますが、甘党の上海料理では砂糖をまぶすことも。定番はトマトと卵炒めです。ザーサイと組み合わせてスープに使うこともあります。

【薬性】味甘・酸、性微寒

【帰経】肝・胃・肺

【効能】清熱解毒・生津止渇・養血平肝・健胃消食

【主治】咽や舌の乾燥、煩熱、口の苦み、食欲不振、眼の疲れ、目眩など。

【注意】下痢のときは食べない。

（9）ヨクイニン

中国語では「薏苡仁」(yiyiren)、「米仁」(miren) と呼びます。日本では水イボの治療でよく使われますが、中国ではお粥に入れたり、炊いたり、スープに入れたりと日常的によく使われる雑穀です（写真84）。味はあまりないので、単独で使うよりも緑豆などと混ぜて使います。水イボの治療をするときは外用することもあります。

【薬性】味甘・淡、性微寒
【帰経】脾・胃・肺
【効能】健脾益胃・利水消腫・舒筋除痹・清熱排膿
【主治】胃腸の虚弱、食欲不振、浮腫、喘息、下痢、関節痛、水イボ。中国では消化器系の悪性腫瘍に処方されることも多い。
【用量】30〜60g。
【注意】湿気を取る食材なので便秘気味の人は注意。

(10) 山羊肉

山羊（写真85）といえば、冬に食べるイメージがありますが、上海では三伏の時期に山羊を食べる習慣があります。特に上海南部の奉賢区・金山区などでは伝統料理になっていて、奉賢区では上海市の無形文化財に指定されています。市場での売り方や食べ方もダイナミックで、肉だけでなく、脳や内臓も綺麗に食べ尽く

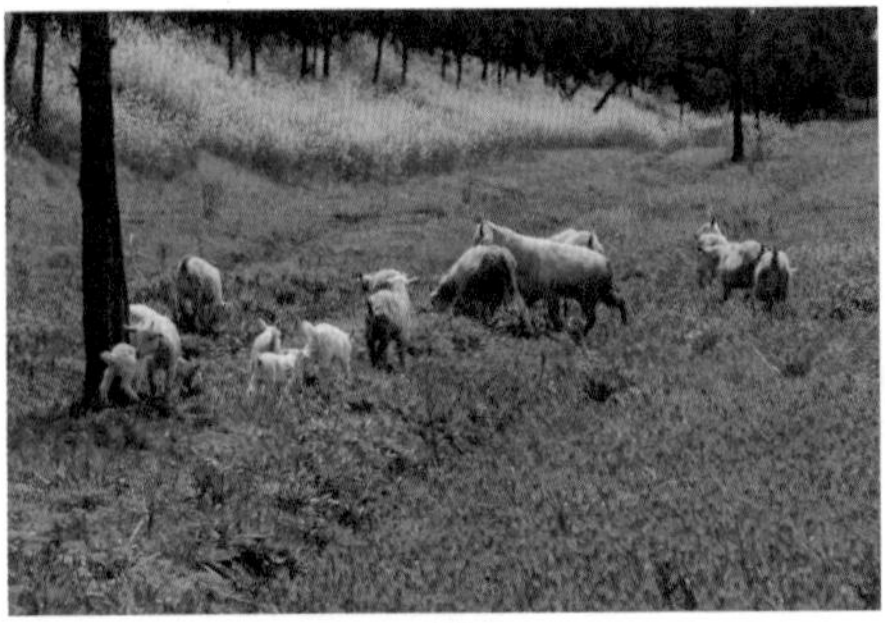
写真85　山羊は上海郊外でよく見かけます。

してしまいます（写真86）。

上海の調理方法では、一～三歳の子山羊を使います。また煮込むときもアクをしっかりと取ることで、臭みがほとんどなく、脂っこくなくて軟らかいキメの細かい肉に仕上がります。子どもからお年寄りまで食べられる良質のタンパク源です。効能も補中益気といわれており、胃腸に優しい食材です。

上海郊外の奉賢区にある地元の山羊鍋店では、まだ暗い午前三時頃から仕込みを始めます。早朝四～五時頃に山羊鍋の店が開き、地元の人たちが食べにやってきます（写真87）。夏バテ気味で食欲がないときでも、ヤギ汁を飲めば体にパワーがみなぎってくるといいます。食べるときも、地元の人は、空調のある店内よりも外で汗をかきながらお酒を飲んで鍋をつつくのが楽しみだそうです。地元では「夏に山羊スープを飲めば、冬はカ

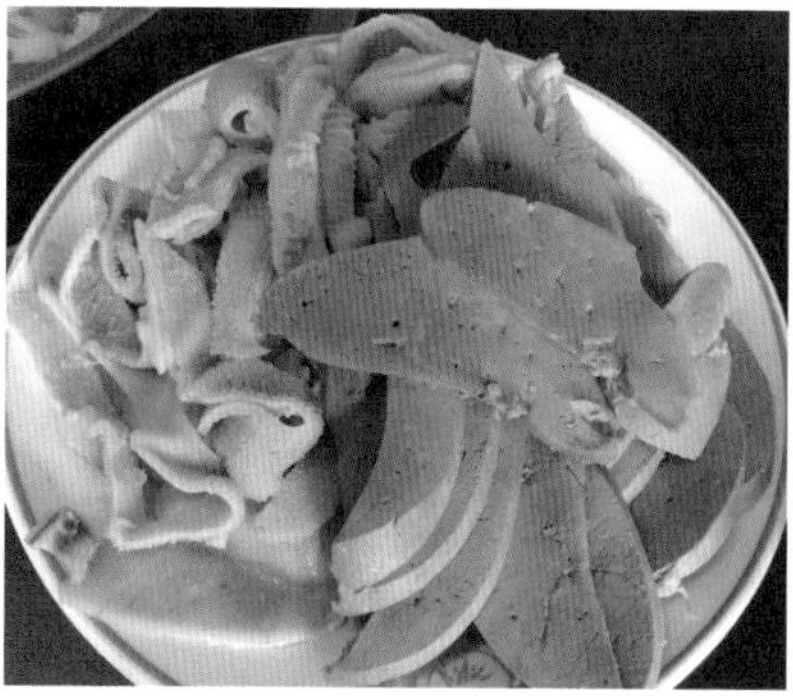
写真86　山羊の肝臓と胃。

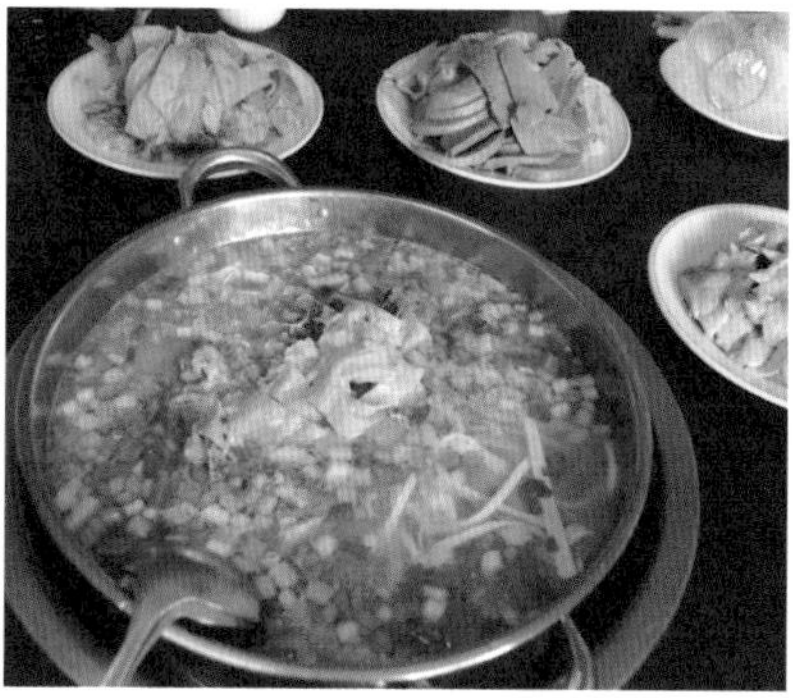
写真87　暑い夏こそ山羊鍋。

ぜを引かない」といわれるほど珍重されています。日本では土用の丑に鰻を食べる習慣がありますが、厳しい夏の暑さを乗り切るための工夫はいろいろとあるのです。

【薬性】味甘・性温。

【帰経】脾・胃・腎

【効能】補中益気・温中壮陽・滋養強壮

【主治】虚弱体質・陽虚による冷え・手足の冷え・胃が弱く、胃脘部が冷えて痛む、腎陽不足で手足に力が入らない。

【用量】食べすぎないように注意。

(11) 酸梅湯

最近では、飲食店やコンビニエンスストアでも売られているのを見かけます。上海でも家庭によっていろいろなレシピがあります(写真88)。わが家では烏梅・大棗・山楂子を使います。味の濃さは好みもありますが、適量を水のなかに十分ほど浸けておき、沸騰させてから弱火で五十分ほど煮詰めます。場合によっては若干の氷砂糖を入れて甘みを出すこと

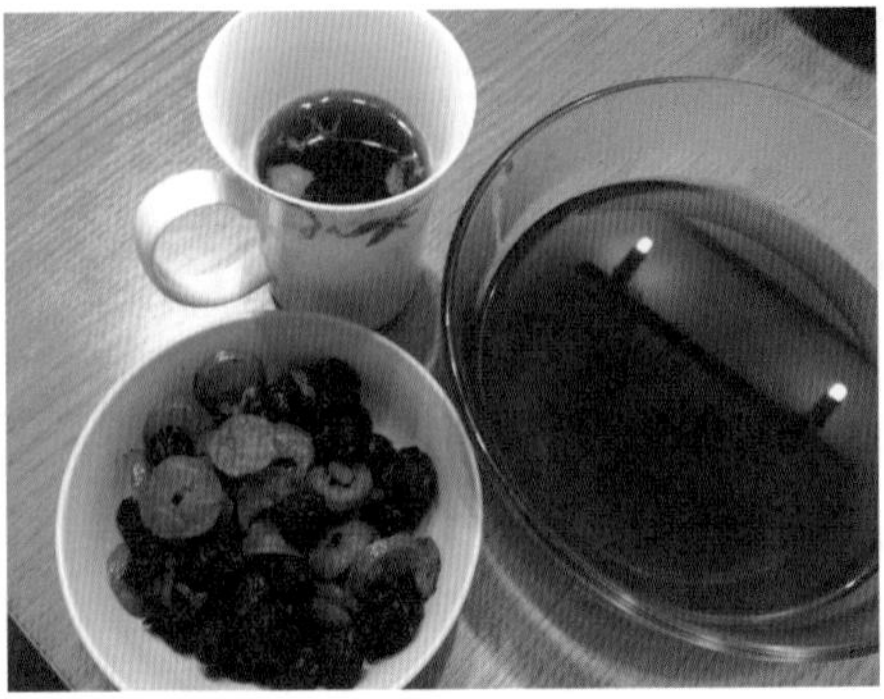
写真 88　酸梅湯は自宅で簡単につくれます。

もあります、基本的に酸味が特徴の飲み物です。酸っぱい食材を活用することで、酸味の収斂作用を活用して汗が出すぎることを防ぎ、口の乾きを癒して食欲を増進させます。

第四節　秋の養生

『黄帝内経』では一年の気候変化のなかで、陽気の盛衰を非常に重視し、陽気は四季に応じて「春生、夏長、秋収、冬蔵」と変化すると考えています。真夏の暑い時期は、まさに陽気が最盛期で、この陽気を利用しようと考えます。では、陰気が徐々に盛んになってくる、季節の変わりめである秋をどう過ごすか。これは、来たるべき冬を迎えるにあたって非常に重要な準備期間であると考えられています。季節の変わりめに体調を壊しやすい場合は参考になるのではないでしょうか（写真89）。

暦のうえで秋は立秋（八月六～九日）から、立冬（十一月七～八日）の三カ月（秋三月）を指します。

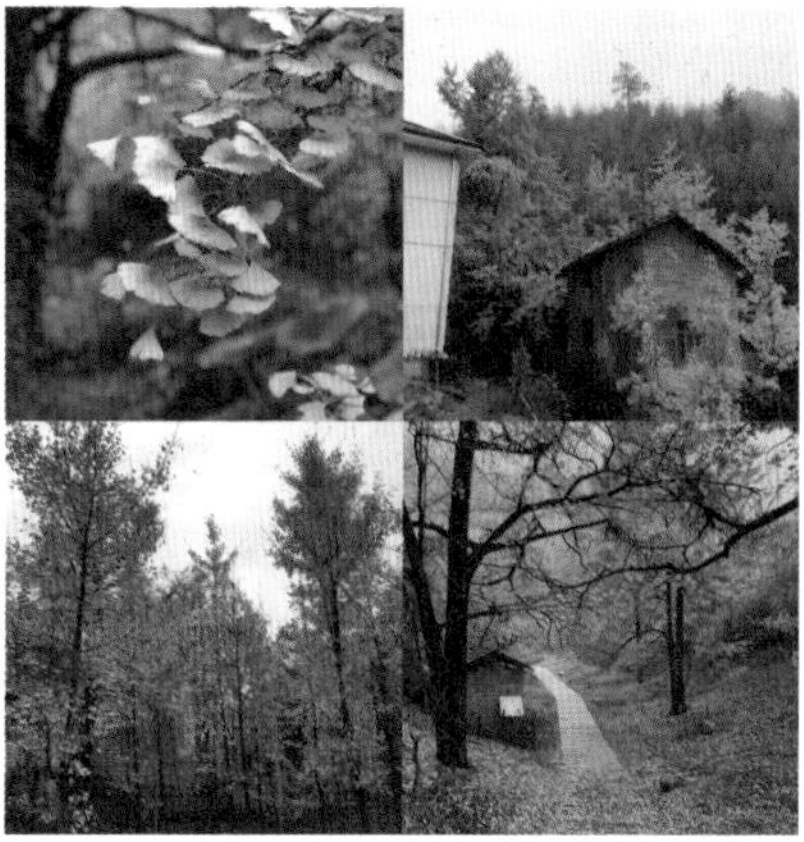

写真 89　浙江省杭州揚家村の銀杏。樹齢百年以上の木が千本以上ある村。

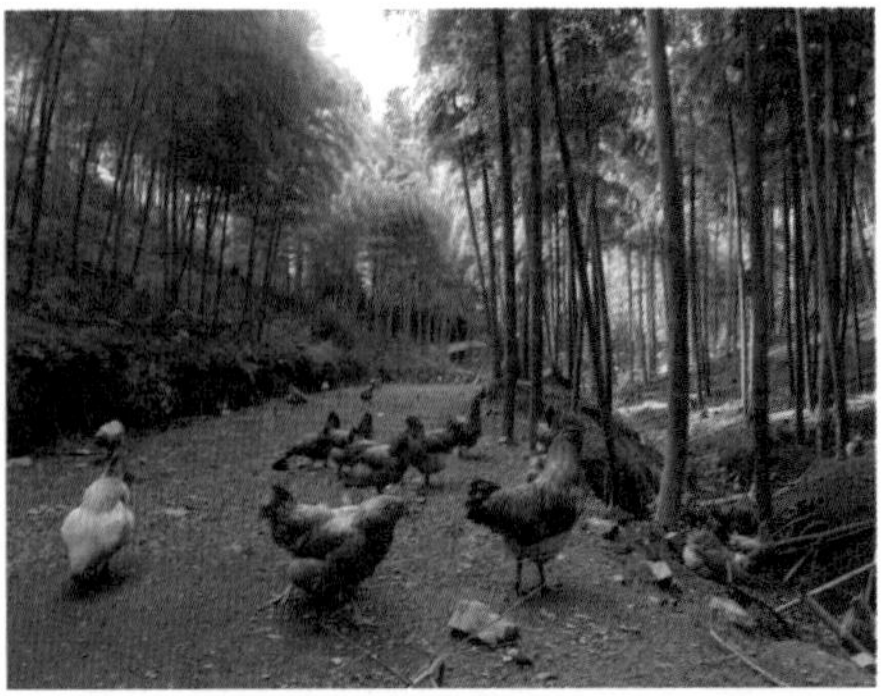

写真 90　浙江省安吉の山中で放し飼いされている鶏。中国では地鶏へのこだわりが非常に強く感じられます。

『黄帝内経素問』四気調神大論によると、「秋の三カ月は、万物が成熟し、収穫の季節である。天気はすでに涼しく、風の音は強く急で、地気は清粛として、万物は色を変える」とあり、暑かった夏から大自然の装いが一気に変わってきます。秋の気候で草木は枯れてしまい、せっかく夏に養った人体の陽気も徐々に引っ込んでしまいます。

こういうときは、「早寝早起きをすべきである。鶏と同じように、夜明けとともに起き、空が暗くなると眠り、心を安らかに静かにさせる」とあります。さすがに現代人が、空が暗くなれば眠るというのは無理ですが、いまでも中国では農村に行くと、日が暮れると村全体が真っ暗になってしまいます。この暗さはちょっと恐いぐらいです。中国の農村ではいまでも普通に鶏が走り回っています（写真90）。鶏の鳴くタイミングは非常に正確で、太陽が出てくる直前頃に必ず鳴きだします。昔の人の秋の早起きとはこのレベルだったようです。ちなみに、中医学では早朝の下痢のことを「鶏鳴瀉《けいめいしゃ》」と呼び、腎陽虚証（下半身の冷え・浮腫・腰膝のだるさを伴う腎の陽気が足りない症状）の特徴的な下痢です。

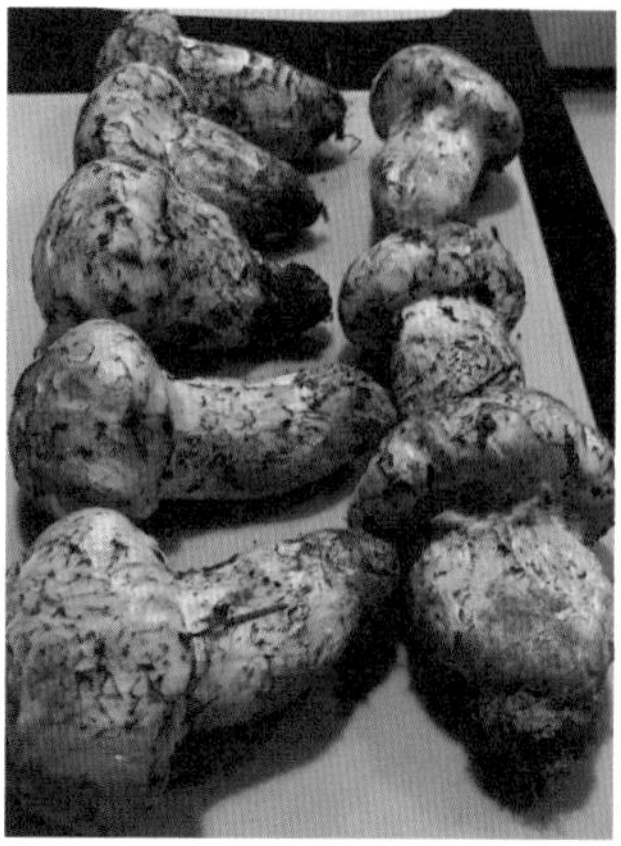
写真91　中国のマツタケもなかなか美味しい。

秋になると、徐々に乾燥を感じるようになり、呼吸器系など肺にかかわる疾患が増えてきます。そのため、秋は特に肺の養生に気をつけなければなりません。そうでなければ、冬になると寒さに負けてしまい、下痢などの疾患を患ってしまうと考えられています（写真91）。

秋乏

秋の初め、処暑《しょしょ》（八月二十二〜二十四日）から白露《はくろ》（九月七〜八日）にかけてはまだまだ蒸し暑い日が続きます。この残暑のことを、中国語では「秋老虎」（秋の虎）と呼びます。夏場は、寝苦しかったりして寝る時間が遅くなったり、十分に睡眠が取れなかったりしているので、体にも疲労が溜まっています。そのため、秋にかけては陰を養うためにも少しでも早く寝るように心がけ、疲れたときは適度な昼寝も大切だとされています。白露が過ぎた頃になると、気温も徐々に下がってきます。上海でもときどき上半身裸で、ビール腹を丸出しにして歩いている人を見かけますが、こうした姿はこの時期から厳禁というわけです。特に、夜になると明らかに気温が下がってきますの

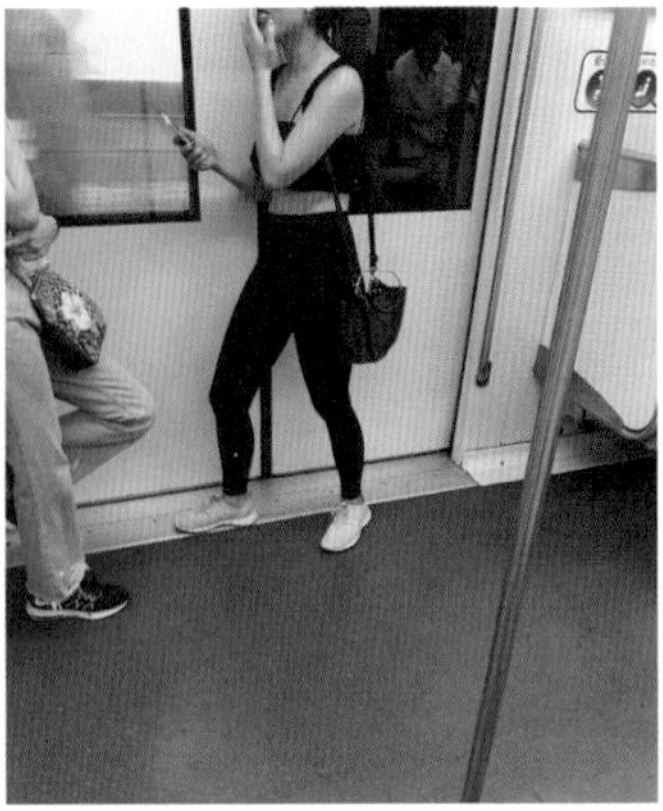

写真 92　中医学的にはこうやってお腹が出てしまうファッションは非常によろしくないのですが（上海地下鉄にて）。

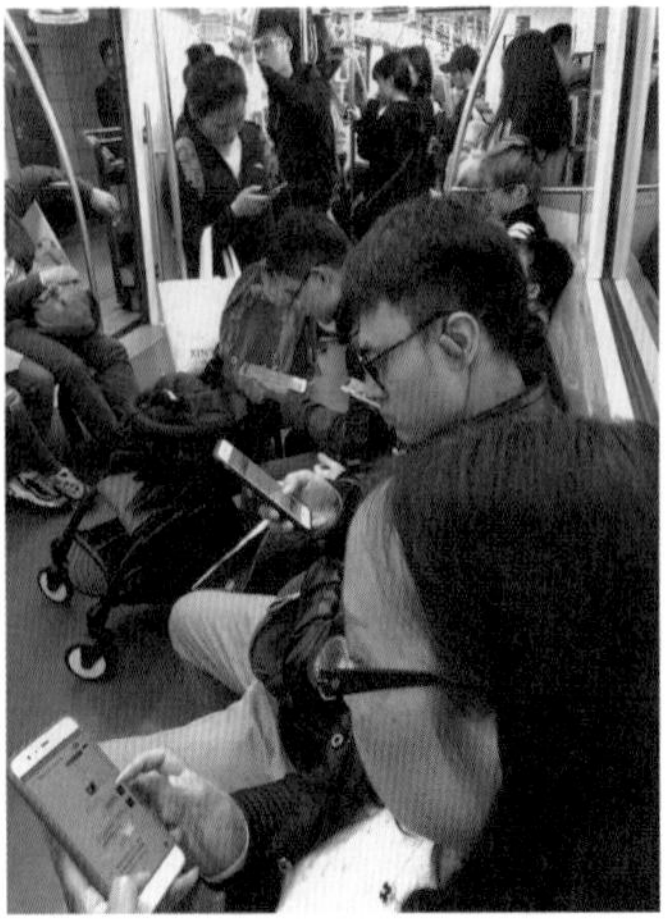

写真 93　平日夜七時半頃の上海地下鉄の様子。

で、寝るときの服装にも冷えを感じないように注意が必要です（写真92）。ベッドにゴザを敷いている人も外すようにしましょう。クーラーを付けて寝ている人も、温度調節を考えたほうがよさそうです。

私も毎日、地下鉄に乗って通勤していますが、人口約二千四百万人の上海の地下鉄は東京と違って、夕方のラッシュ時間が早く、午後五時～六時頃になります。それ以降はだんだんと利用客が減ってきて、午後十時頃になると余裕で座れるようになります（写真93）。

それに比べて日本の都会人の暮らしは全体的に宵っぱりの傾向があるように思います。できることなら、夜十時から十一時の間ぐらいに眠るようにしたいところです。特に子どもはもっと早く寝ましょう。塾などで忙しすぎて、慢性の寝不足になり、週末にお昼ぐらいまで寝てしまうような人は要注意です。そして「秋の夜長」などと言わず、家事をしたりスマートフォンを見るなどして夜更かししてしまわないように注意しましょう。

秋凍

秋分（九月二十二～二十四日）、寒露（十月七～九日）になると、秋の涼しさが一段と増してきます。中国では日常的に「春悟秋凍」を実行すると、病気にならないといったことをよく耳にします。これらは季節の変わりめに衣類を調節するための原則を謳った言葉です。たとえば、冬から春に変わるときは、特に春の初めを中心に衣類をすぐに薄くせず、寒邪から体を守り（「春捂」）、夏から秋にかけては、逆に一気に衣類を増やさず、暑かった夏の陽気を納め、陰気を体に蓄えるためにも少々薄着で寒さに耐える体づくりをしよう（「秋凍」）ということを意味しており、この習慣がいまでも根強く残っています。

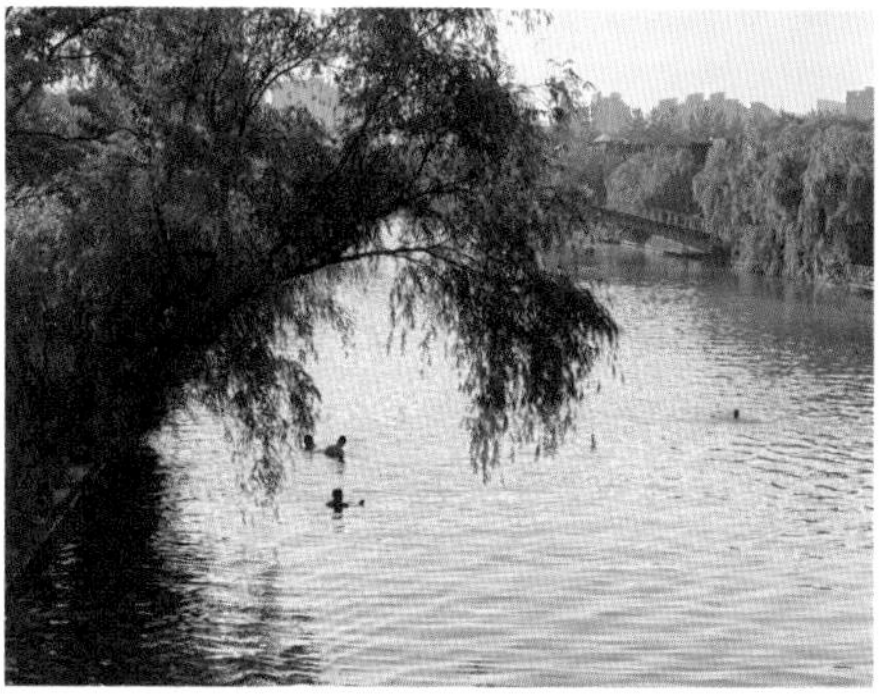

写真94　以前よりはマシになったとはいえ、けっして綺麗ではない上海の川でも、年中泳ぐ人をときどき見かけるのには驚きます。

これは衣類だけでなく、たとえば寝具についても、秋

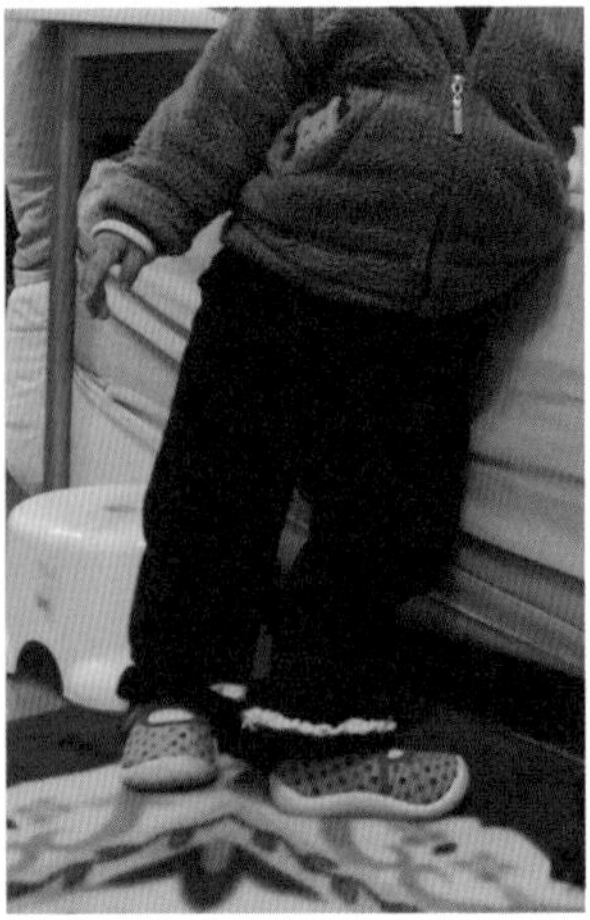

写真95　子ども用のルームシューズも、足を冷やさないために上海では重要視されています。

に入ったからといってすぐに布団を増やさない、といったこともよくいわれます。汗のかきすぎで陰気を損なわないようにという考え方もあるようです。その他に、冷水浴をする人や、上海のわが家の近所の川で秋になっても泳ぐ人が出てくるのも、ひょっとしたら「秋凍」の思想と深く関係があるのかもしれません（写真94）。

ただ、「秋凍」といっても、全身を冷やすわけではなく、やはり頭部・腹部・頸部・足部などは冷やさないように気をつけないといけません。特に、経脈が集中的に集まっている足の冷えに関しては、中国では一般的に真夏でも非常に注意が払われていて、靴下の着用を重視します。上海で子育てしている日本人のお母さんも、真夏であっても子どもを裸足でベビーカーに乗せていると、見知らぬ道行く人から「靴下を穿かせなさい！」と注意された経験があるかと思います。それぐらい徹底しています。そもそも上海のマンションは、裸足で生活するようなつくりになっていません。部屋履きを履かせるなど、冬場は特に注意して欲しいです（写真95）。

「秋凍」を行うベストなシーズンは、まだ残暑が残る旧暦八月十五日の中秋節（九月中旬〜十月初旬）ぐらいまでの期間といわれています。特に、子どもたちにとっては体を鍛える絶好のチャンスで、なるべく薄着をして、運動をして体を鍛えることを重視します。一方で、旧暦の九月頃（十月の上中旬頃）の晩秋になると寒さが強くなってくるので、体を冷やさないように気をつけないといけません。特に高齢者や乳幼児は晩秋の気候の変化に注意が必要です。この時期にあまり薄着でいると、容易に寒邪に体を侵されると考えるわけです。夏とは違って、この時期に寒邪が体に溜まってしまうとなかなか抜けづらく、冬から春への体調にも影響を与えると中医学では考えます。

こうした秋凍の習慣は、特に子どもには必要だといわれています。そもそも、中国では冬になると子どもに雪だるま式に衣類を着せてしまうことがよく見受けられ、心配性の保護者が、早い時期から服を着せすぎて子どもの運動の妨げになってしまうようなケースもみられます。ただ、これも暖房で保温するために部屋を密閉するのではなく、部屋の風通しをよくしてカゼの予防をはかるなど（そもそも上海では部屋の温度が低いのですが）、それなりの理由があります。とはいえ、高齢者や乳幼児は体温調節が十分ではないので、秋凍だからといって無理をしないことも必要です。それでも、公園などで晩秋になっても薄着でランニングしている高齢者をよくみかけますから、人によって感じ方はいろいろです（写真96）。

日本でも薄着を奨励する幼稚園や小学校がありますが、寒さに体を慣らすという意味では、目指すところは「秋凍」と同じかもしれません。かくいう私も、薄着を奨励していた小学生時代は

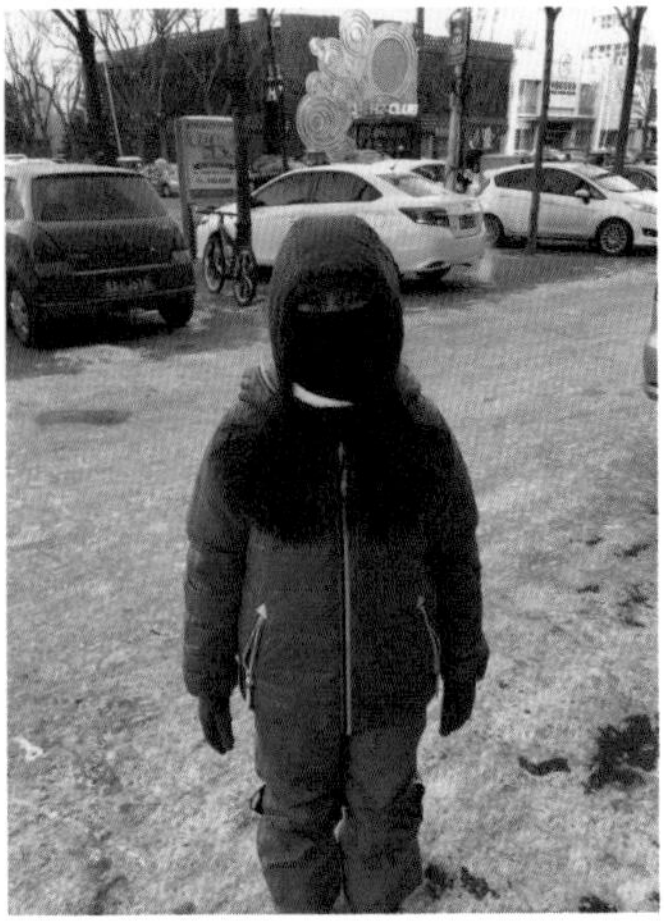

写真96　同じ中国国内でも氷点下20～30℃になるハルビンではこれぐらいの防寒も必要ですが、どの程度子どもに服を着せるかは難しい問題だと思います。

冬でも半袖・短パンで走り回っていました。ただ、忘れてはいけないのは、中医学の養生では、まず薄着をする前に居住地の気候変化の特徴と季節を考え、その人の体質や年齢によって衣類を加減するべきだという発想だということです。事実、例年冬になるとカゼをひいたりして体調を壊してしまう子どもたちを診ていると、もう少し臨機応変に気温変化に対応してあげてもよいのではないかと思います。

立冬（十一月七～八日）が近づいてくると、そろそろ寒さも深まってきます。冷え性のある人は、早め早めに保温対策をとるように心がけてください。

秋燥

中医学に限らず、中国では一般に立秋から立冬までの三カ月を秋と考えることが多いです。上海でも、胃・脾の働きの低下を防ぐために「立秋になるとなるべくスイカは食べないようにしよう」

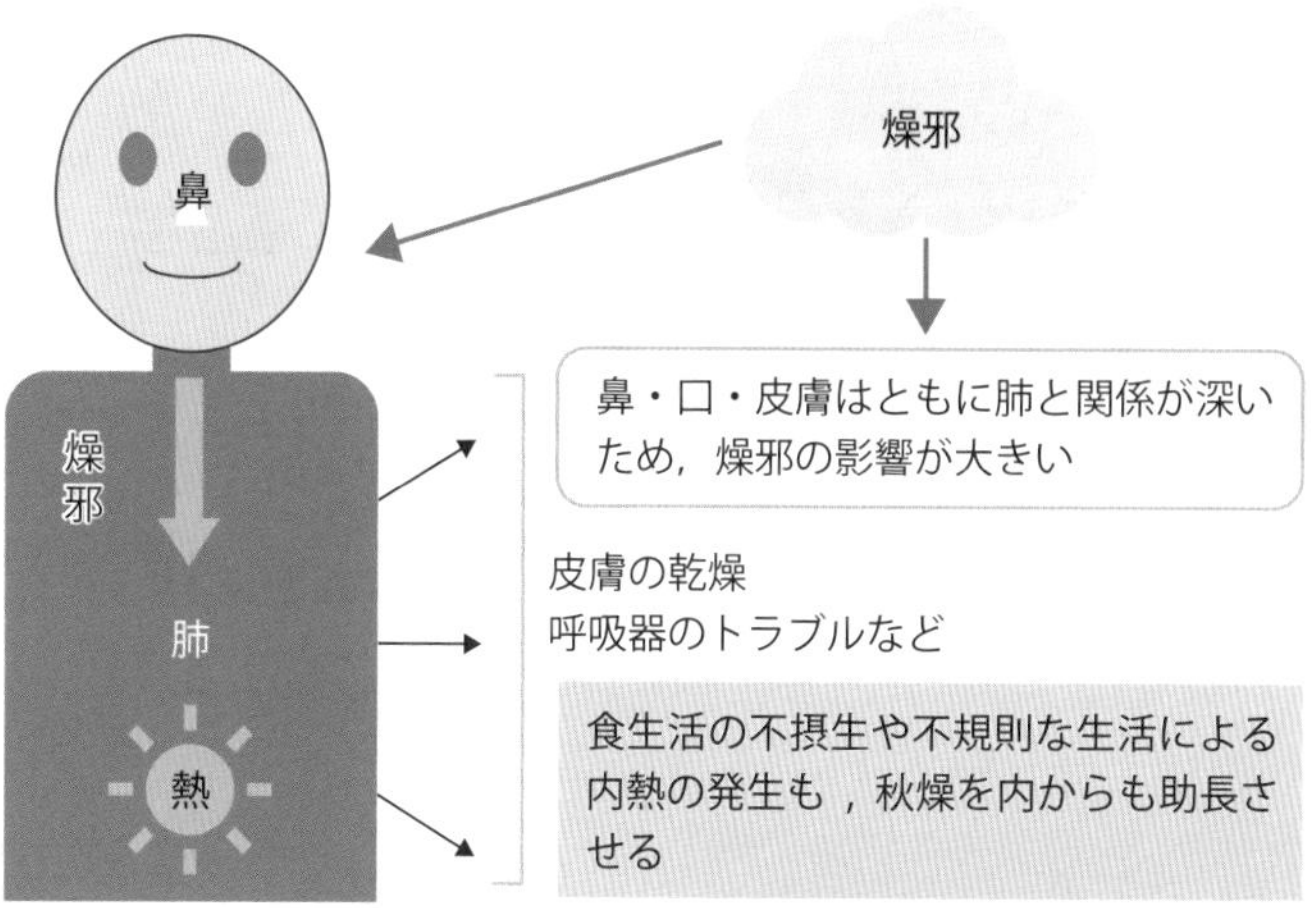
燥邪
鼻
燥邪
肺
熱
鼻・口・皮膚はともに肺と関係が深いため，燥邪の影響が大きい
皮膚の乾燥
呼吸器のトラブルなど
食生活の不摂生や不規則な生活による内熱の発生も，秋燥を内からも助長させる
図⑫　秋燥（外からの影響）

といわれるぐらい、食生活も秋モードに入っていきます。立秋以降にウリ類を食べすぎると下痢しやすいともいわれます。また、この時期は空気が徐々に乾燥してくるため、呼吸器系の疾患や便秘や下痢なども多く見られます。そのため、秋のセルフ養生の大原則は、「自然界で燥気が増えるにしたがって津液を傷つけやすく、そのため陰気を十分に補うことを重視する」ということになります（図⑫）。

五行説では、秋は「金」に属し、肺との関係が密接です。そのため秋燥の影響を最も受けやすいのは五臓のなかの肺であり、咳や咽の痛みや乾きなどを訴えるケースが増えてきます。秋燥は、一般に「温燥」と「涼燥」に分類され(9)、秋の初めは温燥が多く、晩秋にかけて涼燥が増えてきます。涼燥は風寒証と燥証の症状が合わさったもの

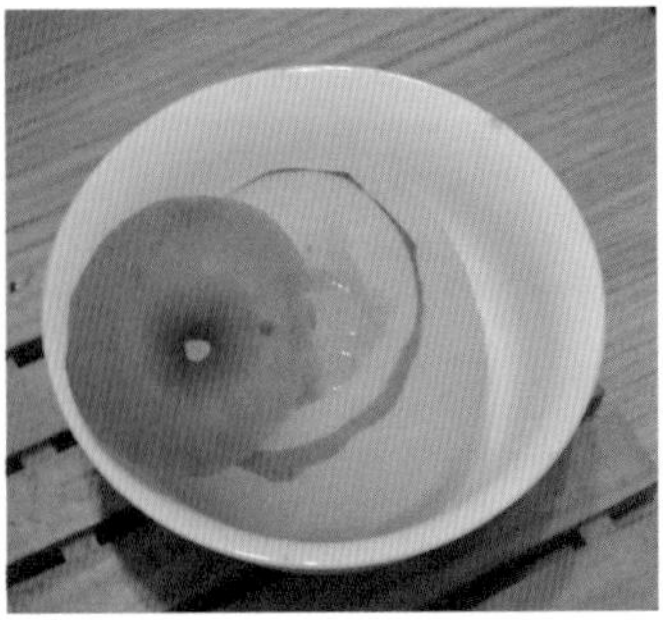

写真97　蒸した梨は咽の不調のときによく調理されます。

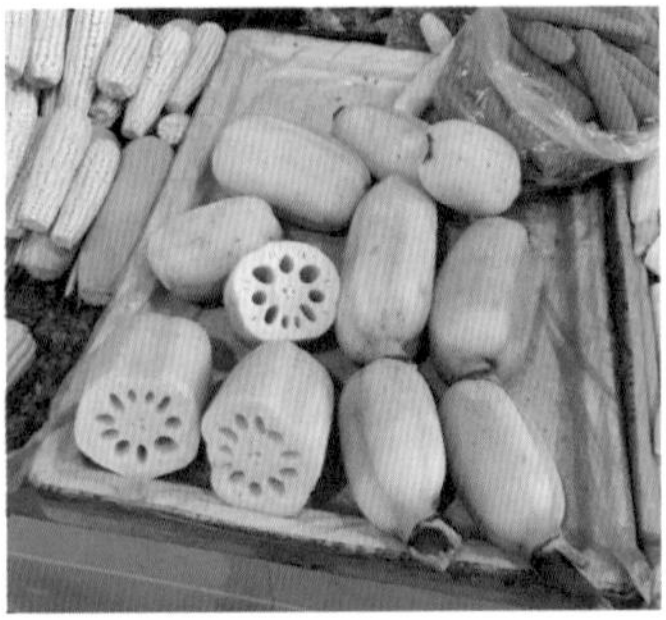

写真98　レンコンは上海料理でもよく使われる食材。

で、対処が難しそうですが、中医内科学の教科書では、杏蘇散（杏仁・紫蘇・橘皮・半夏・生姜・枳殻・桔梗・前胡・茯苓・甘草・大棗）が紹介されています。燥が悪化しない程度に適度に温めて、潤してもけっして冷やしてしまわないように気をつけなければなりません。

　咽が不調となれば、梨がよく食べられます。梨を蒸した料理は、家庭でもよくつくられます（写真97）。そのほか、上海では燥気から体を守るために淡甘潤の性質があるレンコン（写真98）や「地梨」と呼ばれるクログワイ（写真99）など水生で栽培される食材も使

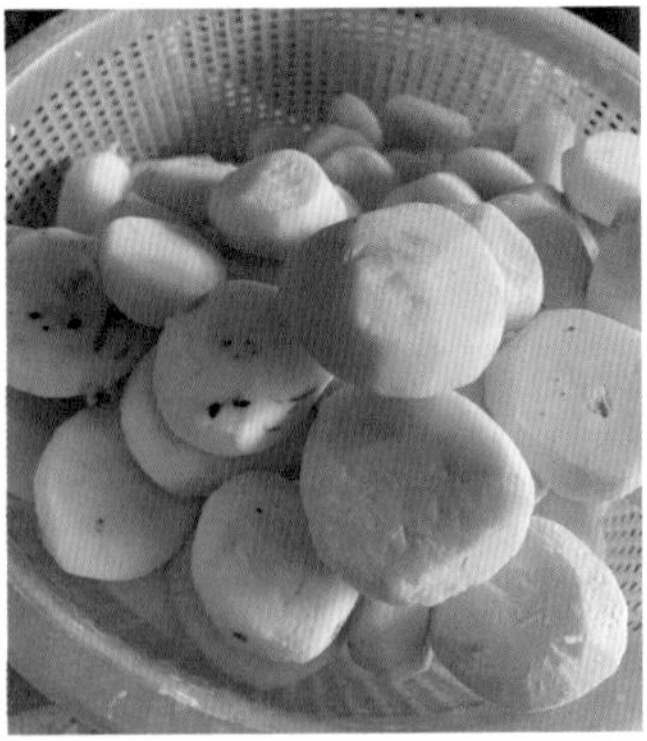

写真99　クログワイは外側の黒い皮を剥くと、梨のような色と食感でシャキシャキ。

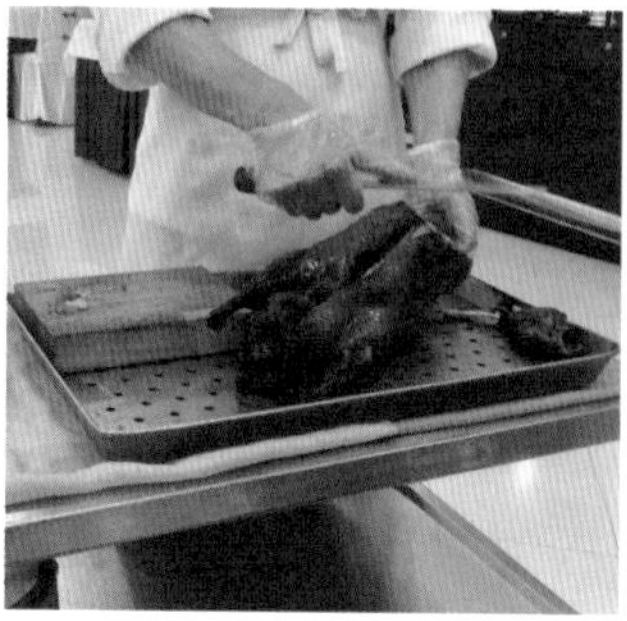

写真 100 アヒルといえば北京ダックは有名。

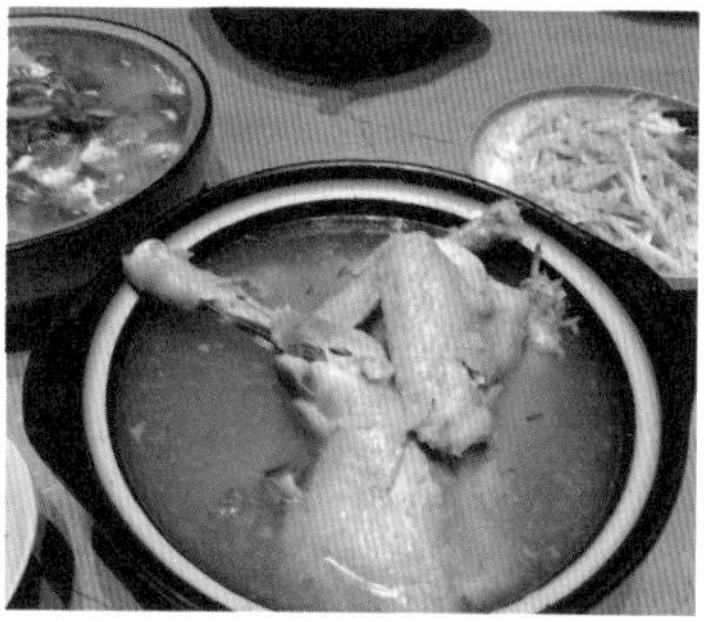

写真 101 鶏のスープも滋養作用のあるメニューとして珍重されます。

われます。とはいえ、潤しすぎもよくありません。『黄帝内経素問』陰陽応象大論では「秋に湿気の傷害を受けると、冬に咳を引き起こす」といっており、冬にカゼをひきやすい人は、秋に冷たい飲み物を飲みすぎるなど潤しすぎないように気をつけていただきたいです。何事もホドホドが大事なのです。

秋膘《しゅうひょう》

夏の暑さが過ぎ去った頃、中国の北方地域では「秋膘」と呼ばれる習慣があります。「膘」とは肉のことをいい、秋にガッツリと肉を食べようということです。これは、夏の暑さで弱まった体を元気にしようという習慣で、日本でいう「食欲の秋」の発想に似ています。この時期、北方地域ではこってりとしたものが好まれますが、これも地域によって違いがあります。たとえば上海など中国の南方地域では湿気が多いため、秋膘をしすぎると脾胃に負担がかかってしまい、逆に体調を壊してしまうことがあります。そのため、なるべく味が濃くなく、脂っこくないあっさりした食材、たとえばアヒルやタウナギ、ニンジン・シイタケ・海藻類・セロリ・ほうれん草・モヤシなどが好まれます（写真100・101）。

秋瀉

霜降《そうこう》（十月二十三～二十四日）の頃になると、陽気の力はさらに下降し、人の体も静かに落ち着いてきます。この時期、民間では子どもや高齢者を中心に下痢に気をつける必要があるといわれています。特に、「秋瓜壊肚」（秋に食べるウリ類は下痢しやすい）ともいわれており、涼性のウリ類を食べるときは食べすぎないように気をつけましょう。子どものロタウイルス感染もこの時期によく見られます。

上海で有名な治療法に小児推拿があります。子ども向けのマッサージですが、西洋医学の治療と併用でき、知っておくといざというときに自宅でもできて便利です。下痢症状を緩和させたり、腹痛やムカムカを和らげたりする働きがあります。ムカムカのときは、ショウガのスライスもお薦めです。スライスを口に含むだけでもかまいません。中医学では「姜は嘔家の聖薬たり」と呼ばれるほど、ショウガは寒さが関係するムカムカや嘔吐、悪阻症状に使えます。ただし、この場合に使うのは生のショウガで、乾燥したショウガ（乾姜）ではないので注意してください。

「重陽の節句」の登高

十月、旧暦の九月九日は重陽の節句です。重陽とは「陽数の極である九が重なる」という意味です。日本では「菊の節句」とも呼ばれますが、五月五日の端午の節句に比べると地味な印象を受けます。上海では敬老の日としてお年寄りを敬う日で、政府主催のさまざまなイベントも行われます。また日本同様に菊花を鑑賞する習慣もあります（写真102）。浙江省では赤い実が特徴の生薬・呉茱萸を髪飾りにしたり、果実をお酒に浸けて薬酒にする習慣もあります。

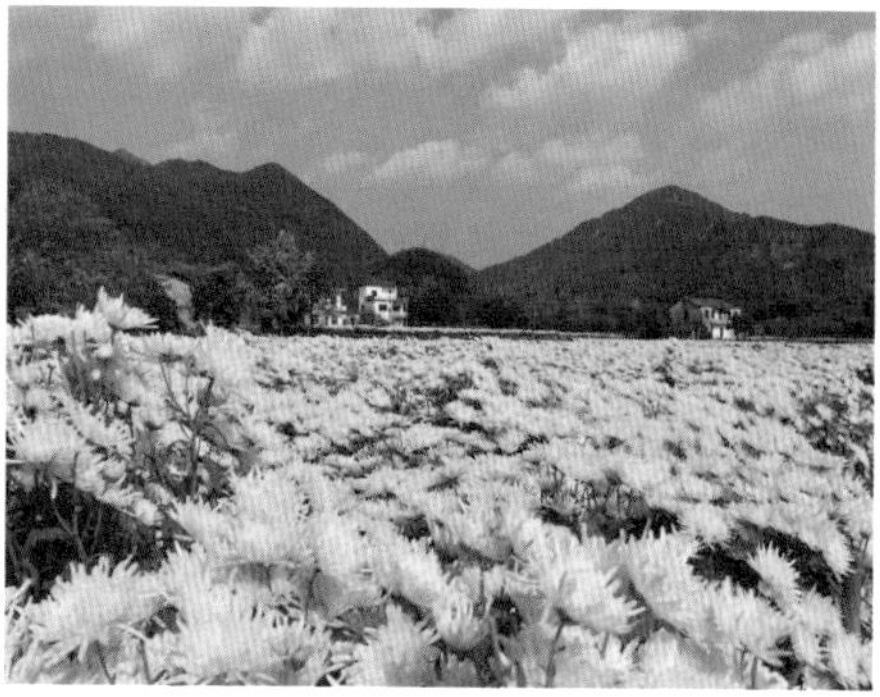

写真 102　安徽省黄山の麓には菊畑が広がっています。

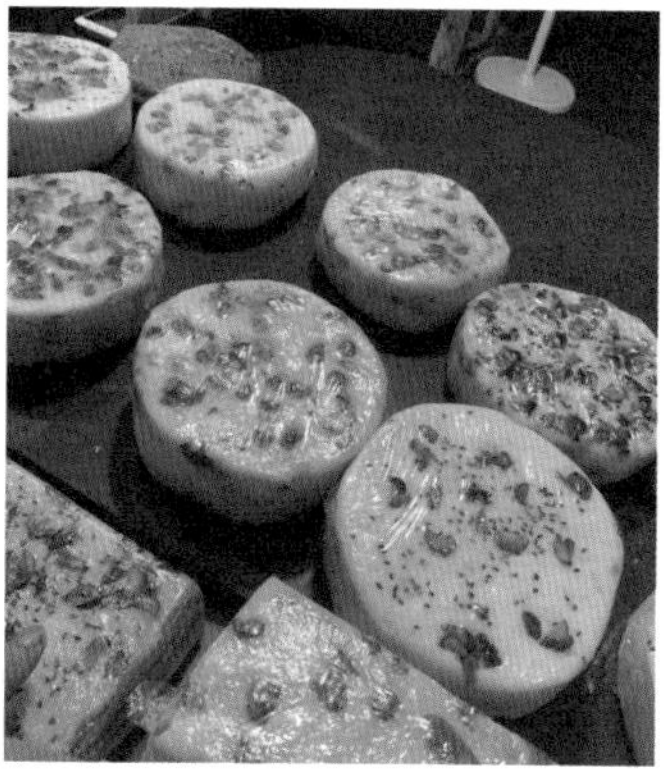

写真 103　崇明糕。

上海では、もち米を粉にしてつくる「崇明糕《こう》」もこの時期に食べる点心として有名です（写真103）。地域によっては「重陽糕」とも呼ばれます。上海の老舗点心店の沈大成の重陽糕も人

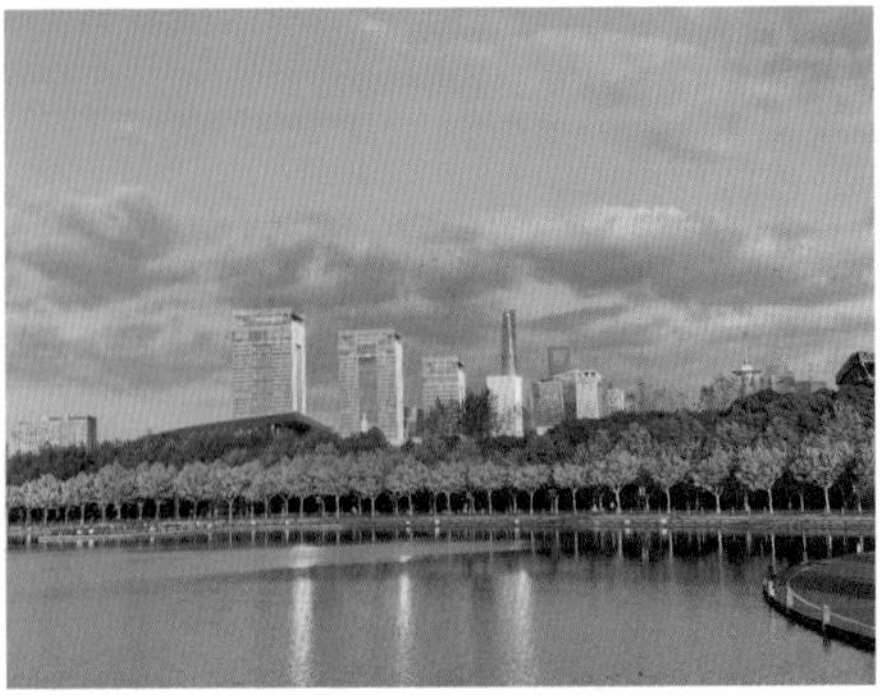

写真 104　ここ数年で上海市内の大気汚染もずいぶん改善されました。青空が見られる日も増えました。

気です(10)。

この重陽の節句のなかで、よく行われる行事が「登高」、すなわちハイキングです。上海には丘はいくつかありますが、山がなく登高そのものができませんが、たとえば広州では白雲山（古くから名を知られた広州市内の名山）に毎年大勢の市民が登ります。秋の気候のことを中国語では「秋高気爽」といって、これは「秋空は高く、空気もすっきりしている」という意味ですが、この季節は秋の気持ちのよい清気が上昇し、濁った濁気が下に沈澱するといったことから、高いところに行って清気を体で感じようという意味合いがあります（写真104）。もちろん、中国各地で山を崇拝するところも多く、この時期にお参りに行く人も多いです。「登高」には各地でさまざまな説がありますが、いずれにしても中国ではこの時期に多くの人たちが山を目指します。

秋になると、気分がなんとなく寂しくなってくる「秋愁」という言葉もあります。この季節、多くの中国の養生家らは「花を観賞して気分を晴らし、音楽を聴いて憂いを晴らす」といいました。こう

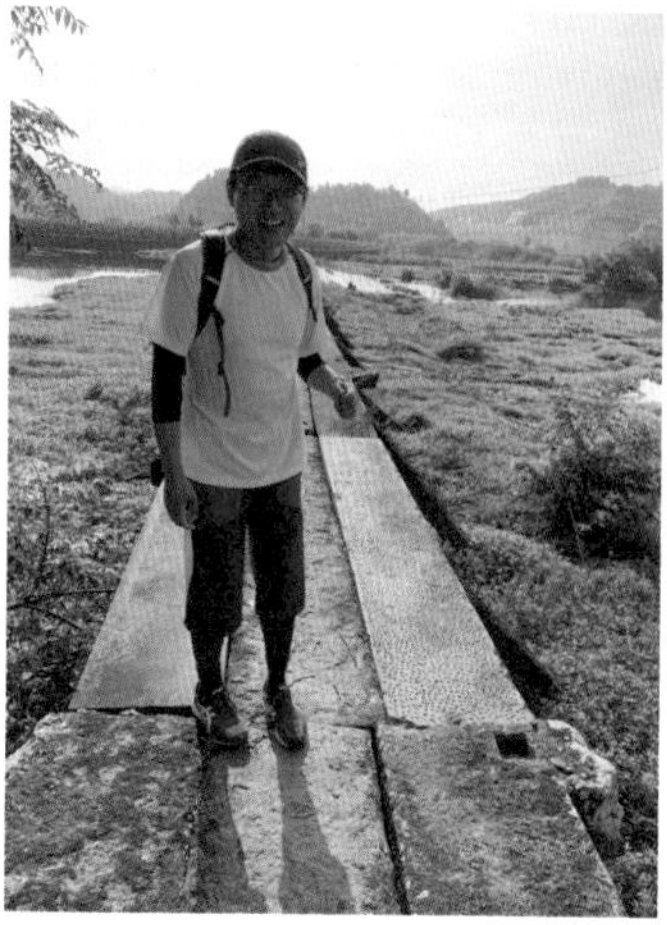

写真105　日本の25倍の面積を持つ中国。中国各地でのハイキングもまた中国暮らしの楽しみ（写真は浙江省寧海の古橋）。

いう時こそイライラせず、気分も穏やかに、仙人にでもなった気分で山歩きを楽しみたいものです（写真105）。ちなみに明代の医学者で、中医外科や養生で有名な『外科正宗』を執筆した陳実功《ちんじつこう》（1555-1636）は、自著で「千里健歩散」という処方を紹介しています。防風・白芷・細辛・草烏の四種類の生薬を粉にして靴の内側に播く方法ですが、歩きすぎによる足の疲れやダメージを軽減するためのようです。昔の人はよく歩いたので、足も相当酷使されていたのではないかと想像します。

秋の食べ物[2][3][11]

都市化してしまった上海の日常生活でも、秋に入ると夏とは違ったさまざまな食文化を垣間みることができます。

中医学では一般に、秋になると肺の働きの保護を重視します。五行説の関係からも、肝や脾の働きを整えてバランスを取ることが大切とされ、「潤す」という見地からも、酸味の強い野菜や果物

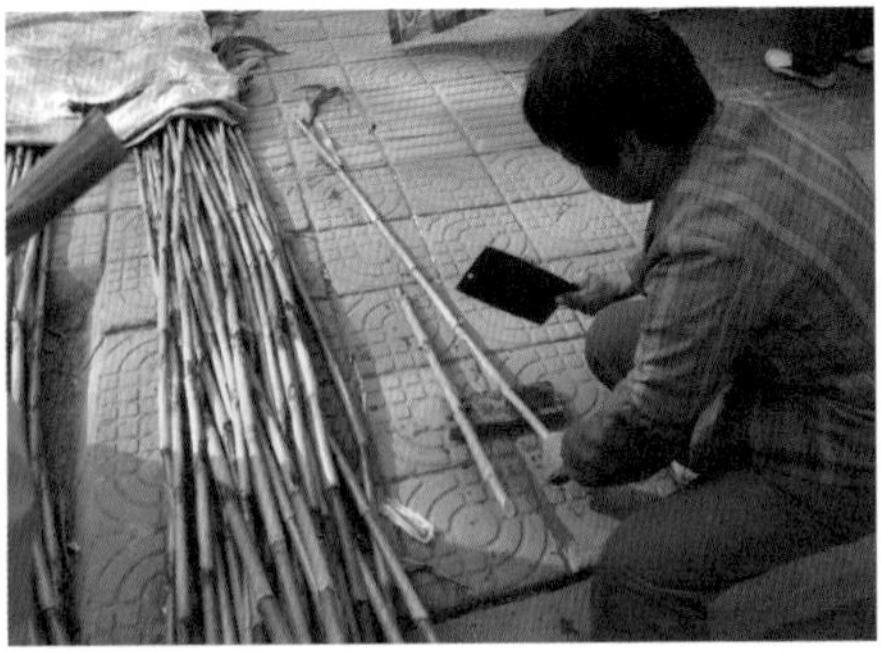

写真106　秋になると上海郊外でよく見られる甜芦粟はコウリャンの仲間。茎が甘く、サトウキビのようにして食べられます。秋、咽の乾燥を潤すのに絞り出してジュースにするところもあります。

を食卓で多く見かけます。たとえば、酸っぱい食べ物の代表ともいえる山楂子や烏梅、ボンタン（ザボン）やザクロなどです。また、果物ではブドウなどもよく食べられます。さらに、補肝腎、健脾の働きがあるとされる栗、涼性ですが潤肺生津があるとされている柿など、季節に合った果物や野菜が登場します（写真106）。

　一方で、燥気が助長されるのを防ぐために、刺激の強いトウガラシやコショウ、シナモンなどの香辛料や揚げ物などを避けるようにいわれます。日本でも人気が高いショウガなども、秋口に入るとその量を加減することが望ましいとされます。

　肺を潤すという観点から、脾胃を補うお粥に、肺を潤す百合根を入れたり、補腎や健脾のために、蓮肉（蓮子肉とも呼ぶ蓮の種子）やハトムギ、小豆などを加えたりします。ゴマなどもペースト状にして、少し蜂蜜などで甘みをつけて点心にしてみたりと、お菓子としても食べられます。

　秋は上海ガニのシーズンです。江蘇省にある陽澄湖《ようちょうこ》のカニが有名ですが、最近は太湖など各地で

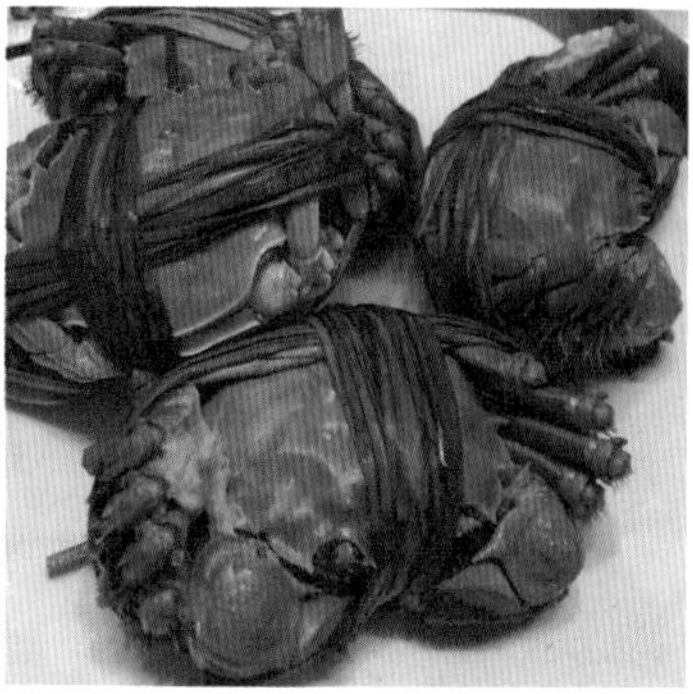

写真107　湯がいた上海ガニ。日本にも同族異種でモクズガニがいます。

養殖されています。日本のモクズガニと同じ仲間です。ただ、上海ガニは体を冷やす食材なので食べすぎには注意が必要です。体を冷やす食材でもある柿や緑茶との食べ合わせがよくないともいわれます。上海ガニはシーズンの初めはメスが美味しく、十一月頃になるとオスが美味しくなります。蒸して食べることが多いですが、わが家では湯がいています（写真107）。湯がいているうちに汚れも綺麗に落ちるからです。黒醋にショウガをスライスしたものを加えてタレにします。温めた紹興酒を合わせるのもよいでしょう。上海ガニは食中毒を防ぐために必ず活きたカニを買います。

（1）梨

秋になると咽が乾燥し、イガイガしやすくなります。そんなときに上海で食べられる定番の食材が梨です（写真108）。生でも食べますが、蒸して食べることもあります。梨の皮を剥き、芯を抜いて、なかに氷砂糖や蜂蜜を詰めて、実に透明感が出るまで蒸します。有名な「梨膏糖」もこの原理です（写真109）。

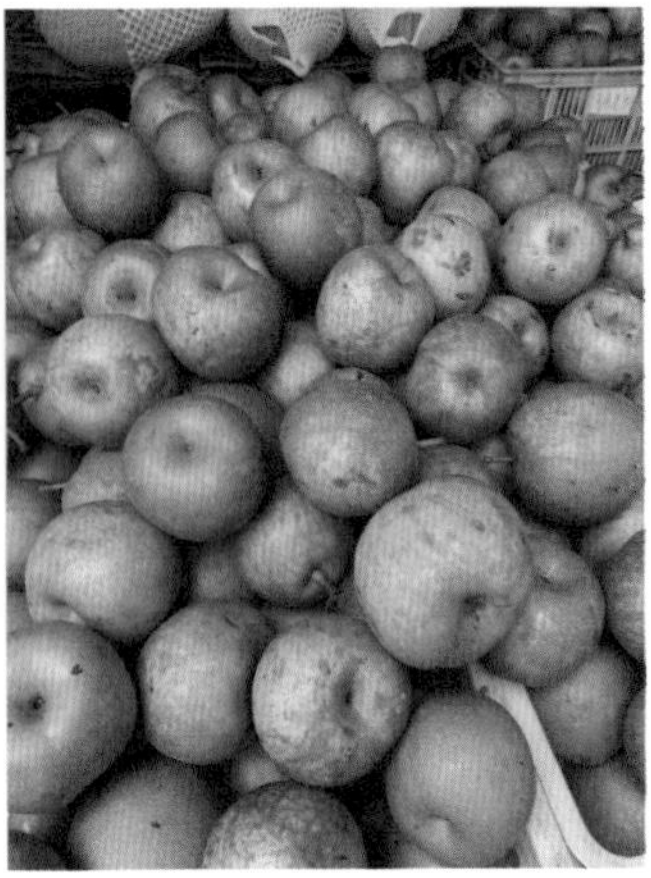

写真 108　上海で売られている梨も品種が多いので、いろいろな味を楽しめます。

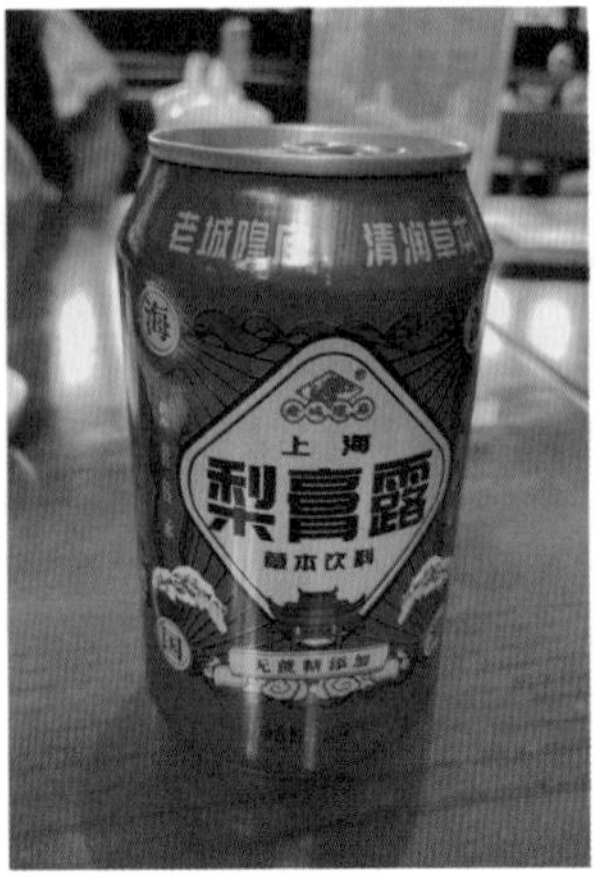

写真 109　梨膏糖をヒントに、薬膳飲料も上海で登場しました。

【薬性】味甘・微酸・性涼・無毒

【帰経】肺・胃・心

【効能】清熱心煩・生津止渇・消痰醒酒・潤腸通便

【主治】熱による口の乾き・熱による煩躁、痰熱咳嗽・便秘・アルコールの飲みすぎ。

【注意】体を冷やす性質があるので、下痢気味であったり、寒性の咳のときは控える。

（2）ミカン

上海はミカンの産地でもあります。特に、長江河口に浮かぶ長興島《ちょうこうとう》が有名で、ミカン狩りも行われています。隣接する浙江省各地もミカンの産地が多く、秋になると美味しいミカンが手に入りやすいです（写真110）。ミカンの皮は「陳皮《ちんぴ》」と呼ばれ、痰の多い咳や胃腸の調子

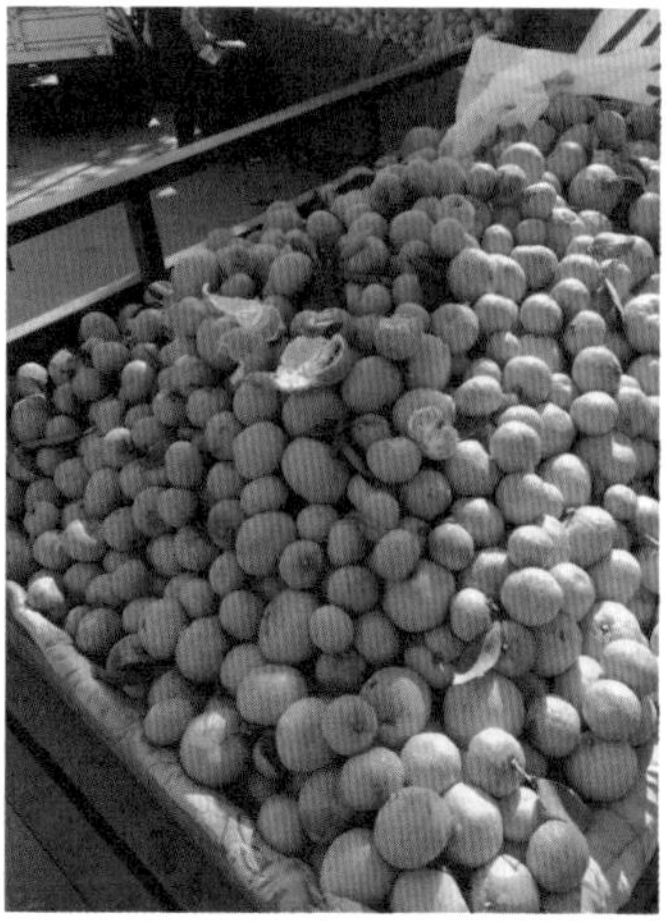

写真110　浙江省桐廬のミカン。こちらでは試食できたので、しっかりと吟味してから購入。

を整える生薬としてよく使います。もちろん、生の皮をそのまま使って香りを感じるのもよいです。現地の中国人を見ていると、皮を嗅いで、車酔い対策に携行する人も見かけます。また、ミカンの皮を剥いた後に出てくる白い網目状の筋膜は、「橘絡《きつらく》」と呼び、咳や痰・胸脇部の痛みなどの治療に使います。さらに種子は理気散結・止痛の作用があるといわれており、煎じることで睾丸痛や寒疝（寒さによって腹部や陰嚢部に痛みが生じる）に使います。こうしてみると、ミカンは無駄にするところがまったくありません。

【薬性】味甘・酸・性涼
【帰経】心・胃
【効能】清熱潤燥・生津止渇・醒酒利尿
【主治】咽の渇き・煩熱・消化不良・アルコール飲料の飲みすぎ・小便不利。
【注意】お腹が冷えて下痢気味、寒さ系のカゼのときは控える。

（3）ブンタン

中国語では「柚子」（youzi）と呼びますが、日本の柚子《ゆず》とは違います。浙江省の農村に行くと、秋に大きくて黄色いブンタンが庭先にたわわに実っています（写真111）。地元では、咳や痰が出たときにブンタンの皮（約20～30g）をお湯に入れて茶代わりに飲みます。また悪阻のムカムカがきついときにブンタンを食べたという妊婦さんの声もよく聞きます。

【薬性】味甘・酸・性涼

【帰経】肺・胃

【効能】化痰止咳・健脾消食・醒酒

【主治】痰の多い咳・腹脹・食べすぎ・ムカムカ・アルコール飲料の飲みすぎ。

【注意】下痢の人は控えるように。

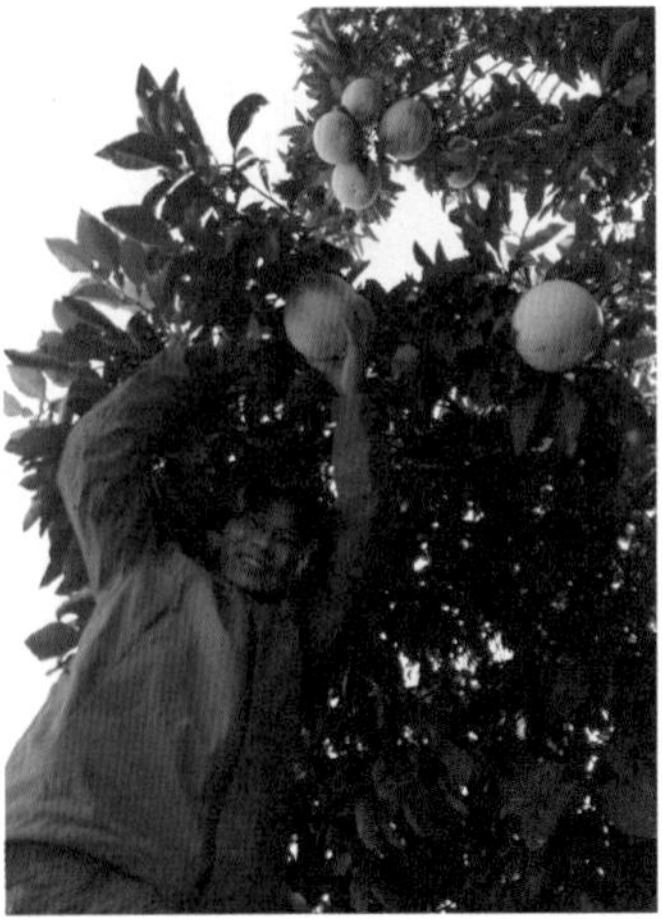

写真111　浙江省や福建省の農家の庭先にはブンタンの木が植えられています。秋になると収穫されます。

（4）柿

秋になると上海でも日本同様に柿をよく食べます（写真112）。生で食べる柿を「柿子」（shizi）、干し柿を「柿餅」（shibing）とい

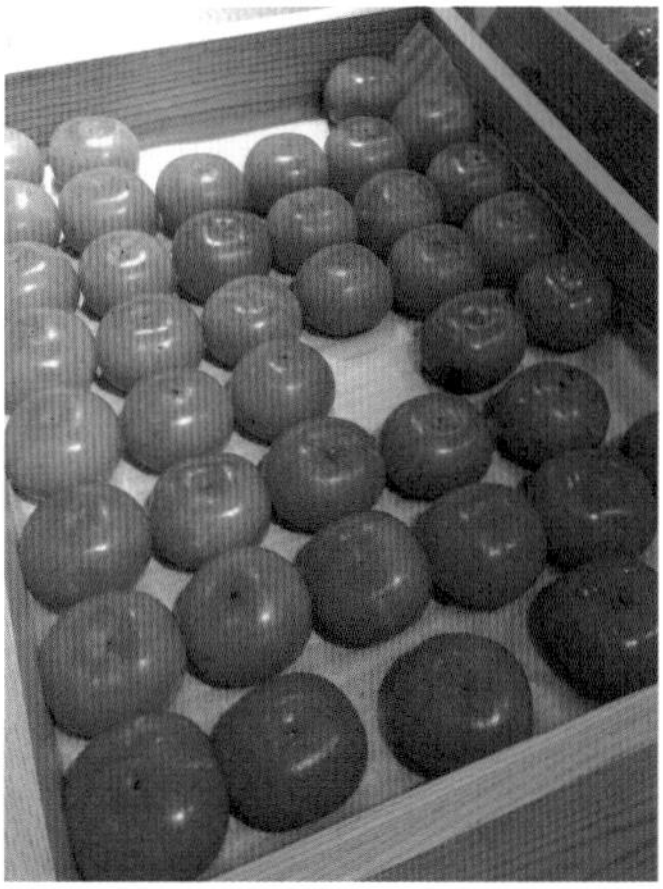
写真 112　しっかりと熟した柿が上海では重宝されています。

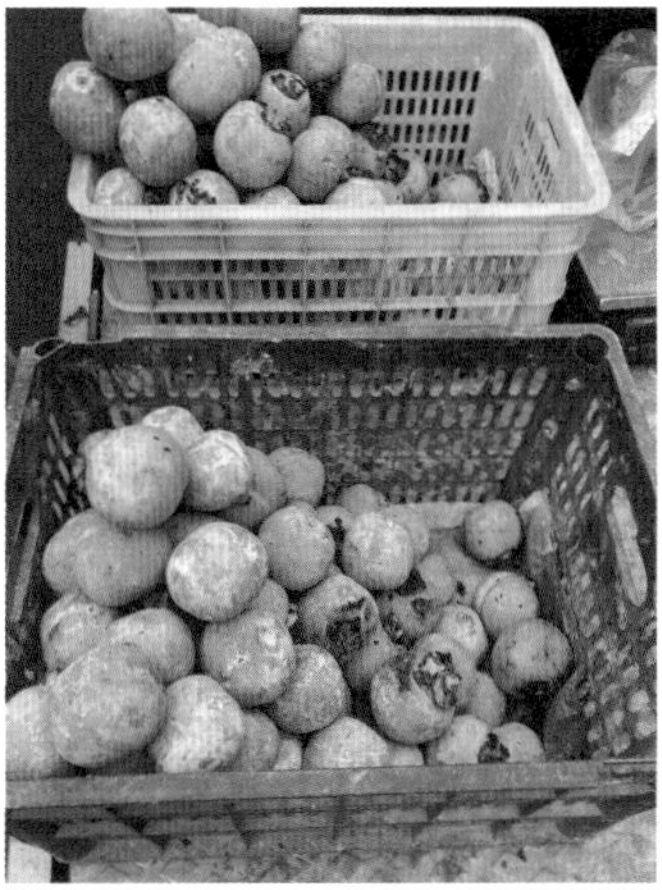
写真 113　石灰に漬けて渋抜きした柿。

います。ただ、日本と違って、上海ではジュルジュルに熟れた柿が好まれるため、硬い柿は店に並んでいません。私の故郷の奈良県では五條市が柿の産地ですが、軟らかい柿は叩き売り状態だったので、上海の人からすると不思議に見えたそうです。彼らからすると柿は十分に軟らかくないと美味しくないと考えているようです。渋柿もありますが、渋抜きの方法もいろいろとあり、浙江省の農村では柿を石灰に漬けていました（写真113）。

【薬性】味甘・渋、性涼、無毒
【帰経】心・肺・大腸
【効能】清熱生津・潤肺止咳・渋腸止血
【主治】空咳・胸焼け嘔吐・喀血・痔による出血。
【注意】お腹が冷えやすい人、空腹時、下痢気味の人は控えるように。ちなみに上海では柿と上海ガニは一緒に食べないようにといわれています。

（5）ハスの実

ハスは昔から中国人の生活に深く入り込んでいる植物です。中国語では「一蓮出九薬」とも呼ばれ、これは一本のハスから九種類の生薬がつくられるという意味です。具体的には蓮花・蓮蒂・荷梗・荷葉・蓮根・蓮心・蓮須・蓮房の九種類です。ハスの実も上海の生活に欠かせない食材で、蓮子（写真114）と呼ばれ、中医学でも非常によく使う生薬です。またハスの花托である蓮房（写真115）は市場でも売られており食材として用いられます。新鮮であれば生でも食べられ、甘みがあって美味しいです。上海料理でもレンコン（蓮根）はよく使われ、レンコンの穴のなかにもち米を詰めて前菜として食べる「糖藕」は代表的な料理の一つです。ハスの実のなかには、蓮子心と呼ばれる胚芽があります（一般に市販のハスの実ではすでに抜かれています）。これはたいへん苦く、心の熱を取ったり、不眠の治療に使います。また、蓮葉（別名：荷葉）も新鮮なものは茶代わりにして飲むことがあり

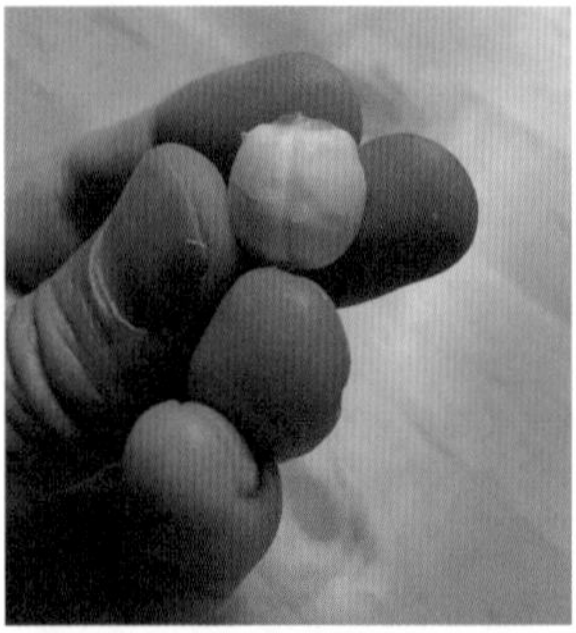
写真 114　蓮子。

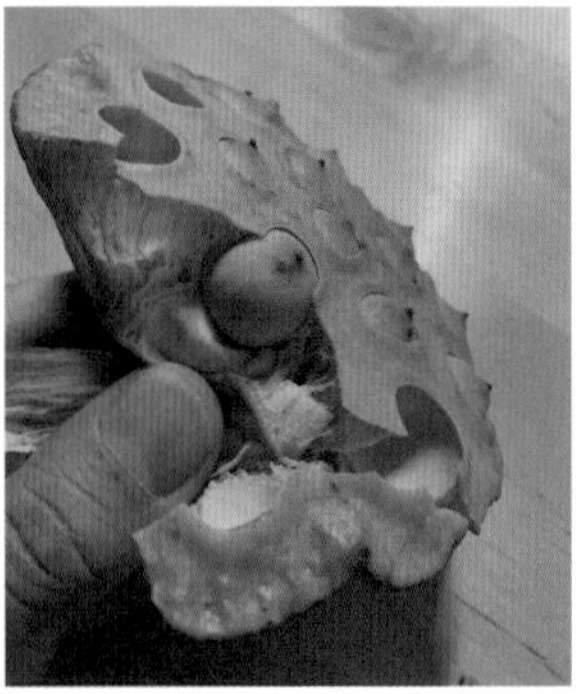
写真 115　蓮房。

ます。夏の暑いときに、暑気や湿気を取る働きがあるといわれており、利尿作用もあります。

ハスの実も料理ではよく使われ、お粥に入れたり、スープに入れたり、粉にして餡として点心にも。味も淡泊なので使いやすいです。乾燥させた蓮子は非常に硬いため、一般的に二十〜三十分は水に浸けておき、二十分程度は煮込む必要があります。乾燥させたものでもできるだけ新鮮なものを手に入れるようにしましょう。

中医学では慢性の下痢のときに生薬としてよく使います。ナツメと一緒に煮詰めてもよいでしょう。ただし、お腹にガスが溜まっていたり、便秘気味の方は食べすぎないように注意が必要です。

【薬性】味甘・渋・性平、無毒
【帰経】脾・腎・心
【効能】健脾止瀉・益腎渋精・養心安神
【主治】脾虚による下痢・水様便・夢精・イライラ・不眠・小便失禁。
【用量】6〜15g。
【注意】お腹にガスが溜まっていたり便秘気味の人は食べすぎないように。

（6）中秋節の月餅《げっぺい》

唐代から伝わっている中秋節。旧暦の八月十五日で、日本同様、中国各地にも月にまつわるエピ

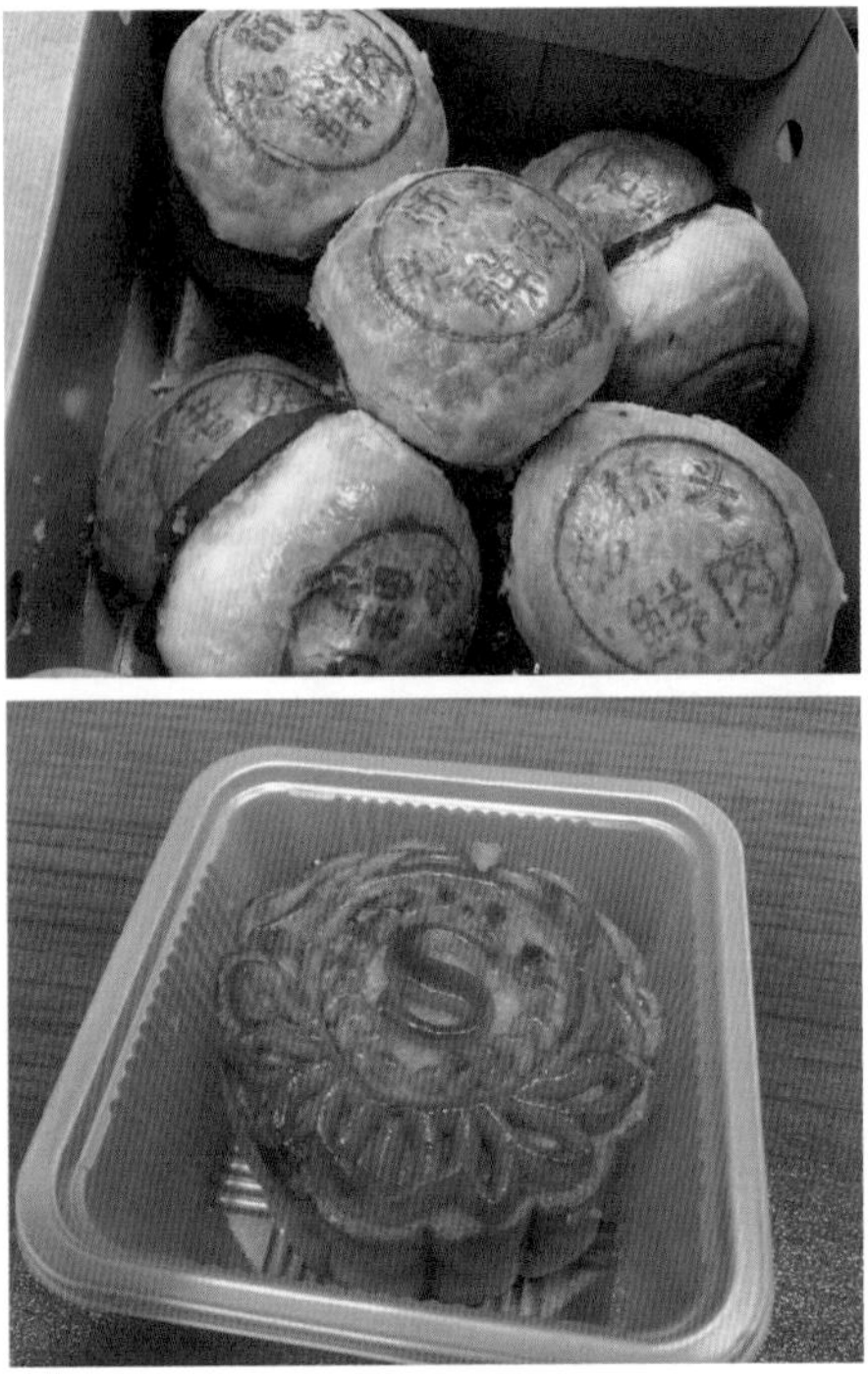

写真 116　上海で食べられる「蘇州式」（上）と、広東の「広東式」（下）は同じ月餅でも外観も味も大きく違います。

ソードが非常にたくさん残っています。家庭では月の出る方向にアヒルやサトイモ、ザクロなど秋の農産物をお供えします。中秋節といえば月餅。中国に滞在経験のある方なら、月餅を貰いすぎて困ったという経験をお持ちの方も多いことでしょう。もともと月餅は家族が集まってみんなで分けて食べるもので、家族団らんの象徴でもあります。

日本では広東式の月餅がよく知られていますが、月餅も各地によってスタイルが異なり、上海は蘇州式が中心です（写真116）。蘇州式は広東式と違い外の皮がパリパリで、なかに肉類も入り、出来たての熱々を食べるのが美味しいです。時期になると老舗店には長い行列ができます（写真117）。広東式は皮が薄く、表面にいろいろな模様がデザインされ、ややコッテリしています。特に広東式

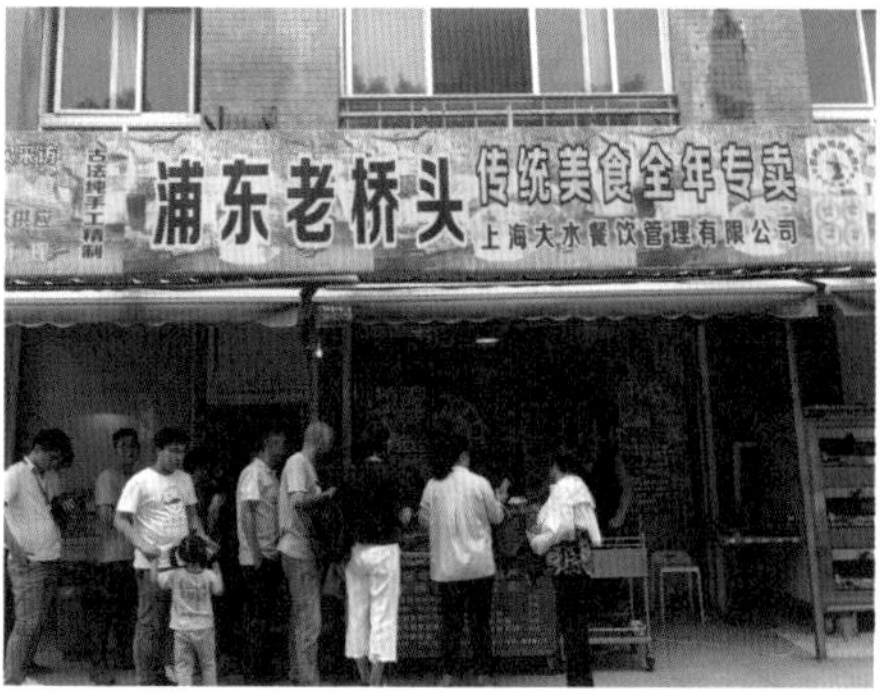

写真117　上海浦東で月餅に行列する市民。

の月餅はカロリーも高めなので、一人で一個を食べるのではなく、みんなで分けるようにしてください。

（7）栗

中国では乾果類（ドライフルーツ）をよく食べます。ヒマワリ・スイカ・カボチャなどの種子類をはじめ、クルミや落花生、ナッツ、カヤの実など種類がとても豊富です。どの家庭でもスナック菓子以上に常備しているはずです。上海でも道端でヒマワリの種を食べながら談笑している人たちを見かけます。

乾果類のなかでも、栗は別格で「乾果の王」と呼ばれています（写真118）。秋になると、上海市内でもどことなく栗を売るお店が出てきます。日本で有名な天津甘栗は、中国でも食べられ、「糖炒栗子」と呼ばれます。上海料理でも栗は定番で、鶏と一緒に炒めると「板栗焼鶏」、秋に美味しいアヒルと一緒に炒めると「板栗焼鴨」になります。いずれも味付けは醤油ベースです。中医学では栗は滋養強壮作用が高いと考えられており、薬膳料理でもよく使われます。中国江南地域の農村では、栗を生で食べるところもあり、新鮮であれば意外と甘

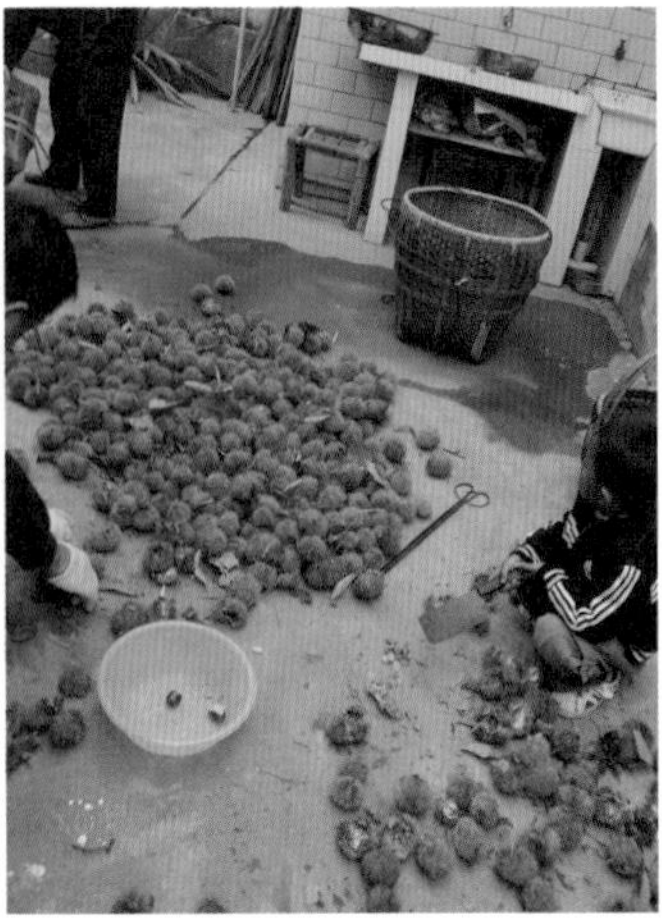

写真118　江西省婺源で農民たちの栗の収穫風景。

みもあって美味しいです。ただし虫に注意。もちろん、太りやすい食材なので食べすぎないように気をつけてください。

【薬性】味甘・微鹹、性温、無毒

【帰経】腎・脾・胃

【効能】健脾養胃・補腎強筋・活血止血・消腫散結

【主治】脾虚による下痢・食欲不振・胃もたれ吐き気・足腰に力が入らない・外用で骨折捻挫の腫れに使うこともあります。

【注意】子どもや消化不良気味の人は食べすぎないこと。

（8）桑の葉

日本では田舎を歩いていると桑の木をよく見かけます。桑の木は家に植えておけば、いろいろと活用できることが多い樹木です（写真119）。桑の実は「桑椹子《そうじんし》」と呼び、不眠・眼のかすみ・早期白髪・便秘に使います。桑の木の根皮は「桑白皮《そうはくひ》」と呼び、肺熱の咳に使います。桑の若枝の

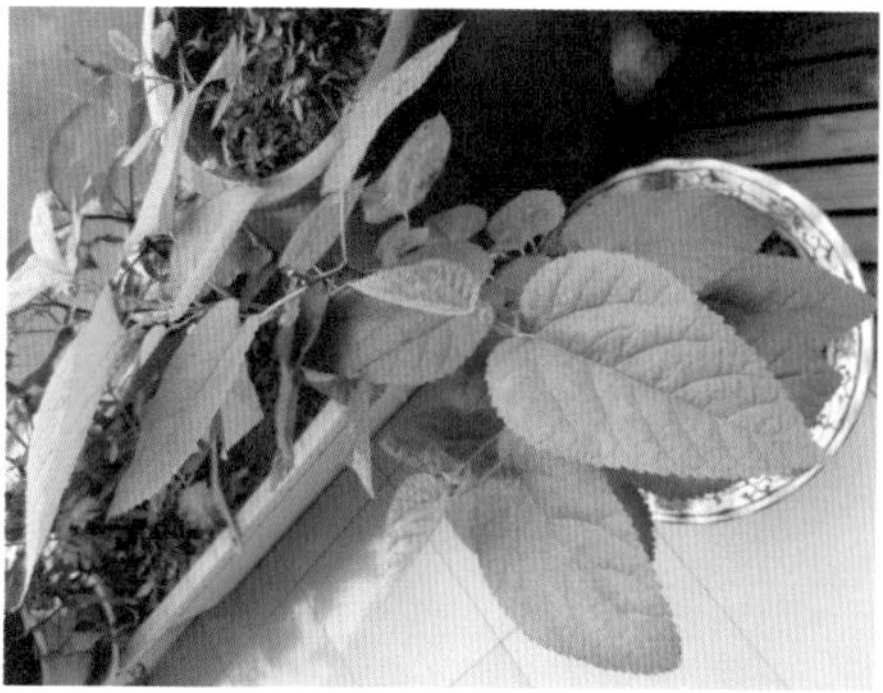

写真119　桑の木は植木鉢でも育てられます。家に一本あればいろいろと使える植物です。

「桑枝《そうし》」は関節痛に使います。桑の葉でも晩秋の葉が良品とされ、「霜桑葉」という名称もあります。桑の葉を茶代わりにして飲むこともできます。

【薬性】味苦・甘、性寒
【帰経】肝・肺
【効能】疏散風熱・清肺潤燥・止咳・平肝陽・明目
【主治】熱系の咳・発熱・咽の乾燥・頭痛・目眩・眼の充血。
【用量】3～9g。

（9）ザクロ

市場やスーパーにザクロが並び始めると、上海でも本格的に秋が来たことを感じさせます（写真120）。中医学ではザクロの皮を石榴皮《せきりゅうひ》と呼び、3～9gを慢性の下痢や水様便、脱肛の治療によく使います。種がいっぱいあって、食べるのが面倒と思われる方も多いですが、中国では種を絞り出して汁を飲む方法がポピュラーです。街中でも搾りたてのザクロジュースを売っている行商人を見かけることがあります。ほどよい甘さがあり、非常に飲みやすいです（写真121）。

【薬性】味酸・甘・酸・渋、性温
【帰経】脾・胃・肺
【効能】生津止渇
【主治】咽の渇き・慢性の下痢・帯下過多。
【注意】食べすぎないように。

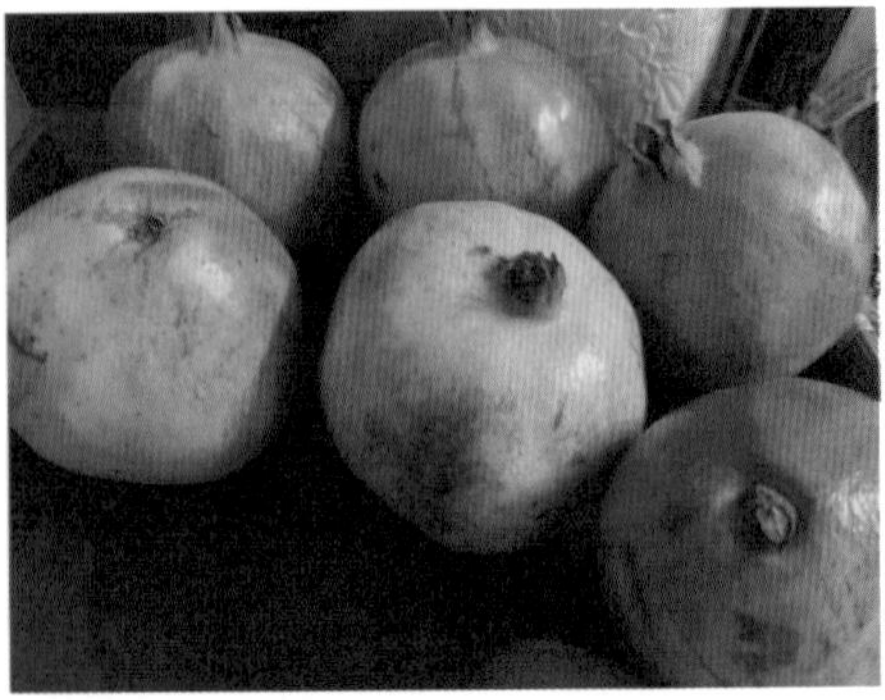

写真120　ザクロ。

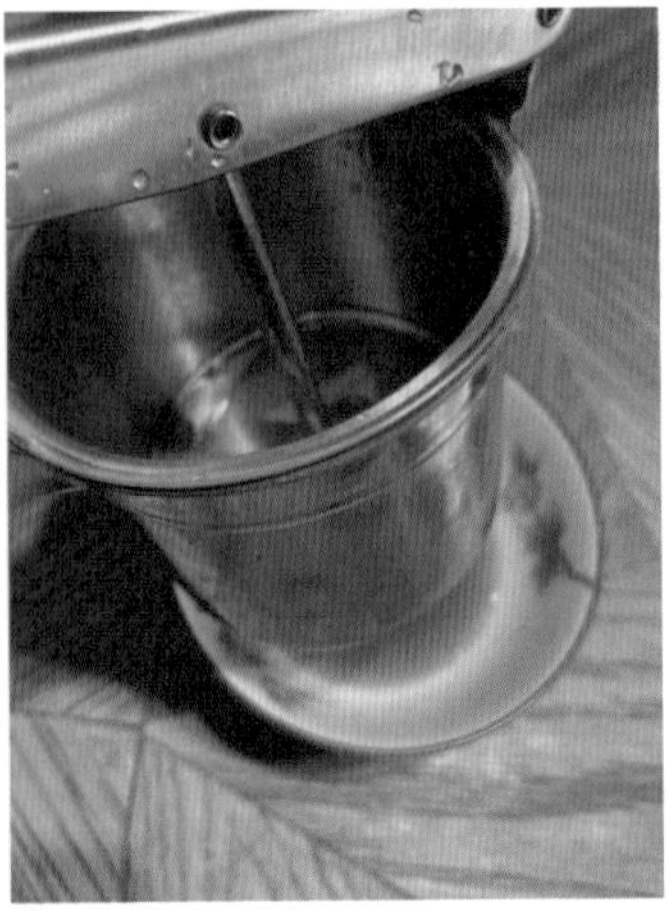

写真121　ザクロは種が多いので食べるのが面倒に感じられますが、ジュースにしてしまうのも方法。中国のザクロは甘みが強くて美味しいです。

（10）アヒル（写真122）

北京ダックでお馴染みのアヒル。日本ではあまり馴染みがありませんが、上海では日常的に食べられる食材で、スーパーで簡単に手に入ります。一年のなかでもこの時期、アヒルは丸々と太って美味しいです。家庭ではなかなか難しいですが、北京ダックのように丸焼きにしたり、家庭だとスープに丸ごと入れても旨みが出て美味しいです。「紅焼」（ホンシャオ）と呼ばれる醤油煮込みも美味しいです。

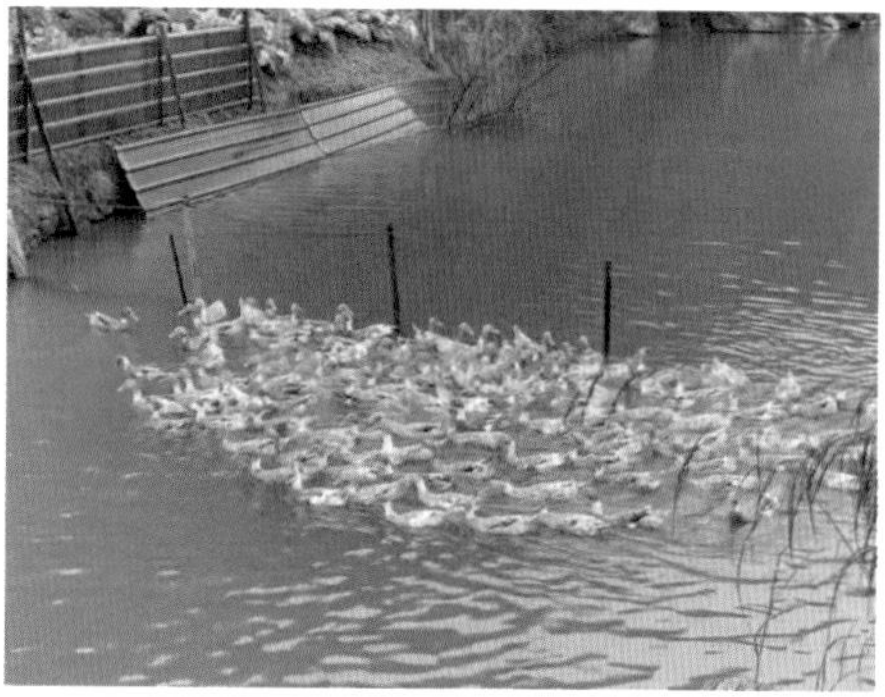

写真122　アヒルは中国江南地域の農村ではよく見かけ、よく食べられています。

【薬性】味甘・微鹹、性涼

【帰経】肺・脾・腎

【効能】補虚・滋陰・利水

【主治】体がほてりやすいなどの陰虚体質、咳、浮腫など。

【注意】胃脾が冷えやすい、下痢や軟便気味のときは控える。

第五節　冬の養生

中医学の冬は立冬（十一月七～八日）から、立春（二月三～四日）までの冬三月を指します。

冬の養生は、中医学のなかでも非常に重要で、かつ特徴的なものが多く伝わっています。冬は陽気の変化を示す「春生、夏長、秋収、冬蔵」のなかで、「蔵」の季節になります。日が短くなり、気温が一気に下がってきます。冷え性の人には特に辛い季節になりますが、中医学では体の弱いところを補うのにとても重要な季節でもあります（写真123）。

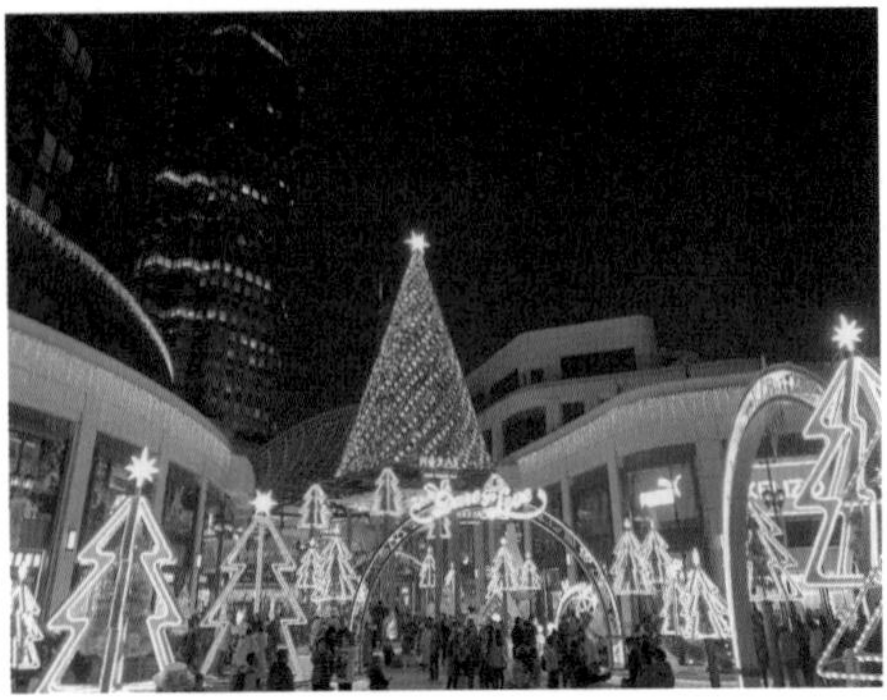

写真 123　私の知る範囲では、九十年代終わり頃から、徐々に上海のクリスマスも賑やかになってきました。

『黄帝内経素問』四気調神大論によると、冬の季節は万物の生活機能が閉蔵（閉ざし収めること、収蔵すること）し、大河の水は凍りつき、地面は凍ってしまい裂けてきます。寒さが強いため、人は体の陽気を乱してしまわないように気をつける必要があります。

冬になると、日の出が遅くなり、日の入りも早くなります。そこで『黄帝内経素問』四気調神大論では、少しでも早く眠り、少し遅く起きる「早寝遅起」を推奨しています。無理をして早く起きるのではなく、ゆっくりと目覚めましょうというわけです。太陽が出始めてから動き出すのがポイントですが、逆に現代生活では、テレビやスマートフォンを見すぎて夜更かししないように気をつけましょう。夏と違い、陰気の強い季節ですから陰を養うという観点からも、常にゆっくりと休みたいところです（写真124）。

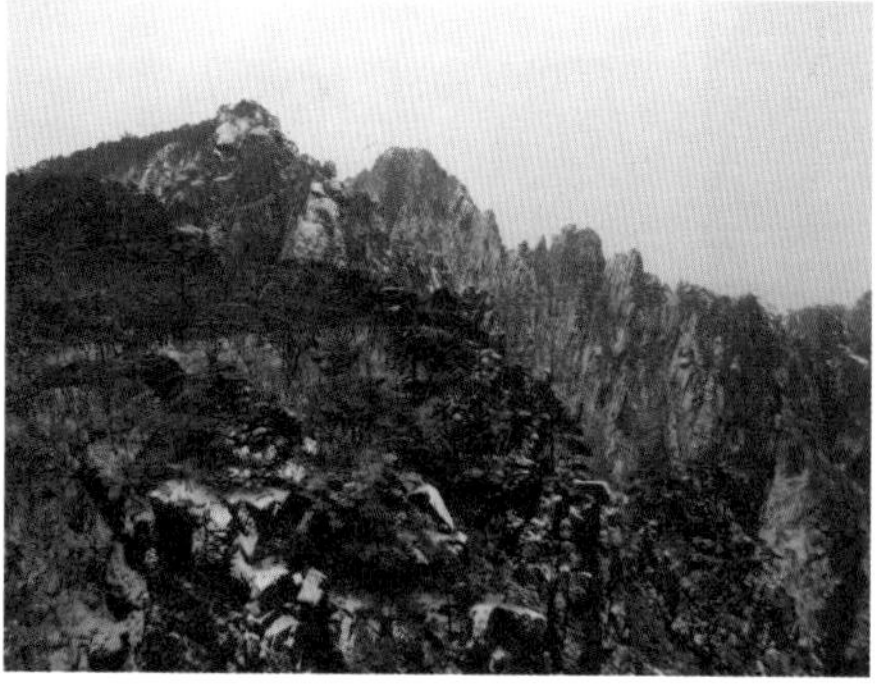

写真124　雪景色の世界遺産、安徽省黄山。

寒さ対策～「寒従脚起」～

上海の冬は、北京など北方地域とは違って、寒さにジメジメとした湿気を伴うことから、現地では「陰冷」と呼びます。一般に長江より南では、北方地域とは異なり、部屋全体をセントラルヒーティングで温める習慣はなく、服を着込むか、部分的に暖房をするのが一般的です。部屋のなかが寒いためダウンを着込んで家族団らんというのも珍しくなく、むしろムンムンと温かい部屋を嫌う傾向にあるように思います。暖房を付けていても窓を開ける光景はよく目にします。

その一方で、足を冷やさないことに非常に神経を使っています。そのための生活の知恵もいっぱいあります。上海人に

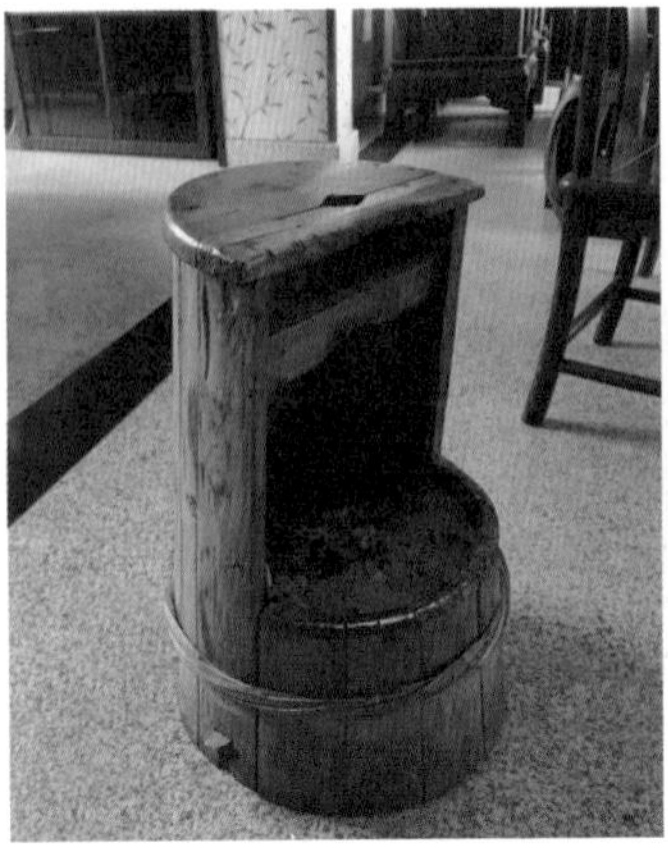
写真126　浙江省の農村でよく見かける暖房器具。

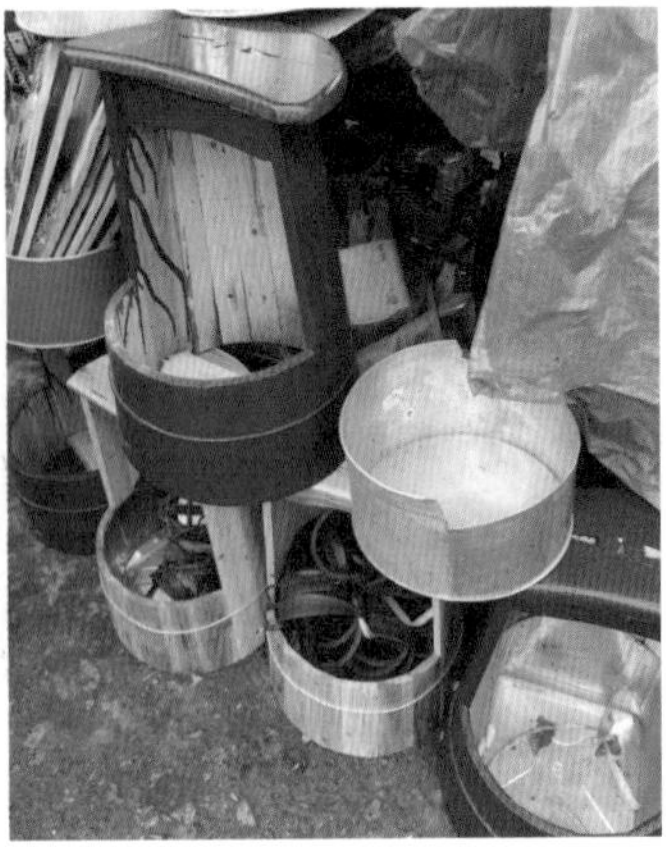
写真125　足元に炭を入れられる椅子。

限らず、中国人全般で日頃からよくいわれている言葉に「寒従脚起、病従口入」というのがあります。「寒さは足下からやってきて、さまざまな疾患は食習慣や衛生と関係がある」という意味です。日本人からすると、食生活の問題は意識されてきてはいますが、「寒さは足下から」という考え方は馴染みが薄いです。

上海に来たばかりの子連れの日本人のお母さんから、通りがかりの現地の人から子どもの足が冷えすぎていると頻繁に注意を受けるという話をよく聞きます。生足でスカートを穿いている女性もまた然りです。最近でこそ中国でもタイツにスカート姿の女性を見かけるようになりましたが、田舎では基本的にパンツスタイルでないと寒すぎます。畳生活をする日本では、「こたつ」が冬の風物詩ですが、上海では写真のような足先と臀部を同時に温めることが

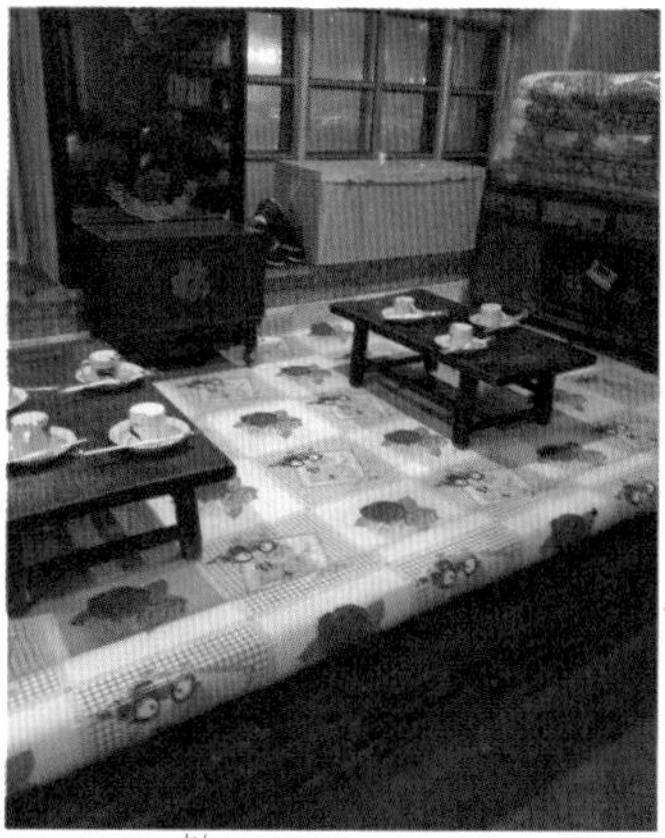

写真 128　炕《かん》。

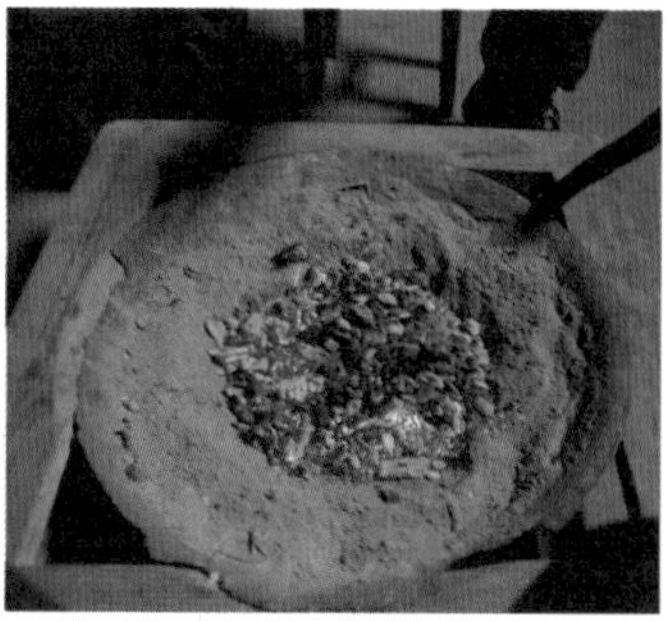

写真 127　中国式の囲炉裏のような使い方がされています。

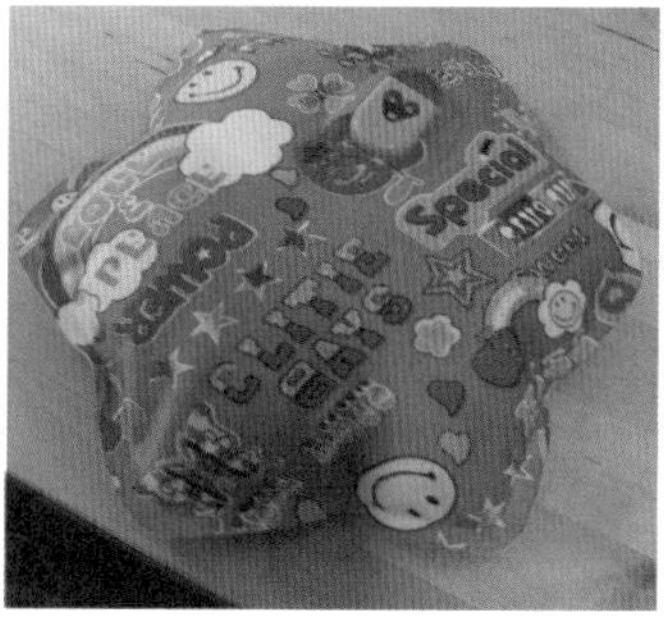

写真 129　電気式の湯たんぽもよく使われます。

できる椅子も登場します（写真125 126）。じつはこれがかなり快適で、うつらうつらと眠気に誘われます。椅子の底に金属で出来たプレートがあり、そこに炭を置く仕組みになっています。また、浙江省・安徽省・江西省などの農村では、いまでも炭を燃やして暖を取る習慣が残っています。木枠のなかに鉄の中華鍋を置いて、炭を燃やすスタイルです（写真127）。ハルビン（黒龍江省）のような中国東北地方の厳寒地に行くと、「炕《かん》」と呼ばれる、オンドルに似た伝統的な暖房システムがあり、ここまで温めるとかなり快適です（写真128）。

また日本でもお馴染みの湯たんぽも欠かせません。

中国語では「熱水袋」と呼びます（写真129）。湯たんぽは寝るときだけでなく、日中も寒さをしのぐために日常的にお腹に抱いている女性をよく見かけます。

『黄帝内経素問』厥論では「陽気は足の五指の表より起こり、陰脈は、足下に集まって足心に聚まる。……陰気は五指の裏より起こり、膝下に集まって膝上に聚まる」といっていますが、足は、足の甲と裏の両方でそれぞれ体の陰陽のバランスと密接に関係しています。レッグウォーマーなどで踝を温めつつ、ぜひとも足の裏の保温にも配慮してほしいです。

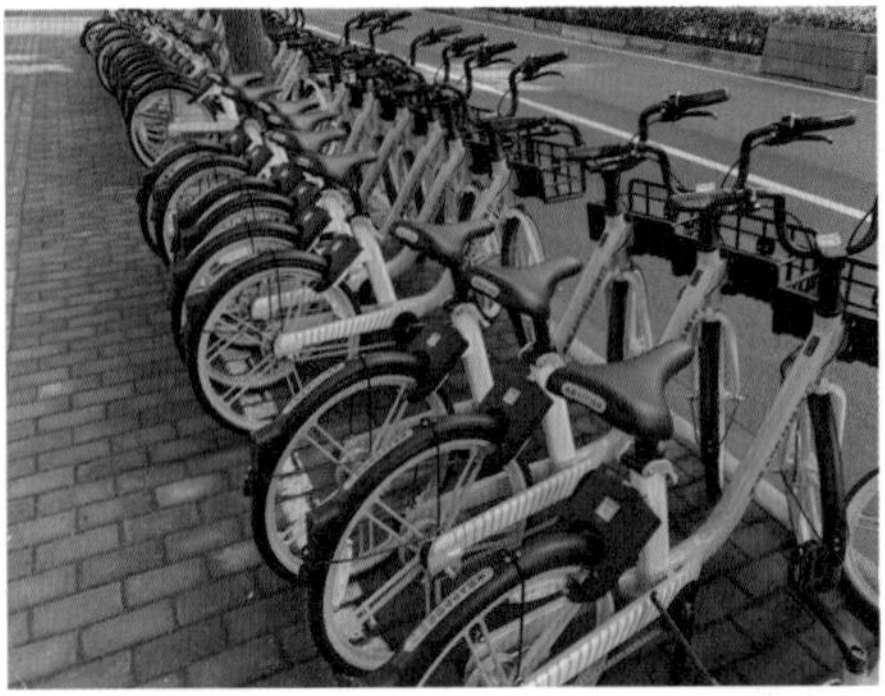

写真130　中国各地で増えたシェア自転車の増加も、市民の運動に役立っています。

もちろん、中医学の四季の養生のなかで、常に薄着をしないかというと、けっしてそうではありません。その代表が秋の養生でも紹介した「秋凍」という考え方です。これは、夏から秋にかけて気候が涼しくなってくるときに、すぐに厚着をするのではなく、涼しさの刺激を体に感じることで病気を予防しようとする養生です。また、そういう時期に屋外でウォーキングやハイキングなどゆっくりとした運動をすることにより、じんわりと汗をかいて寒邪に対する抵抗力を高めようと鍛錬します（写真130 131）。

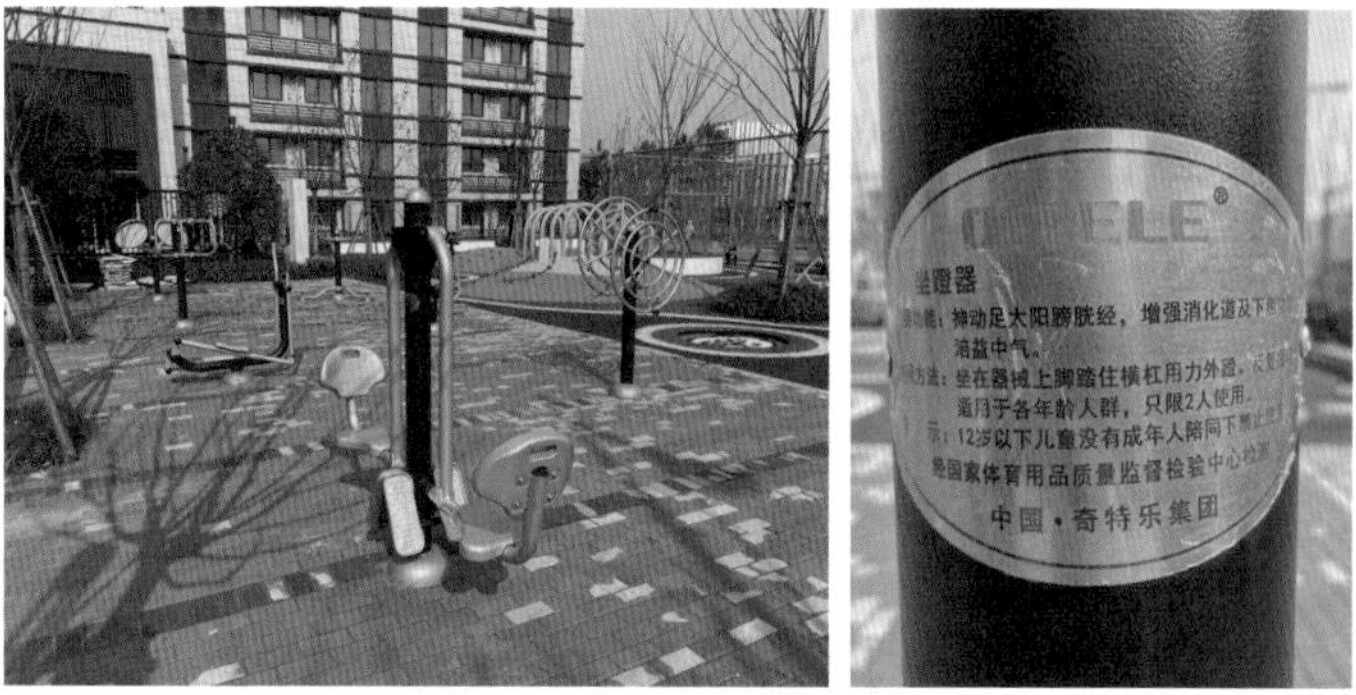
坐蹬器
推动足太阳膀胱经，增强消化道及下
坐在器械上脚踏住横杠用力外蹬，
适用于各年龄人群，只限2人使用。
12岁以下儿童没有成年人陪同下
国家体育用品质量监督检验中心
中国・奇特乐集团

写真 131　中国の住宅地では、子ども向けの遊具だけでなく、大人向けの簡単な運動器具も設置されています。各器具に取り付けられている中医学的な説明が面白いです。

冷たい水で顔を洗ったり、乾布摩擦などをするのも、じつは「秋凍」の養生法のなかにあります。うまく活用すれば、カゼの予防や鼻炎対策にもよいと中医学の養生ではいわれています。

しかし、いったん寒さが本格化してくると、今度は寒邪そのものが体に入ってくるため、体を温めことを重視します。また「秋凍」の薄着養生法は、すべての人にふさわしいわけではなく、高齢者や子どもは特に体調管理に気をつけて「秋凍」を行うことになっており、日本でもときどき見られるような、子どもたちが薄着をして体を鍛えるという発想はほとんどありません。しばしば日本に来た中国人が日本の幼稚園の子どもたちを見て驚きますが、それはこうした理由からです。

ですから、中医学の診察に来られる患者さんに一言、「足を冷やさないでね」とアドバイスすることは必要なことだと思います。特に上海で暮らしている日本人を見

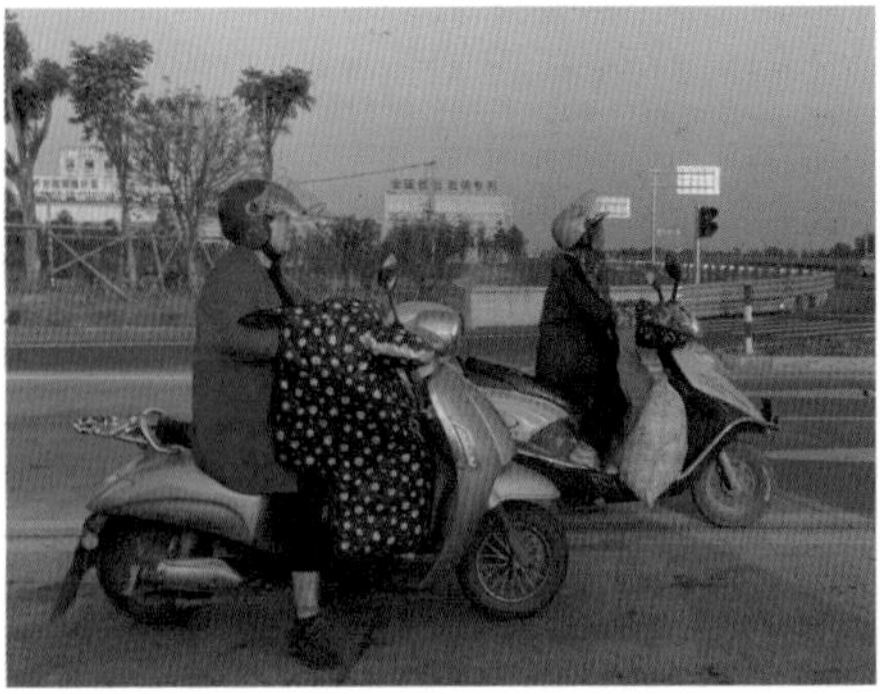

写真132　電動バイクに乗るときも、足からの寒さ対策を十分に。

ていると、性別や、大人・子どもに関係なく、喘息や咳、下痢・腹痛、月経痛や関節痛などの症状があるかどうかにかかわらず、足がきわめて無防備なことが多い印象です。これは、現地の一般的な常識からすると非常に特異に映ります。体のなかで最も寒邪が襲いやすい足の保温は、老若男女を問わず、冬ではまず保温を考えるべきです。

上海で暮らしていて観察できる具体的な対策としては、まず冬はしっかりと長めの靴下を穿いて、肌を外に露出しないようにして欲しいところです。特に女性は踝が露出しないように気をつけます。また、足裏は汗腺が少なくなく、靴下や靴はいったん汗などで濡れてしまうとそれだけで寒く感じ、呼吸器粘膜の毛細血管も収縮してしまい、細菌やウイルスに対する抵抗力に影響を与えてしまいます。そのため快適な靴と適度な厚さの靴下は欠かすことができません。

また、冬に自転車やバイクに乗るときは、膝関節の保温も重視したいところです。中国では、膝から脛を部分的に保温するための皮革でつくられたサポーターがよく使われています（写真132）。子どもの部屋履きも各種売られています。部屋履きを穿いてしまうと、勝手に脱いでしまうことも減るうえ、靴下で滑るリスクも減るので、中国における生活の知恵といえます。

『黄帝内経素問』至真要大論では「寒なるものはこれを熱し、熱なるものはこれを寒にし、……これを摩しこれを浴し、……」と述べ、按摩や足浴などの外治法も冷えには有用と考えられています。急性気管支炎による咳は足湯をしたグループのほうが早く収まったりするなどの研究成果が中国で発表されています(12)(13)。

保温のポイントは首・肩・腰・膝・足の五カ所です。これら五カ所は冷えやすくかつ痛みが出やすい部位でもあります。たとえば、襟のあるシャツを着る、外出時は襟巻きを活用する、寝るときに肩掛けを使うなども有効でしょう。自転車などに乗るときは、膝が冷えないように膝当てを着用してみてください。

冬至

小雪《しょうせつ》(十一月二十二~二十三日)、大雪《たいせつ》(十二月七~八日)と過ぎるにつれて、寒さの強さが増してきます。そして、いよいよ冬至《とうじ》(十二月二十一日~二十三日)です。中医学の養生では、冬至は非常に重要な日です。なぜなら冬至を境にして陰が極まり、春に向けて陽が徐々に生まれてくるからです。そのため、冬至では陰気が非常に強く、上海では、「冬至には鬼が出る」といわれ、夜は暗くならないうちに家に戻るようにといわれます。その他に、上海では陽気が生まれてくることを祝って、縁起物の「湯圓」（tangyuan）を食べる習慣があります。もち米の粉からつくる湯圓にはさまざまなバリエーションがあり、黒ゴマペースト入り、豚肉入り、小豆入りなどいろいろな味が楽しめます（写真133）。個人的には豚肉入りがお薦めです。熱々の肉汁が美味しさを引き立てます。

また、上海ではワンタン（餛飩）を食べることもあります（写真134）。巷間でも「冬至にワンタンを食べ、夏至に麺を食べる」といわれており、冬至にワンタンを食べると頭が賢くなるなど、いろいろな説が語られています。上海のワンタンは、大きく分けて「大ワンタン」と「小ワンタン」があります。大ワンタンは餃子のように具がしっかりと詰まっていて、スープにしてもよし、蒸し

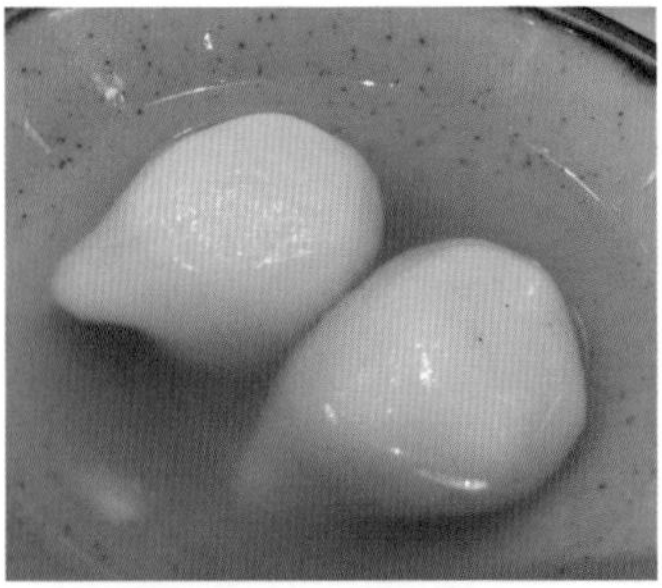

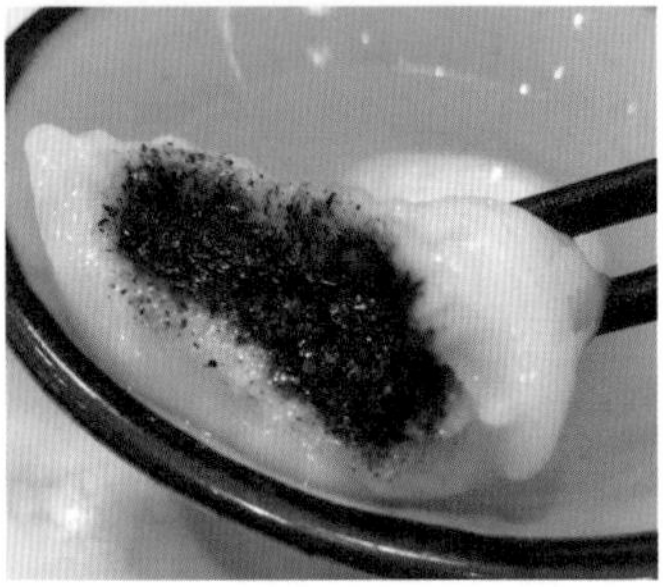

写真 133　黒ゴマペースト入りの湯圓。

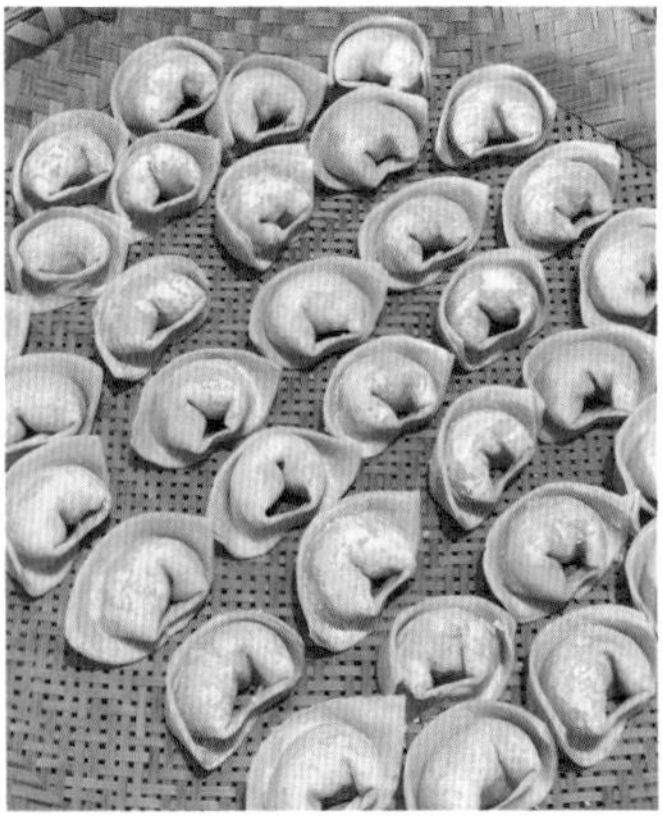

写真 134　上海のワンタン。

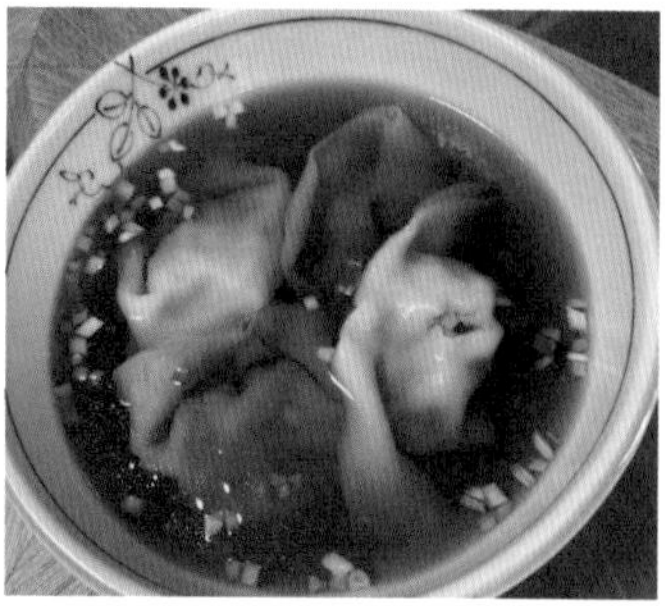

写真 135　大ワンタンの一般的な食べ方。

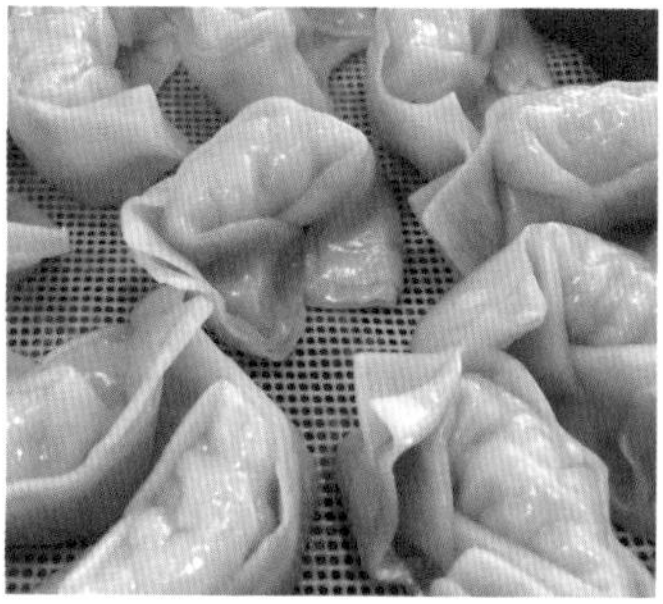

写真 136　蒸しワンタン。

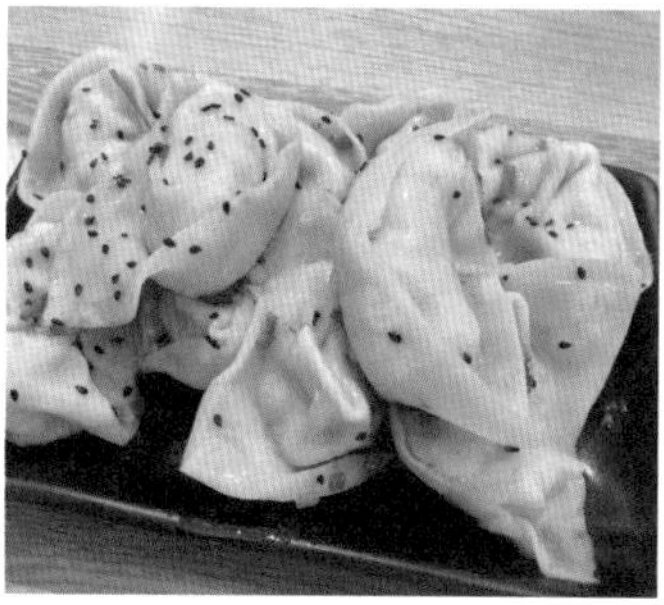

写真 137　焼きワンタン。

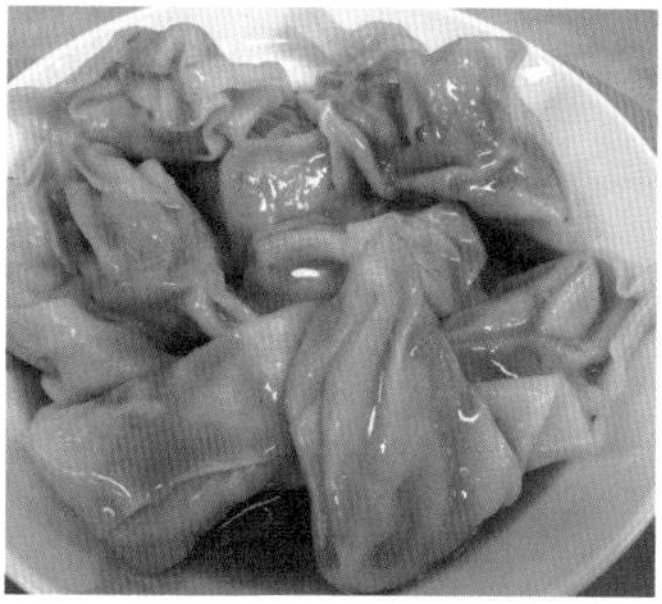

写真 138　冷やしワンタン。

てもよし、湯がいても構いません（写真135 136）。また食べきれなかったワンタンは焼き餃子のようにして焼きワンタンにすることがあります（写真137）。ちなみに夏は常温で食べる冷やしワンタンもありますが、これはピーナツペーストをかけていただきます（写真138）。上海の夏の風物詩の一つです。小ワンタンは、皮がやや薄めで、具も少なく、スープでいただきます。おそらく多くの日本人のワンタンのイメージはこの小ワンタンではないかと思います（写真139）。餃子の皮は分厚くて弾力

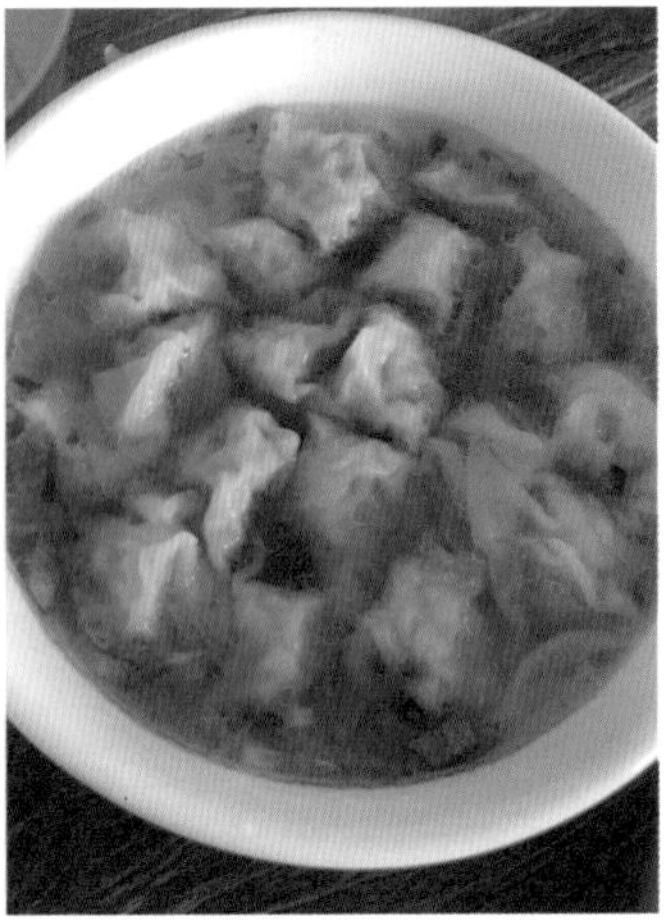

写真 139　小ワンタン。

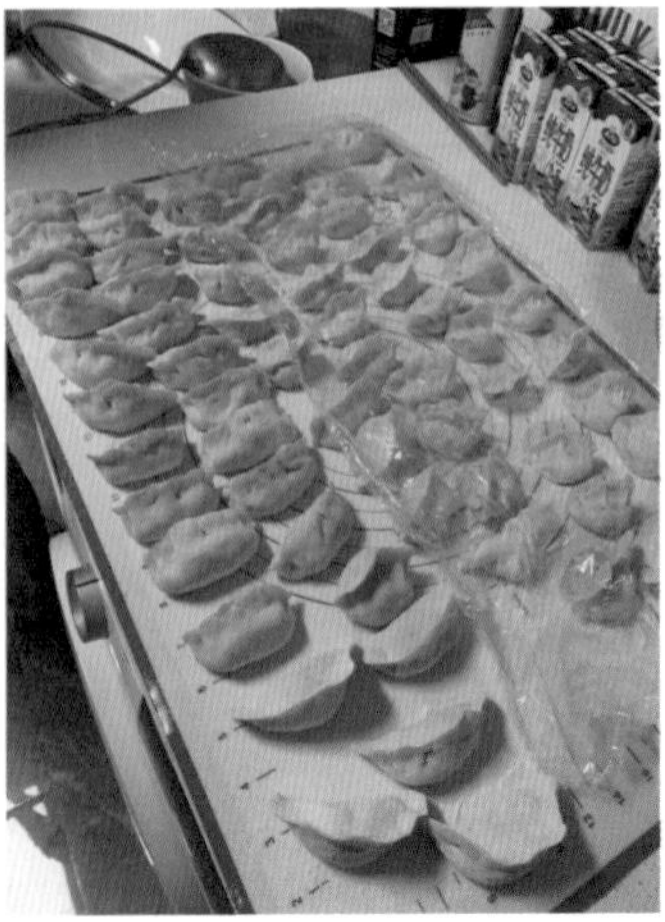

写真 140　北方地域の定番の餃子。家庭によって具の種類がいろいろとあり楽しいです。

があり、家庭でつくることが多いですが、ワンタンの皮はスーパーや市場で買ってくることが多いです。これも中国におけるワンタンと餃子の大きな違いです。

中国北方地域では餃子をつくるところも多いです（写真140）。冬至に食べる餃子は、『傷寒論』の張仲景《ちょうちゅうけい》が、農民たちの耳が寒さで凍傷になっているのを哀れみ、餃子の肉のなかに、血の巡りをよくして寒さを取る生薬を入れて彼らに施してあげたという逸話が残っています。冬の寒いときの餃子は非常に体を温めてくれます。水餃子の残りは、翌日に焼き餃子にすることが多いです。

このように冬至ひとつとっても、中国各地で食文化の違いがはっきりと出てくるのが興味深いです。

冬令進補《とうれいしんぽ》

「冬令進補」とは、簡単にいうと「冬になったら体を補う」という中医学の養生方法です。冬至になると陰が極まり、秋から蓄えてきた陽が、冬至以降に徐々に生まれてくると考えます。そのためこの時期に体を補うことで、次の春に備えて体づくりをすることになります。夏の「冬病夏治」とともに、四季の養生のなかでは重要な考え方です。

「補」というと、日本人の多くは「滋養強壮」のイメージを持つと思いますが、中医学では「薬で補うこと（薬補）は、食べ物で補うこと（食補）に及ばない」といわれており、基本的に日々の食生活で補うことを意味します。一般に、食材は薬材（生薬も含む）と違って性質が穏やかなものが多いため、日常生活でも用いることができます。もちろん、必要なときは中薬も処方します。特に、虚弱体質や高齢者の場合は、薬補と食補を上手に組み合わせて冬を乗り越えたいところです。

さて、体を補うとしても、なにを補うのかを考える必要があります。最もわかりやすいのは陰陽バランスの調整だと思います。陰が不足している陰虚の場合なら、体がほてったり、顔が赤らんだり、咽や口が乾いたりします。陽が不足している陽虚の場合なら、手足の冷えや倦怠感があったり、軟便気味であったりします。補うときは、少なくとも陰と陽のどちらが不足しているかを判断することが重要です（図⓭）。

一方で、「冬令進補」だからといって、だれもが補う必要はありません。体が元気であったり、

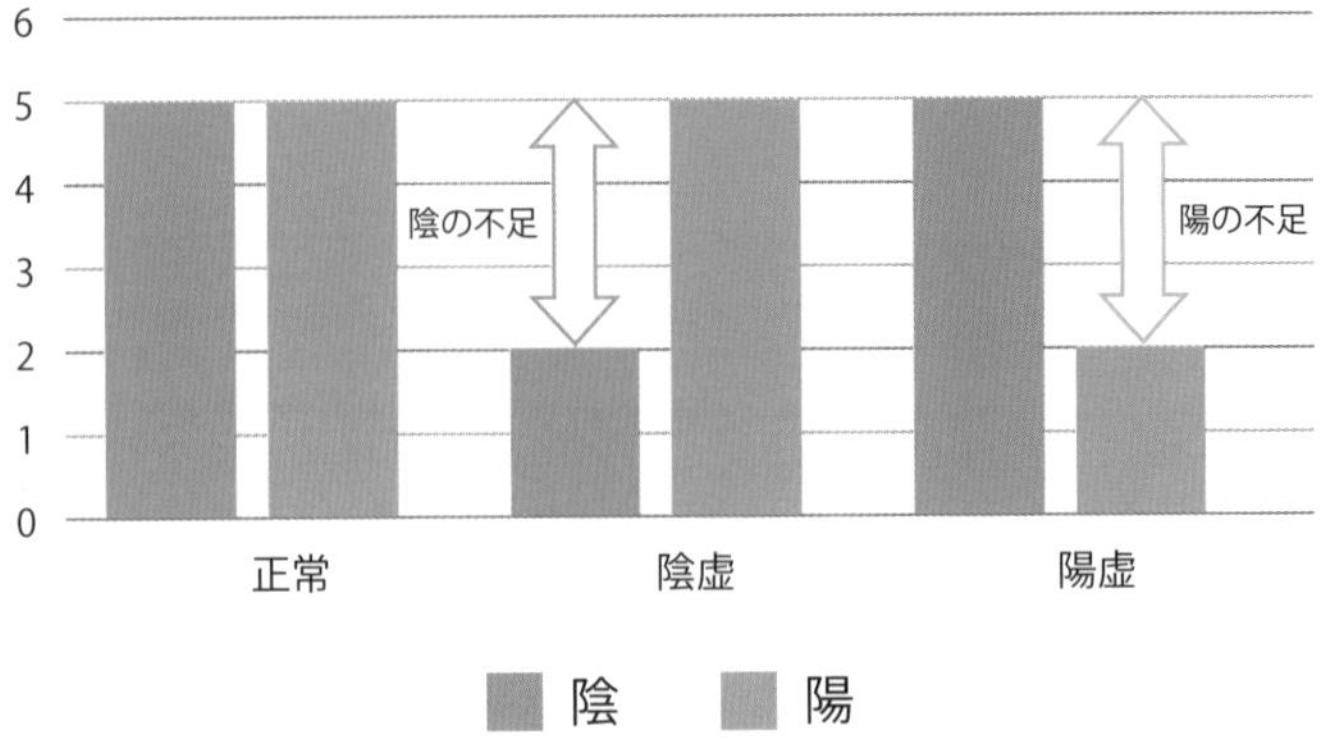

図⑬　冬令進補は体の不足を補うのが目的

むしろエネルギーが過剰気味のような人は補う必要がありません。また、お腹を壊しているときや、カゼをひいているときも補うことはしません。脾胃に負担がかかり、逆に邪気を取り込んでしまうと考えるからです。したがって、中医学のセルフ養生では、自分がどういう状態であるかを常に客観的に分析することがポイントになります。

中国江南地域で人気の膏方《こうほう》

上海や浙江省、江蘇省、安徽省など長江デルタ地域では、冬至前後の時期は膏方の処方で忙しくなります。近年では、通常の外来以外にも、膏方外来が臨時に設置される病院も出てきました。

膏方とは、生薬をじっくりと煮詰めてつくるペースト状の膏薬のことです。自然界の陽気が出始める冬至以降から服用を始めるのが一般的です。膏方は、慢性的な

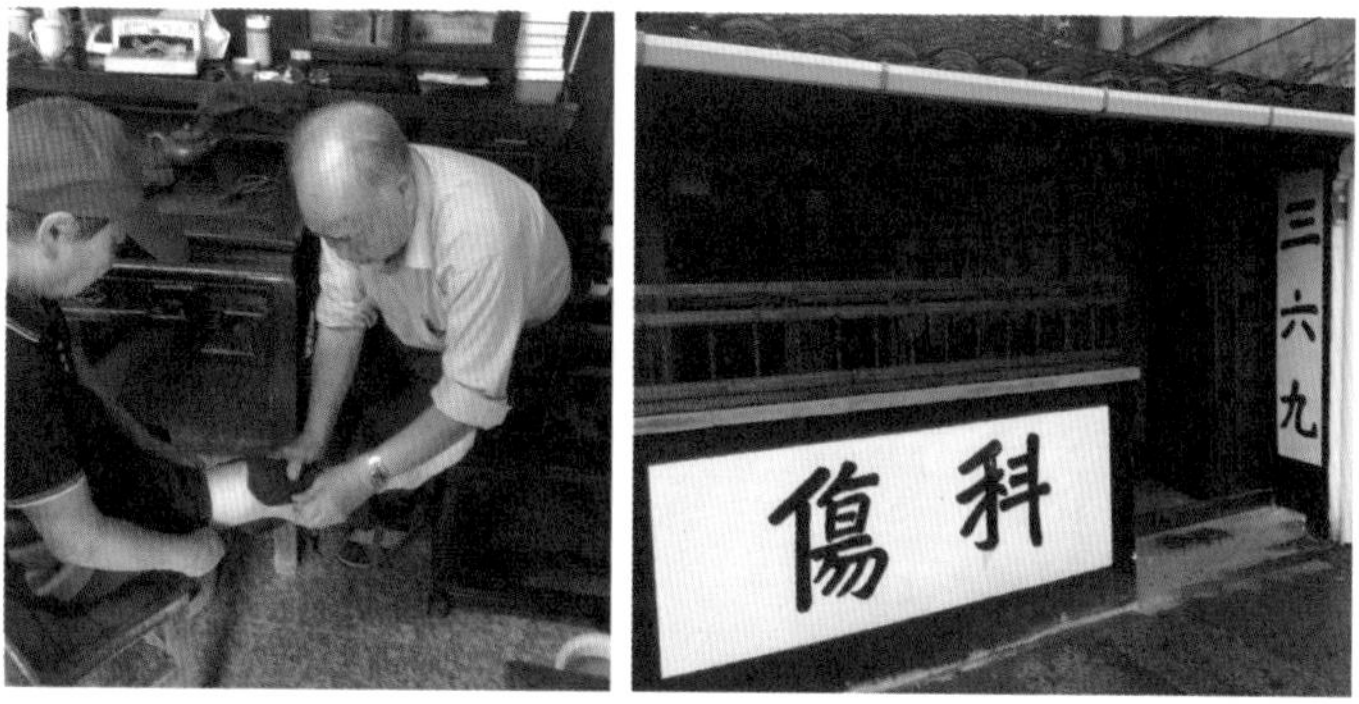

写真141　浙江省紹興の「三六九傷科」は、地元で伝統的な骨傷科を継承しています。浙江省の無形文化財。

疾患を抱えている人、慢性的な疲労を抱えている人、高齢者や子ども、女性などその適応範囲は非常に広いのが特徴です。

ペースト状の中薬といえば、中医骨傷科（整形外科）などで使われる外用の膏薬が有名です（写真141）。一方で、内服に使われる膏薬も現代の中医学ではよく使われます。たとえば、中国の中医薬局でよく見かける「茯苓膏」や「亀鹿二仙膏」などは既製品の膏方として有名です。しかし、臨床で処方される膏方は、患者の症状に応じたもので、弁証論治にもとづいて処方を検討します。

中国の膏方にもいろいろな流派があります。上海を含む江南地域では膏方が特に盛んですが、北方地域には宮廷膏方がありましたし、広東省には薬膳膏滋というものもあります。江南地域の膏方は、明代から清代初めにかけてたいへん流行しました。ちょうど江南地域一帯で朱丹渓《しゅたんけい》（1281-1358）や張介賓《ちょうかいひん》（1563-1640）、趙献可《ちょうけんか》（生没不

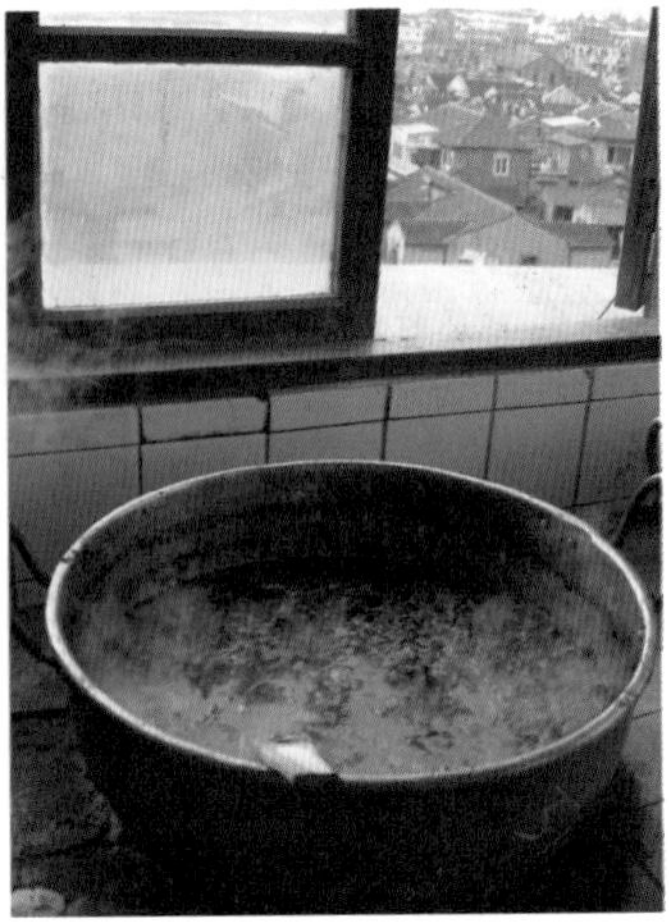

写真142　伝統的な膏方は銅製の鍋で煮詰められます。

詳）などの医学者が活躍した時期と重なっており、この時代にこの地域で発展した腎命門学説（命門《めいもん》とは生命の根本であり、長年それがどこに存在するのか討論されてきた。右腎か、左右の腎か、それとも左右の腎の真ん中か。いずれにしろ命門は生命活動と深くかかわりがある）と関係があるという説もあります。

膏方を制作する技術はかなり複雑で、手間がかかるために一般の薬局ではなかなかできません。実際、処方を出すと患者の手もとに膏方が届くまで最低三日間はかかります（写真142）。膏方の歴史は、まさに中医学の歴史の一部であるといっても過言ではありません。古くは『黄帝内経』にも「馬膏」の記載があり、『金匱要略』にある処方「大烏頭膏」なども膏方の類です。

一般に膏方は大きく飲片・細料・輔料の三つの成分に分けられます。中心となるのが飲片で、いわゆる一般の刻み生薬のことを指します。患者の症状に合わせて弁証され、生薬の種類が一般の複方処方と比較しても非常に多く、三十種類ほど使います。特に、地黄・山薬・枸杞・女貞子・麦門冬・山茱萸など滋膩系の性質の生薬がよく登場します。量も一般の複合処方の十倍は使います。細料とは近年非常に高価になった冬虫夏草や野山参などの貴重な生薬をはじめ、胎盤粉など、粉にして添加するものを指し、輔料とは濃縮した煎じ薬を固めるのに使う氷砂糖や亀板膠、阿膠、鹿角膠などのことを指します（写真143）。

膏方のもう一つの特徴として、一般の煎じ薬より飲みやすいという点があります。これは氷砂糖などを輔料として使っているためで、苦い生薬が苦手な子どもにも好評です。また、保存しやすいだけでなく、一匙を一日一～二回、空腹時にお湯に溶いて飲むだけなので、持ち運びにも便利です。膏方は一般に服用期間が長く、一度つくった膏薬は半月から一カ月は連続して服用します。それだけに通常の複合処方と違った処方上の配慮が必要になります（写真144）。

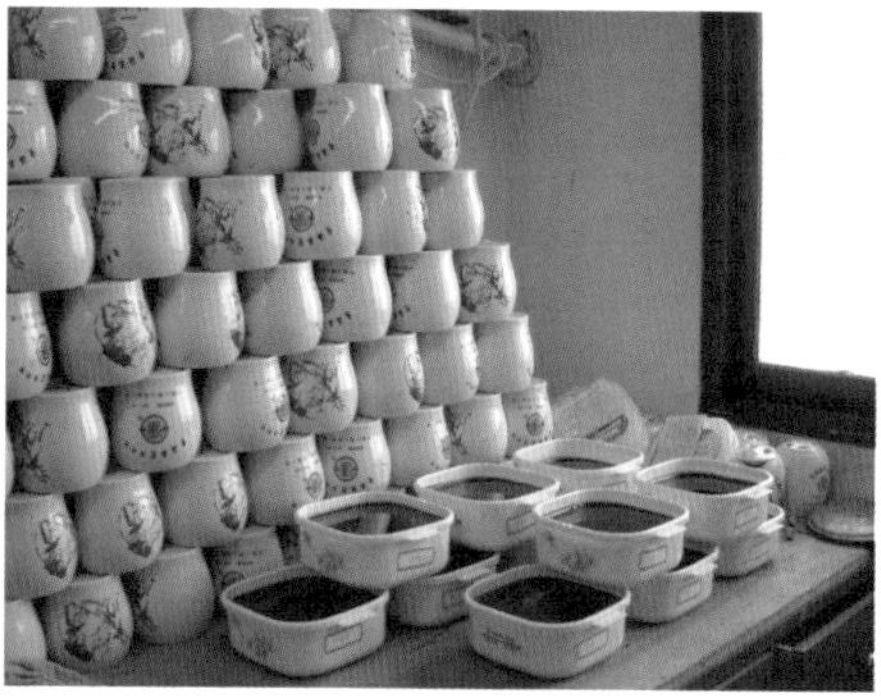

写真 143　伝統的な膏方用の壺。

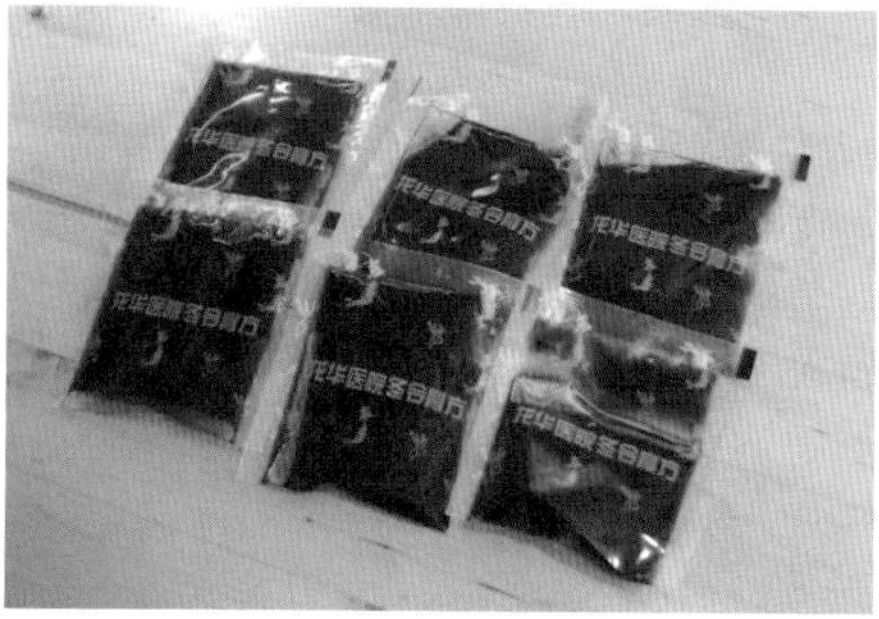

写真 144　現代の膏方は保存しやすいように飲みきり型のパックに入っています。

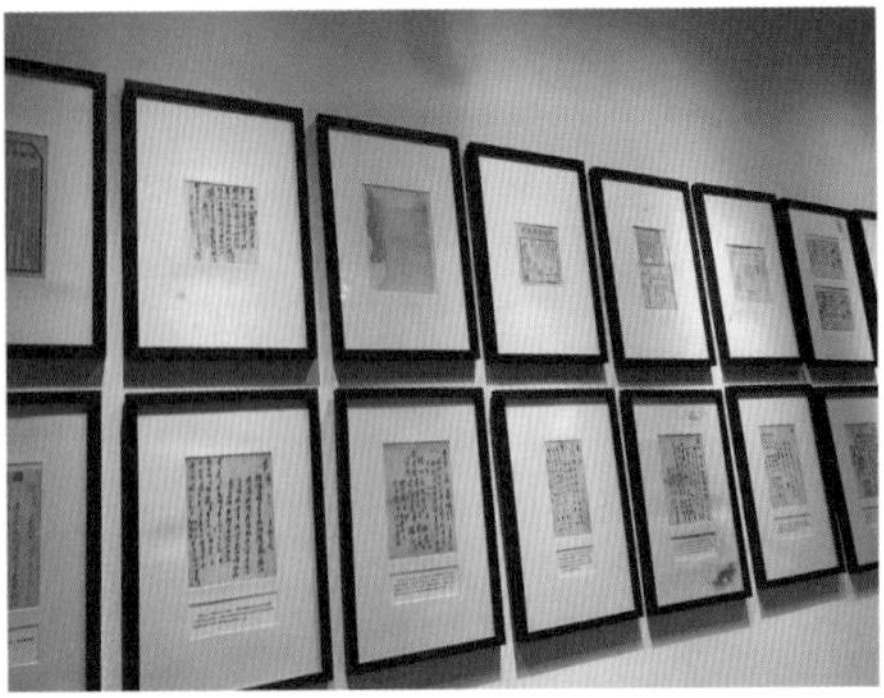
写真 145　有名な中医師の処方箋は額に入れられて展示されることもあります（浙江省衢州にて）。

この膏方も、最近は単味顆粒エキス剤を使ってつくるシステムが完成しました。詳しくは第九章で紹介します。

膏方は中医学の文化であるといわれることがありますが、その理由の一つに、一種の芸術作品として残される処方箋の美とも関係があります。いまでも、著名な中医師は毛筆で膏方の処方を書きます。上海の国医大師（二〇〇九年から始まった、中国で中医学の発展に大きく貢献した人に対して贈られる最高の称号）だった故・顔徳馨教授が、自身の臨床経験にもとづいて百例の毛筆書きの処方箋を本にして発表されました。処方箋は単に膏方の処方内容を記しているだけでなく、「病案」として症状や弁証についても説明しています。中医用語を巧みに使い、漢詩のようにリズミカルに書かれた病案には、処方した医師の知識の深さが感じられます（写真145）。

このように膏方は処方するのに時間がかかるものであり、一般に患者の問診をした後、医師は自宅に持ち帰って処方を考えることが多いです。そして、処方箋は美しく清書され患者に渡されます。

さらに私はもう一つ、冬の膏方に大事な意味があると思っています。それは、治療が落ち着いて、めったに病院にやって来ない患者さんたちが、膏方のシーズンになると再び顔を出し、健康状態の再チェックをするということです。日々の健康管理をする重要性を、膏方処方を通じて再度認識できるというわけで、このことは「未病を治す」という中医学の思想にもつながり、また医師とのコミュニケーションをはかるうえでも非常に大切だと思います。

こうして冬令進補と関係が深い冬至が過ぎると、小寒（一月五～六日）、大寒（一月九～二十一日）と一段と寒さが増してきます。大寒を過ぎた頃から、中国ではいよいよ春節を迎えるため、「年夜飯」と呼ばれる忘年会シーズンに入ります。

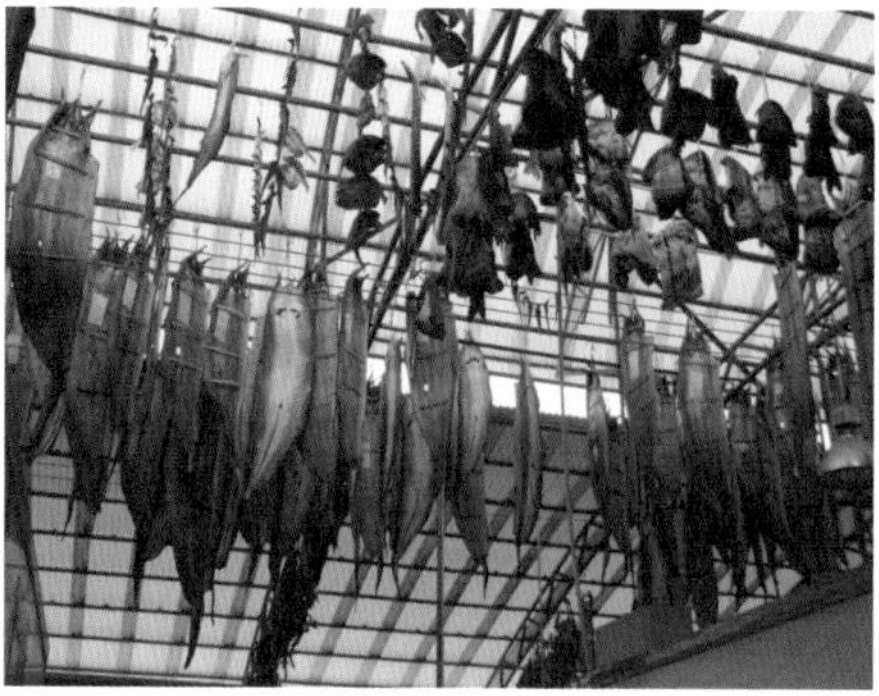
写真 146　魚を干しています。中国では「風干」（fenggan）と呼びます。

冬の食べ物(2)(3)(14)

中医学では冬は水の季節であり、腎と深く関係があります。そのため、冬は腎の養生を重視します。また陰が強い冬は、黒色の食材が好まれ、黒米・黒豆・黒ゴマ・黒キクラゲ・昆布・黒ナツメなどがあります。また、寒さ対策には牛肉・山羊肉・羊肉など体を温める肉類も重要です。上海では食べませんが、寒冷地域では狗肉（犬肉）も体を温める食材として珍重されています。さらにヤマイモ・サトイモ・ダイコンなどミネラルが豊富な根物も重要です。特に、子どもや高齢者にとっては、冬は抵抗力を高めるのに重要な季節です。冬に体を補うためにも大豆・卵・落花生・クルミ・エビ・魚など良質なタンパク質を摂取できる食材を摂るようにしましょう（写真146 147 148）。

（1）ナツメ

中国語では「棗子」（zaozi）と書きます。料理やお茶でも重宝し、中医学でも非常によく使う生

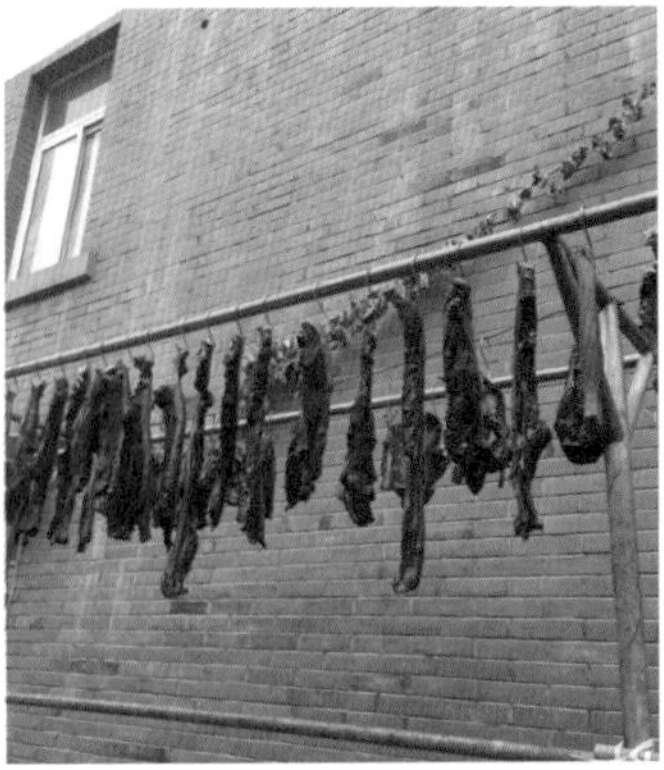

写真 147　豚肉を干す醤油肉。

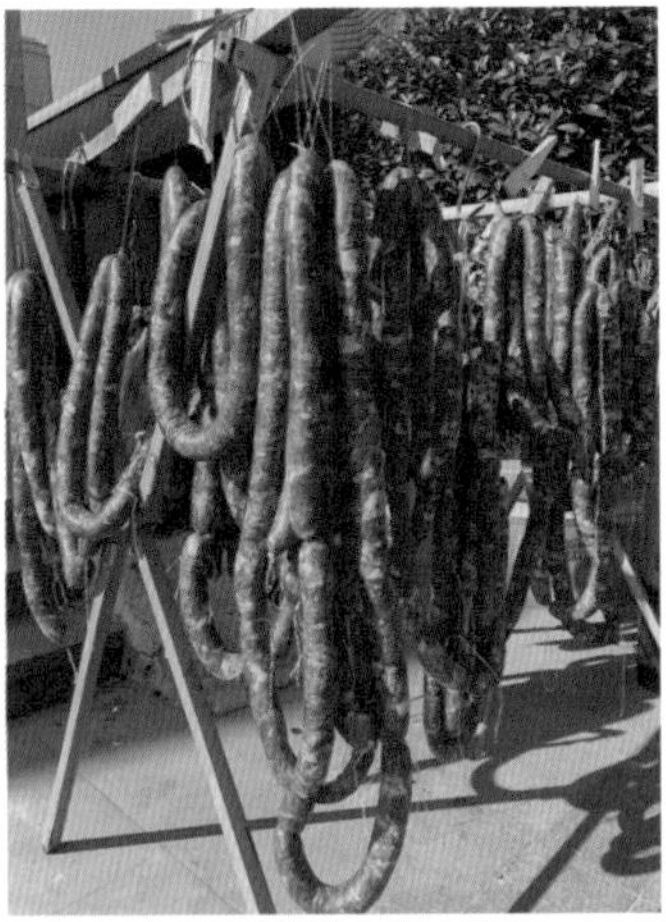

写真 148　寒空のなか中華ソーセージ（香腸）を干す。こうした食材の準備は、来たる春節のためでもあります。

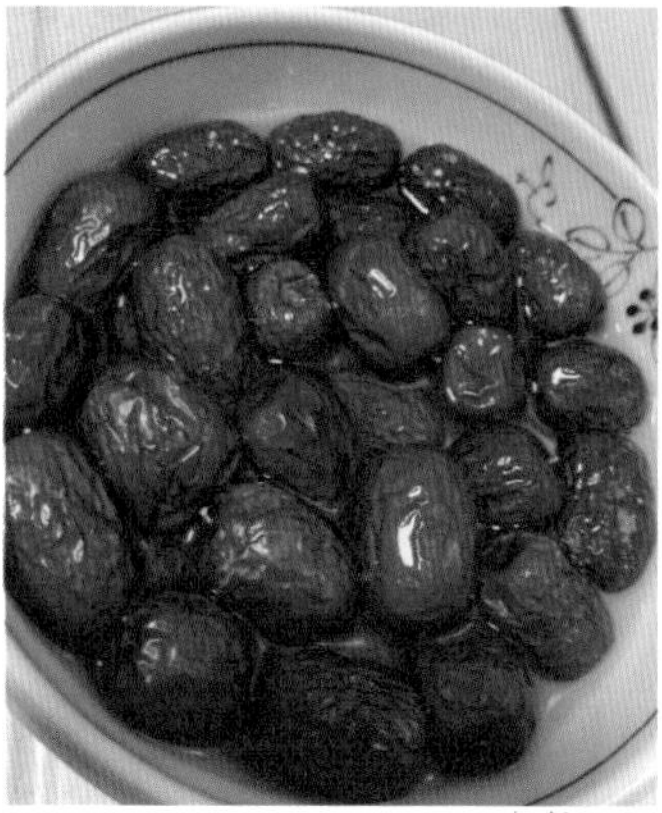

写真149　新疆ウイグル自治区和田《ホータン》の大ナツメ。

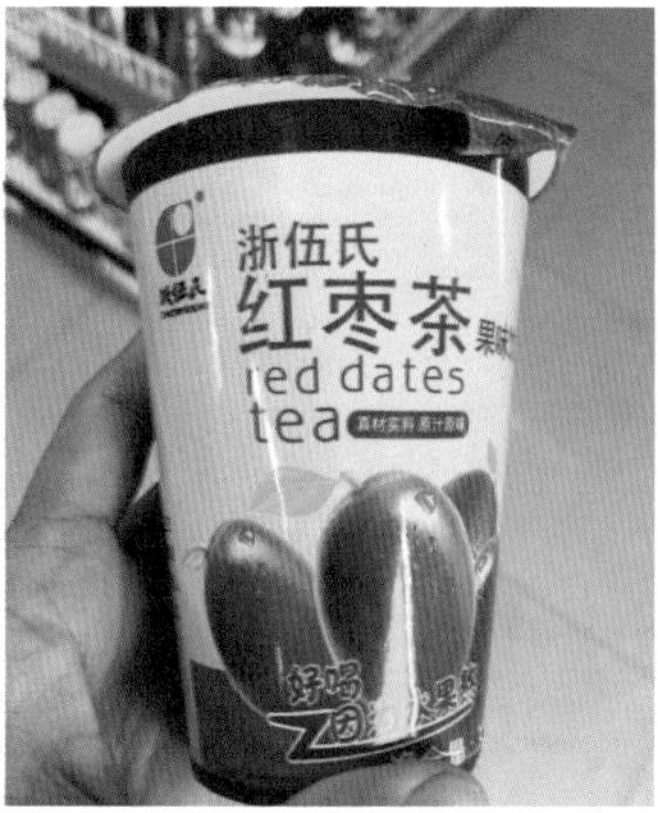

写真150　甘粛省で見つけたナツメ茶。

薬であり、食材でもあります（写真149 150）。しかし、日本ではいまひとつ認知度が高くありません。じつは、日本でも田舎に行けば結構植わっているのですが、スーパーでは中国ほど見かけません。個人的には、新疆ウイグル地域の大棗が気に入っています。秋頃に収穫・乾燥させるのですが、新鮮であればそのまま食べても非常に美味しいです。そのほかに、「冬棗」といって、新鮮なままで食べるナツメもあります。リンゴのような食感でシャキシャキと食べられます（写真151）。

ナツメが重宝されるのはその効能ゆえで、食欲不振・倦怠感・不眠・イライラなど現代人がよく訴える症状に使えます。中医学では大棗と生姜をよく併用しますが、大棗によって生姜の胃腸への刺激感を緩和できるうえ、生姜の発散作用により、大棗の効能を高めると考えられています。

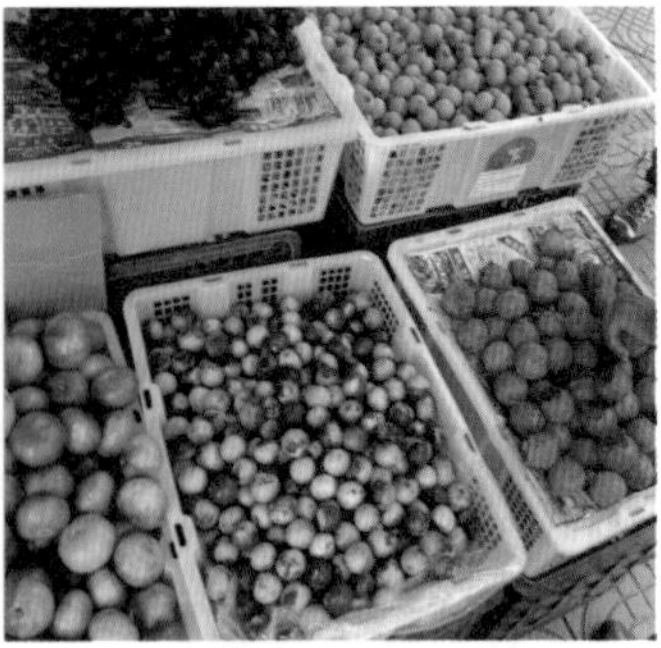

写真151　真ん中のカゴに入っているのが冬棗。

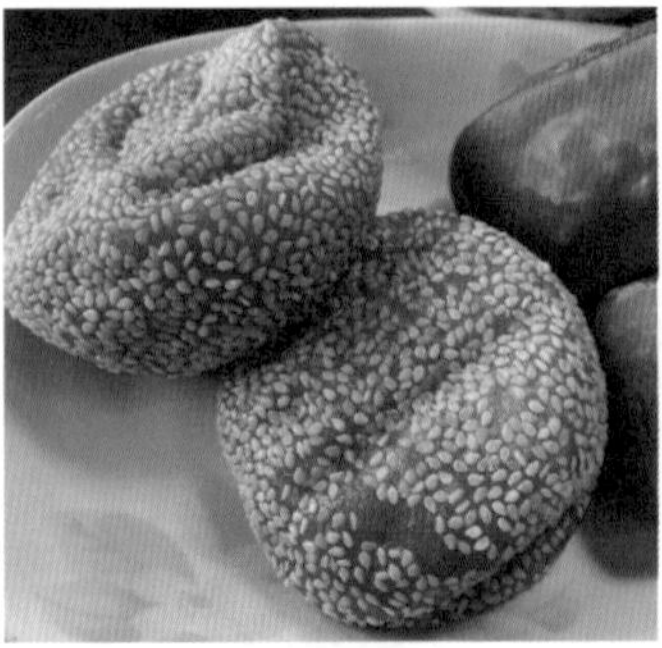

写真152　朝食の定番の一つゴマ団子。白ゴマです。

ナツメはその甘い味からお菓子にもよく使われ、お腹の調子が悪いときはナツメを煮出してその汁を茶代わりに飲むこともよくあります。

【薬性】味甘、性温、無毒

【帰経】心・脾・胃

【効能】補脾益胃・養血安神・緩和薬性

【主治】脾虚泄瀉・倦怠感・食欲不振・動悸・不眠・ヒステリーなど。

【用量】3～9g。

【注意】腹部膨満感がある人は控えること。

（2）ゴマ

中国語では「芝麻」（zhima）と書きます。中医学で生薬として『中華人民共和国薬典』（『中国薬典』とも呼ばれる。中国国家薬典委員会が制定し、中国で使われる医薬品の基準になる）に収録されているのは黒ゴマです。白ゴマは黒

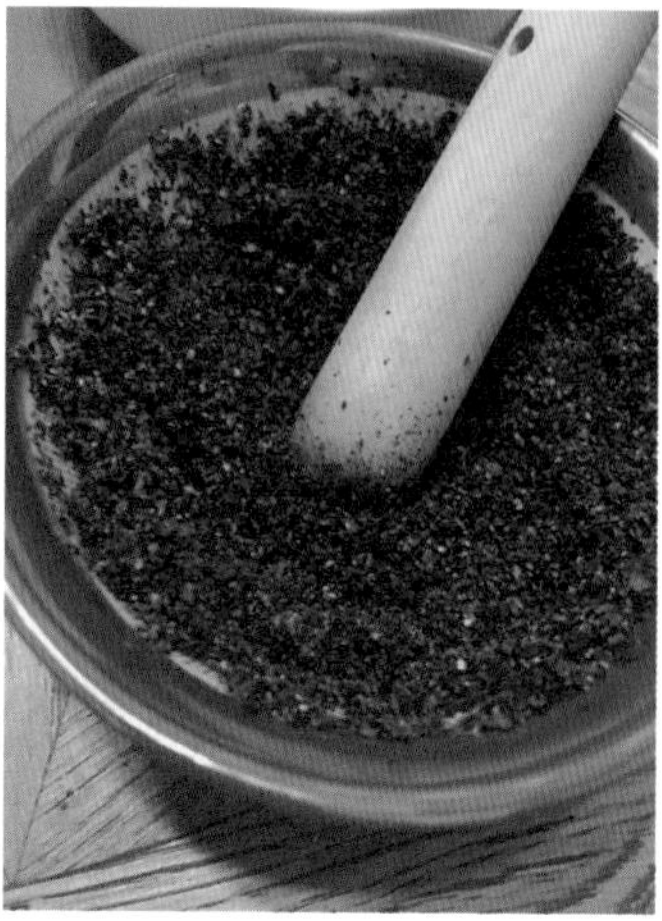

写真 153　ゴマを粉にして料理に使います。

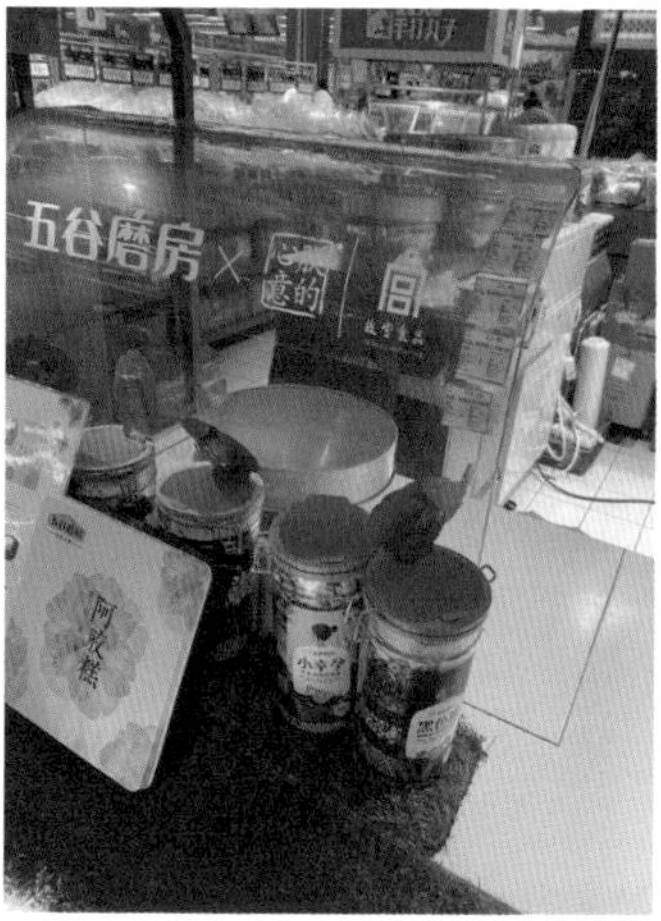

写真 154　雑穀なども粉にできます。

ゴマに比べても値段が安く、料理で使われます。日本でもお馴染みの点心、ゴマ団子は白ゴマを使うことが多いです（写真152）。ゴマ油（香油）に使われるのは、白ゴマが多いです。また一般的に中国では白ゴマより黒ゴマのほうが食用する価値が高いともいわれています。

中国では黒ゴマを粉にしてペースト状にした芝麻糊を冬令進補のシーズンに食べます（写真153）。なかに雑穀を入れたり、クルミや小豆を入れたりして蜂蜜などでやや甘みのある味付けでいただきます。冬になると、上海ではゴマなどをブレンドして粉にしてくれるお店も登場します（写真154）。冬の養生に欠かせない食材の一つです。中医学では腸を潤す効能によって便秘にも使います。

【薬性】味甘、性平

【帰経】肺・脾・肝・腎

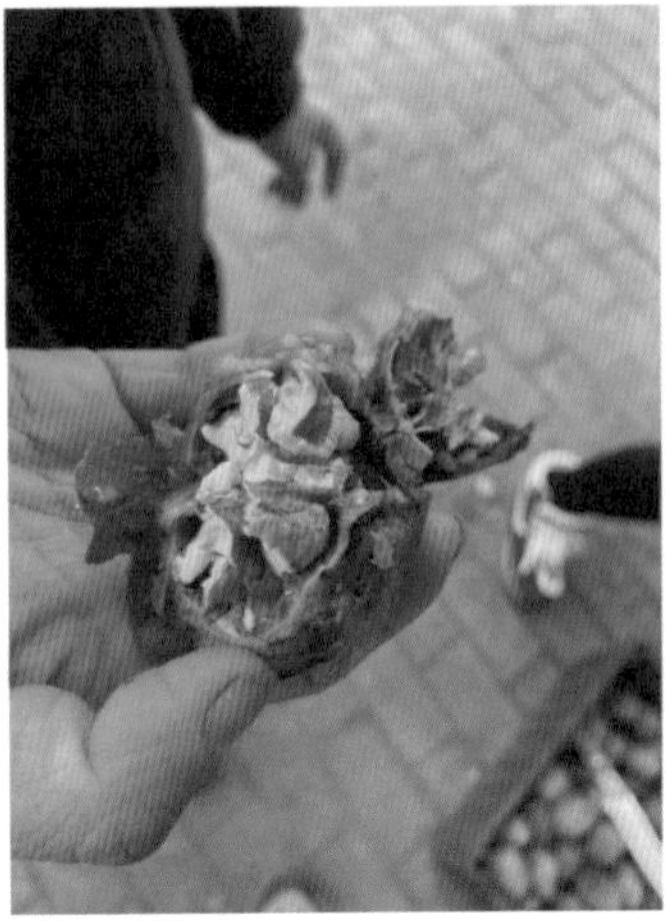
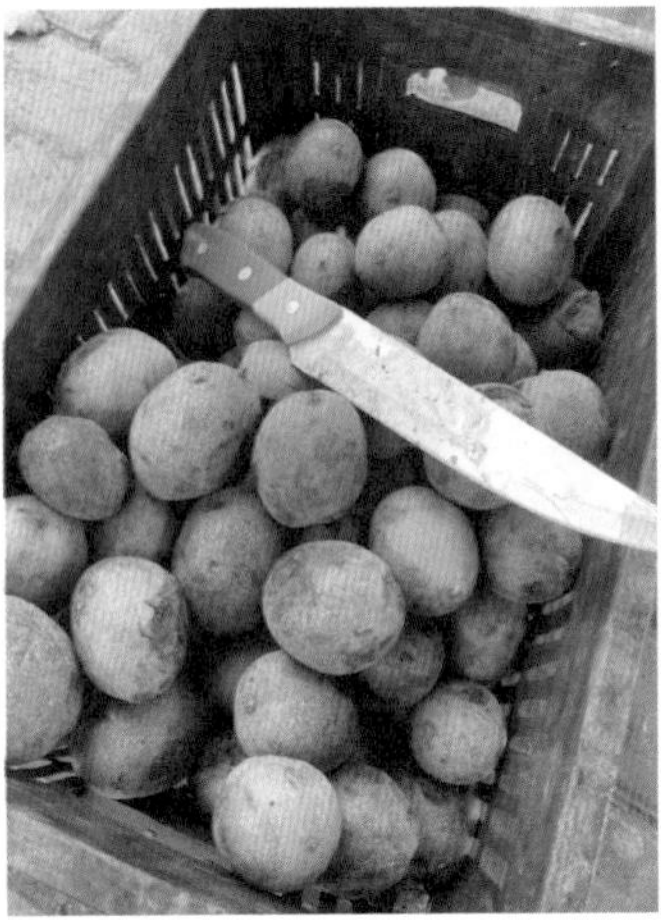

写真155　胡桃の実からクルミを取り出す。中国の西北地域では実のままで売られていることもあります。

【効能】滋陰肝腎・補益精血・潤燥滑腸
【主治】眼のかすみ・耳鳴り・虚弱体質・早期白髪・便秘など。
【用量】9～30g。
【注意】胃腸の調子が悪く、下痢気味の方は控えるように。

（3）クルミ（写真155）

上海で公園にいる人を観察していると、両手にクルミを持って頭の体操のためにクルクルと回しながら歩いている高齢者をよく見かけます。片手で二～三個のクルミを手のひらでクルクルと回し、それを両手で歩きながらとなるとなかなか難しいです。じつは、中国ではクルミの形は脳に似ているので、「脳を補う食材」などといわれます。ただし、本当に「補脳」するかといえば、これはまた別問題です。

クルミは炒めてから粉にしてゴマなどと混ぜてみたり、粉を粥や牛乳のなかに入れて加熱したり、いろいろな食べ方がありますが、基本的に生では食べません。

【薬性】味甘・性温、無毒

【帰経】肺・腎・肝

【効能】温肺定喘・補腎固精・潤腸通便

【主治】咳・インポテツ・腰痛・頻尿・便秘・早期白髪など。

【注意】食べすぎないように。一日二～三個ぐらい。

（4）ショウガ

中国料理で調味料としても非常に重宝されるショウガ。市場に行ってもさまざまな種類のショウガを見かけます。嫩姜《どんきょう》、生姜、老姜の三種類が上海の定番です。

嫩姜は、新鮮で水分が多く、表面がツルツルとしており、芽が出ていて、軟らかいショウガです。辛さはやや控えめで上海では春頃によく食べられます。調味料というより、野菜のように食べることもあります（写真156）。老姜は表面がザラザラでかなり硬く、味が濃くて辛さが強いです。水分もやや少なめで、繊維が多いです。一般的に体を温める薬膳スープのなかに入れるときはこの老姜を

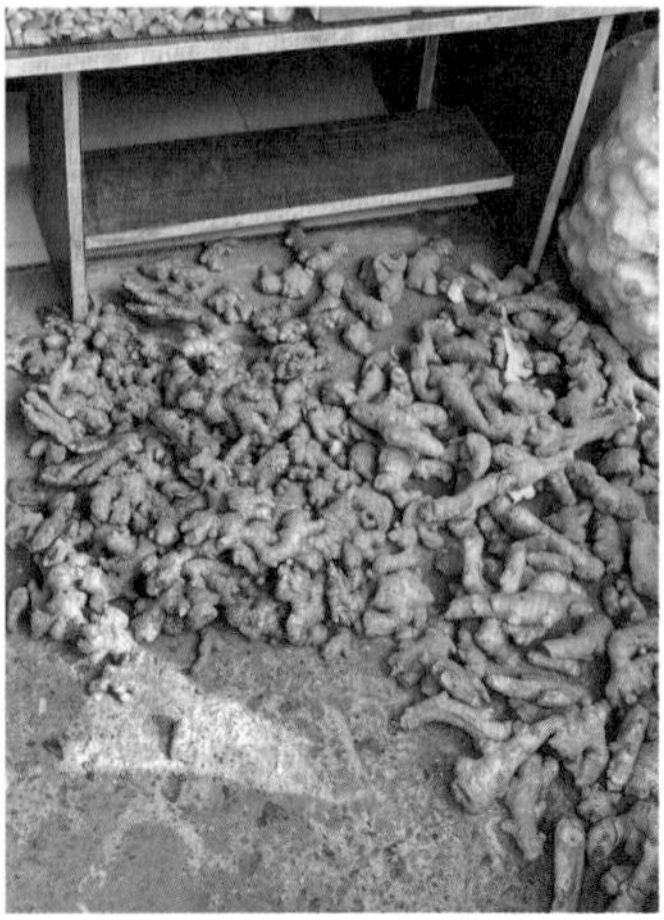
写真 157　生姜（左）と老姜（右）。

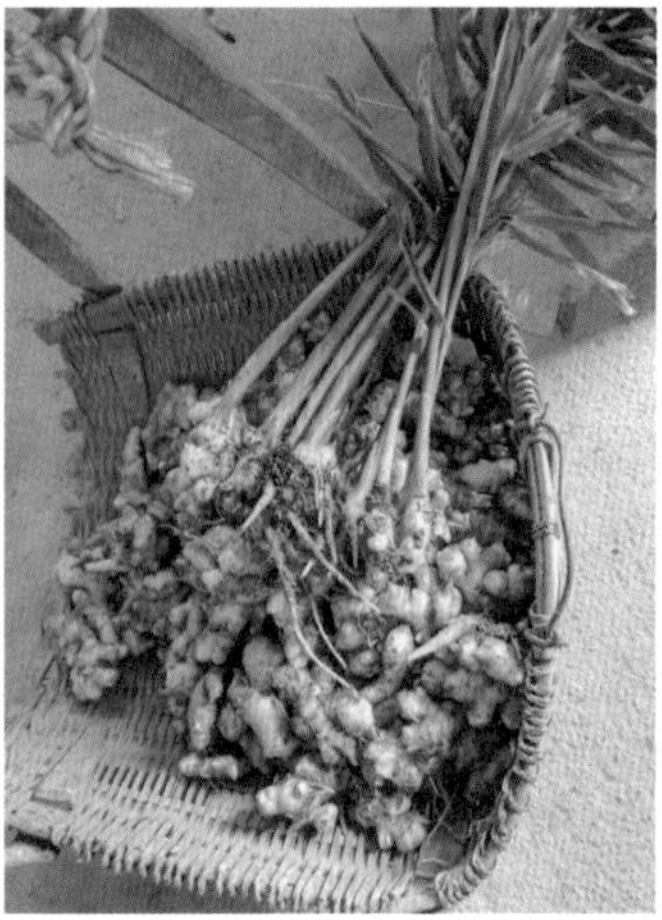
写真 156　嫩姜。

使います。生姜はその中間に位置し、魚臭さや肉臭さを取ったり、調味料として使うことが多いです。中国料理ではショウガの使い分けはとても重要です（写真157）。

ショウガは、寒さが強いカゼや、頭痛・鼻づまりなどに使いますが、吐き気止めにも重要で、ショウガのスライスを口に含むだけでもムカムカ感が治まるはずです。また、魚・カニ・生半夏など毒性のある生薬の解毒にも使われます。日本で寿司を食べるときにガリを食べるのもそういった意味合いがあります。上海で上海ガニを食べるときもショウガは欠かせません。ショウガの皮も中医学では利尿作用のある生薬として使われます。

中国では生薬の生姜を乾燥させたものを乾姜と呼びます。辛さが生姜よりさらに強烈にな

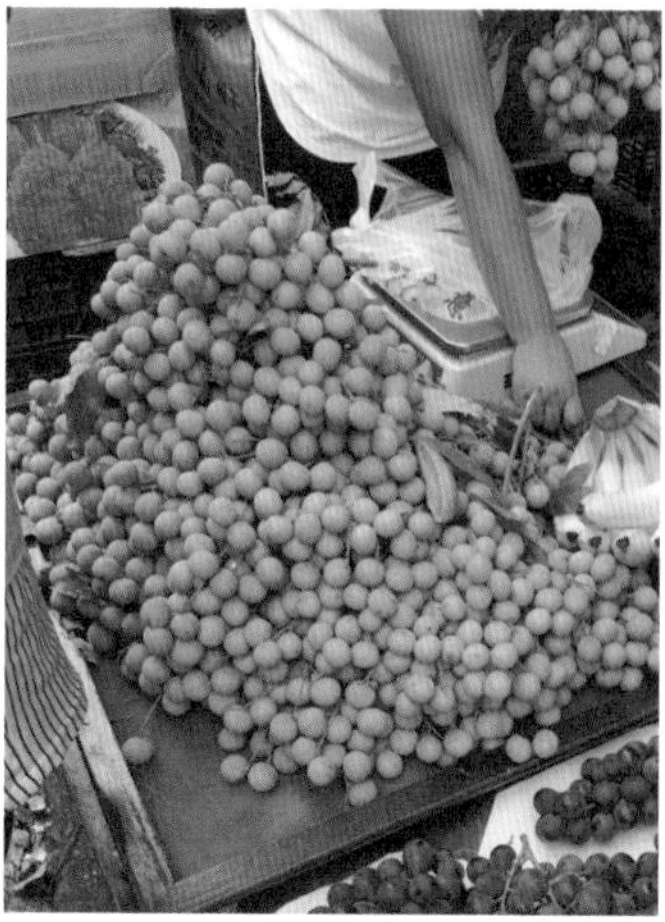

写真158　福建省の市場ではリュウガンがたくさん並んでいました。

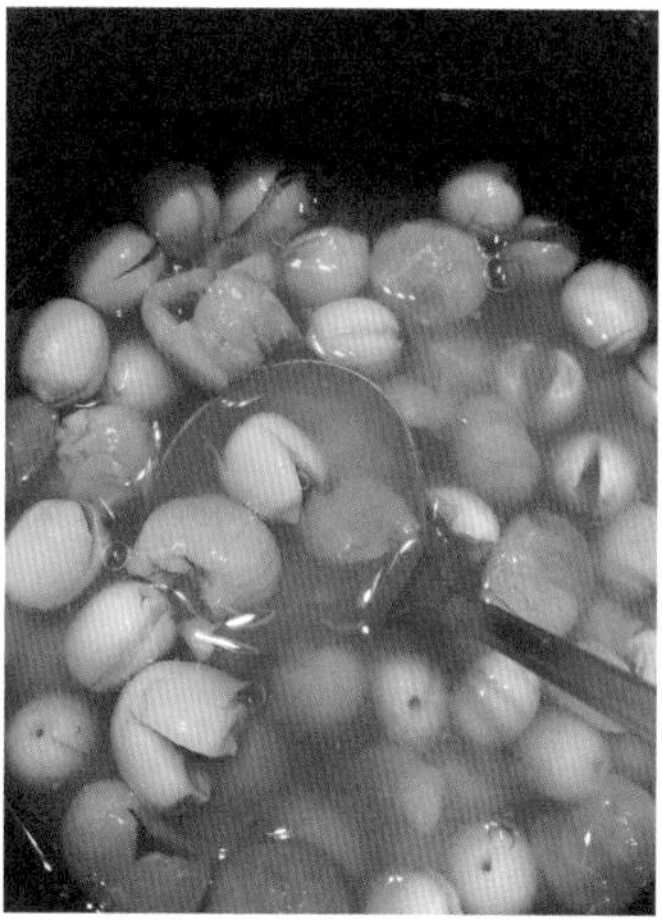

写真159　リュウガンはハスの実と一緒に煮込んでも美味しいです。

り、体を温める働きがあります。腹部や手足の冷えなどに使います。

【薬性】味辛・性温、無毒

【帰経】肺・胃・脾

【効能】発表散寒・温中止嘔・化痰止咳

【主治】風寒感冒・発熱悪寒・頭痛・鼻づまり・寒痰咳喘・魚やカニの解毒。

【用量】3～9g。

【注意】咽が痛いとき、体がほてるときなどは使わないなど。

（5）リュウガン

中国語では「竜眼」（longyan）と呼びます。秋に広東省や福建省で収穫され果物としてよく食べられます（写真158）。新鮮なリュウガンは肉が白く、なかに大きめの種が入っています。

干した物を桂圓・竜眼肉とも呼び、中医学でも体を補う性質の生薬として使われます。有名な処方では日本でもエキス剤になっている帰脾湯《きひとう》に使われています。甘みがあるので、子どもも大好きです（写真159）。ただし、食べすぎると上火して吹き出物などが出やすいので注意が必要です。

【薬性】味甘・性平・無毒

【帰経】心・脾

【効能】養心血・安神・補脾気

【主治】動悸・不眠・食欲不振・倦怠感。

【用量】6～12g。

【注意】食べすぎると上火しやすいので注意。

（6）サトウキビ（写真160）

秋が深まってくると、上海の果物屋を中心に、竹竿のように立てかけられているのがサトウキビです。客はそこから選んできて、皮を剝いで節単位で切ってもらい、嚙って食べます。サトウキビは嚙っても、繊維が硬くて食べられないため、吐き出します。みずみずしくて咽の渇きを癒すのには非常によいです。街中でサトウキビを圧縮して、汁だけをコップに入れて売っている店もあります。中国の民間では空咳や咽の痛みがあるときによく飲まれます。また、二日酔いで調子が悪いと

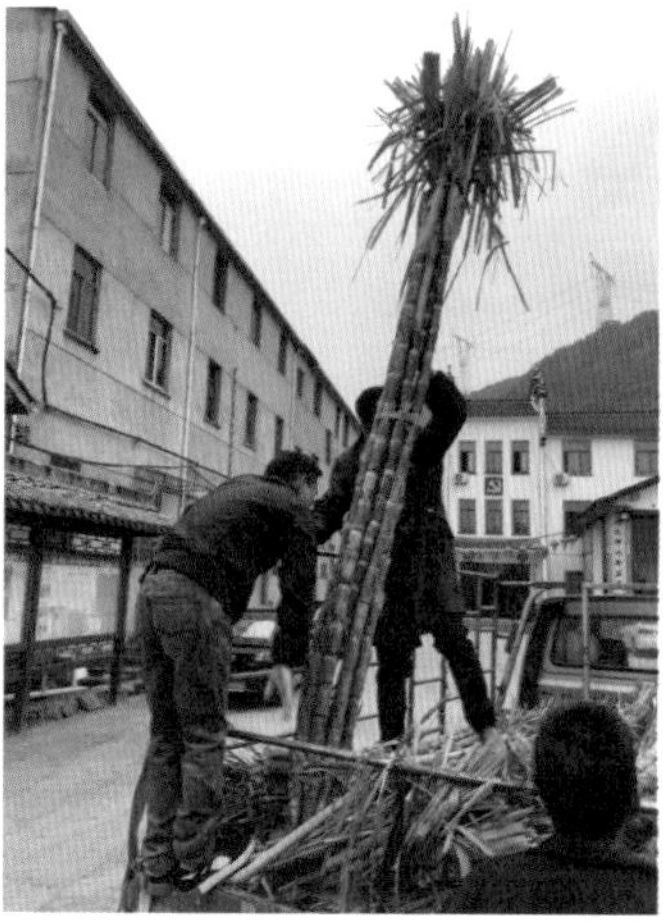

写真160　中国の南方地域の各地で食べられているサトウキビ。

きも使います。サトウキビはカビが生えやすいので、必ず新鮮なものを選ぶのがポイントです。

【薬性】味甘・性寒・無毒

【帰経】肺・胃

【効能】清熱生津・潤肺止咳・和中下気・解毒通便

【主治】熱病による津液の損傷・口渇・咽の痛み・乾燥した咳・嘔吐・便秘など。

【注意】脾胃の冷えによる下痢・軟便があるときは控える。

（7）松の実

中国語では「松子」(songzi) や「松子仁」(songziren) と呼びます。上海料理では「松子桂魚」（写真161）などが有名で、点心でもよく使われます。江蘇省蘇州の特産「粽子糖」と呼ばれる飴は有名です。松の実を飴色の麦芽糖で包み、小さな中華ちまきのような形状をしています。中医学の古典にもよく登場し、一般に「長寿果」とも呼ばれ、薬膳料理でもよく使われます。

【薬性】味甘、性微温

【帰経】肺・大腸
【効能】補虚潤肺・潤通便
【主治】痰が粘っこくて出にくい空咳・便秘症。
【注意】軟便・下痢の場合は控えるように。

（8）ダイコン（写真162）

「夏は生姜、冬は大根を食すると医者いらず」とは、中国では非常によく知られる諺です。冬などに動物性タンパク質を摂取する時期にダイコンを一緒に食べると、胃腸のもたれが楽になり、消化吸収を助けてくれるというわけです。上海でも日常的に牛肉や山羊肉と一緒にダイコンを煮込む食べ方が多いです。ちなみにダイコンは中国語では大根ではなく、「莱菔」（laifu）や「蘿蔔」（luobo）と呼びます。

上海でダイコンを使った保存食として有名なのが蘿蔔干です。ダイコンを天日に干し、瓶のなかに塩とともに圧縮して二～三週間発酵させせます。これは日本のたくあんとそっくりです。上海料理ではいろいろなところで使われます。痰が黄色で咳が出る場合は、日本でもお馴染みのダイコンシ

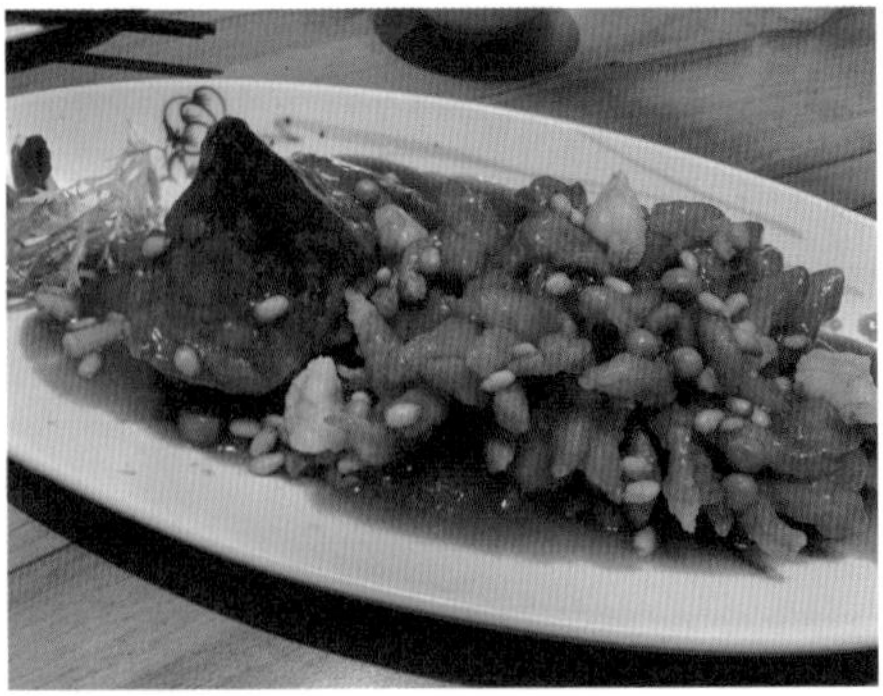

写真161　上海の定番料理の一つ松子桂魚。白色の実が松の実です。

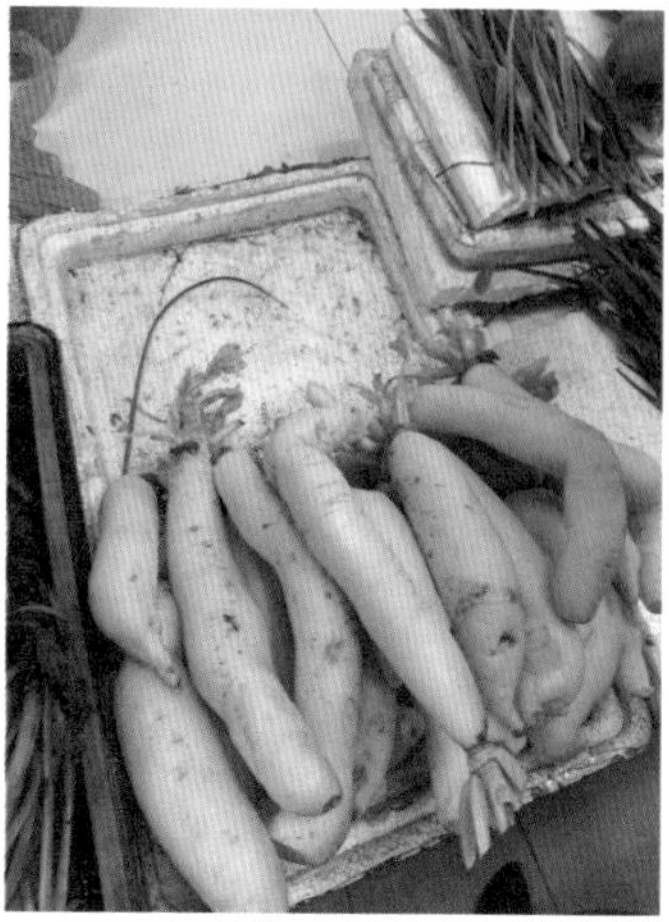
写真 162　中国の市場のダイコン。歪な形が多いですが、甘みがあって美味しい。

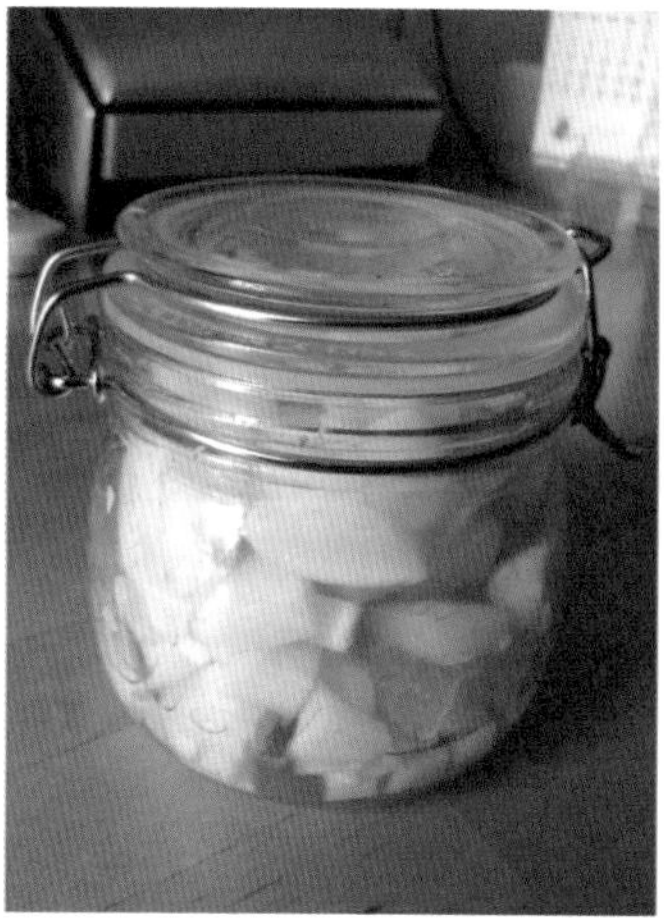
写真 163　家庭でも簡単にできるダイコンシロップ。

ロップをつくります（写真163）。ダイコンをサイコロ状に切って、蜂蜜で一晩漬けその汁を飲む方法も有名です。

【薬性】生：味辛・甘・性涼、加熱：味甘・性平・無毒

【帰経】肺・脾・胃・大腸

【効能】消積導滞・清熱化痰・下気寛中・解毒止血

【主治】食べすぎの腹部膨満感やゲップ・痰熱の咳・咽の渇き・声がでない・吐血・鼻血・血便・下痢・偏頭痛など。

【注意】脾胃が冷えやすい人は生で食べることを控えるように。

（9）ヤマイモ

ヤマイモは中国では古代から食べられて

いて、三千年以上の歴史があるともいわれています。中医学でも『神農本草経』では上品《じょうほん》（副作用が少なく、体質を強化するグループ）の生薬として収録されています。その名も「山薬《さんやく》」。河南省の淮山薬がブランドとして確立されており、品質もよいとされています。一般に、乾燥させて使われ、日本でも有名な六味地黄丸にも入っています。上海では炒め物にしたり、蒸したり、お粥に入れたり、スープに入れたりしますが、生で食べることはほとんどありません（写真164）。

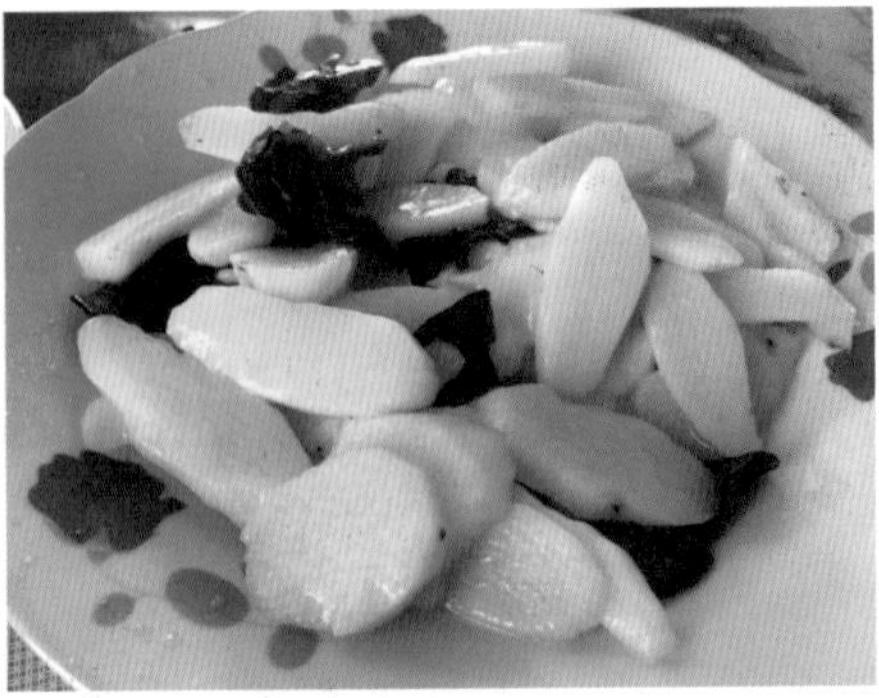
写真164　ヤマイモとキクラゲの炒め物。

【薬性】味甘・性温

【帰経】心・肺・脾・腎

【効能】補脾止瀉・養陰扶脾・補腎固精・縮尿・止帯

【主治】食欲不振・軟便・便の回数が多い・食欲不振・慢性の咳・頻尿。

【注意】陰を補う性質があるので、体内に湿気が多かったり、腹部膨満感などがあるとき、便秘気味は控える。

【用量】9～120g(14)。

（8）冬に食べる肉類

中国人は肉食を好みます。それは、普段の食卓に並ぶ肉の種類からもわかりますが、日本人が魚をよく食べるように、中国人の肉の食べ方にもさまざまな流儀があります。また、中国料理といっても、中国各地でその種類もさまざまで食べられる食材は大きく違います。たとえば、山東省ではロバをよく食べますが、上海市では滅多に食べることはありません。日常の食事のなかでも、肉食の数や種類が料理のレベルを示しているとされており、そのこだわりを知ると非常に興味深く、逆に日本でももっと多くの種類の肉類が気軽に食べられたらよいのにと思うこともしばしばです。日本でも昔から、養生や病人の健康回復のために「薬食い」といって肉食する習慣がありましたが、いまではそういった認識も減っているように思います。

ひとくちに中国といっても広すぎるので、ここでは上海でよく食べられている肉類をいくつか紹介します。

①豚肉

中国江南地域で最も食べられている肉、それが豚肉です。二〇一九年頃から中国では豚肉の値段が高騰して、大きな社会問題になっています。豚に関しては、すべてを食べ尽くすというぐらい見事に料理されます（写真165 166）。内臓も胃腸や肝臓だけでなく、肺・腎臓・心臓も普通にスーパー

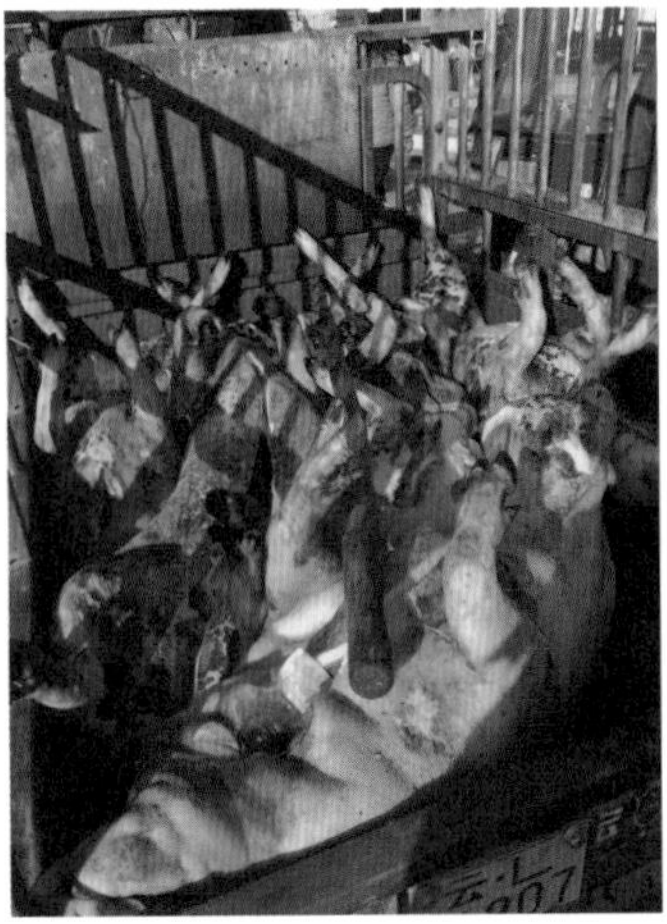

写真 165　雲南省大理では、豚の表皮の処理に伝統的に豚をいったん丸焼きにします。大切な命を食べていることを実感します。

で手に入ります。肉を買うときも、パック詰めを買うより、部位を自分で選び、そこを切り出してもらうことが多いです。

豚肉の性味は寒・甘鹹とされることが多く、肉類のなかでは、温める力は強くない部類に入ります。歴史的にも養陰的な性質が特徴です。興味深いのは、多くの古典で豚肉は長く食べ続けてはならないと記されていることです。どうも痰をつくりやすい食材と考えられていたようです。歴史的にも、中国の農村では、春節の頃に豚を一頭解体して親戚家族で食べていたようですが、そもそも現在のように頻繁に食べていたわけではなく、むしろ鶏やアヒルといった鳥系の肉をよく食べていたようです。内臓に関しては、人の体の臓腑に問題があれば、相当する臓腑を食する習慣が多かったようです。いわゆる「臓で以て臓を補す」の考え方です。ただ、これにはちょっと行きすぎた部分もあり、注意が必要です。

豚足は『本草綱目』にも記載されている通乳作用が有名で、現代でも産後にスープにしてよく食されます。日本でも韓国食品が手に入りやすい大阪鶴橋の市場で、豚足を含めた各部位の豚肉が手に入ります。

② 牛肉
中国の牛肉は、日本のものと比較すると圧倒的に硬いものが多く、脂身も少ない赤身のものが好まれます。もっとも、上海を含む江南地域では、豚肉ほど食べられることはなく、スーパーの売り場を見てもそのスペースは圧倒的に小さいです。

中国では一般に牛肉は冬場に体を温めるというイメージが強く、煮込み料理に使われることが多いです。牛肉の性味は温甘で、脾胃や気血を補い、筋骨を強める働きが有名です。中国では、牛肉の高い栄養価を活用して、手術後の養生として食用したり、補気血作用があることから産後など出

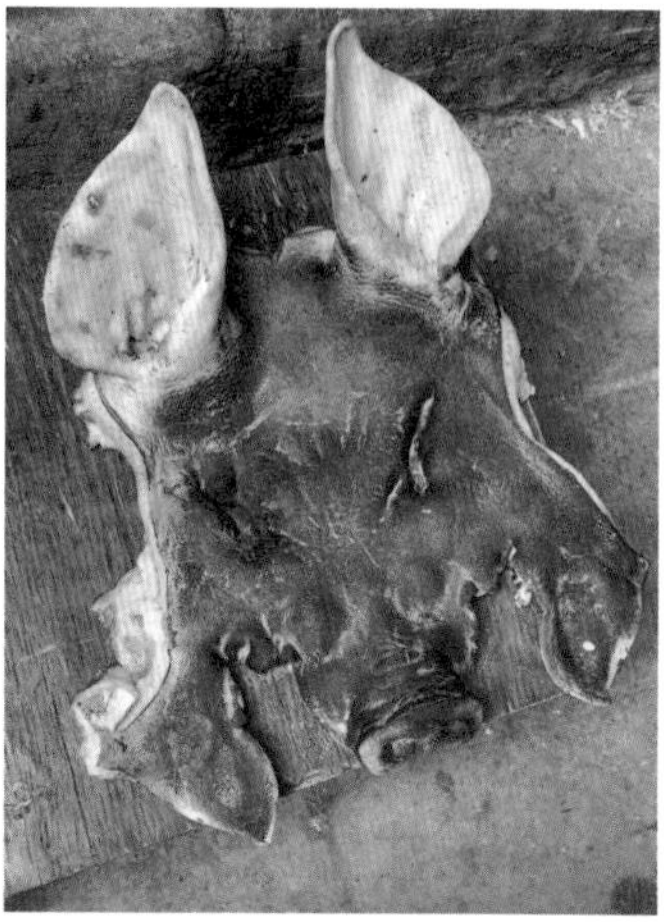
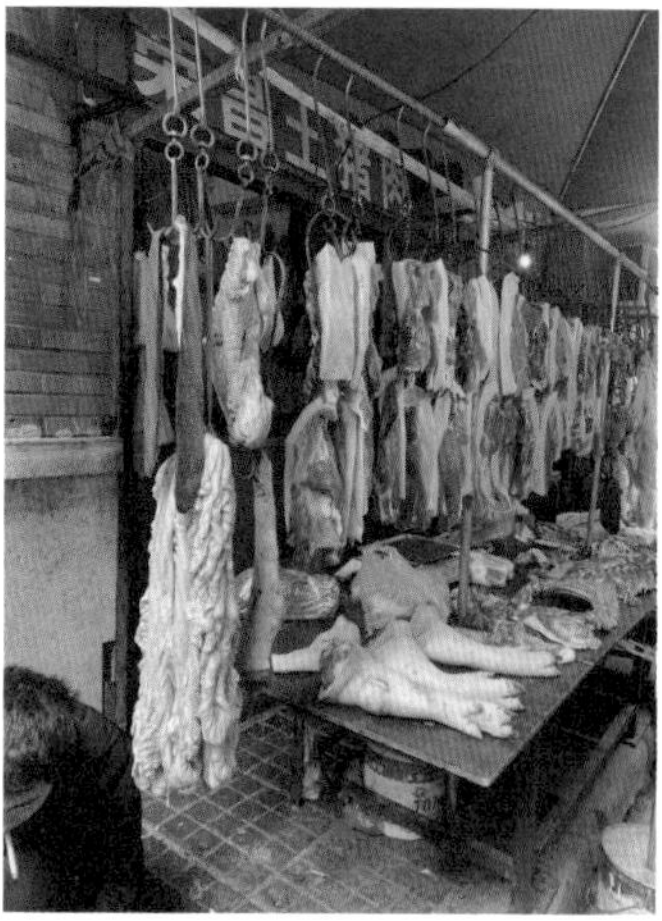

写真 166　中国各地では豚は徹底的に食べます。豚足や内臓はもちろん、豚の耳も貴重な食材です。

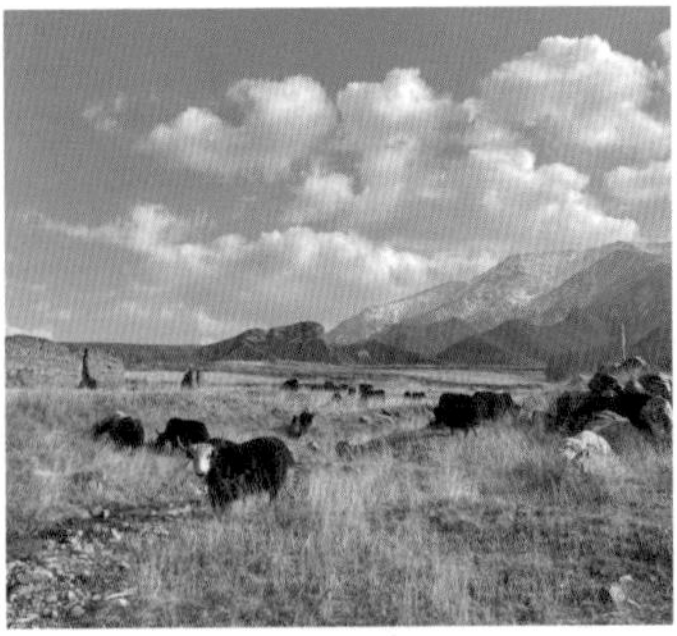

写真 167　中国内陸部の西北地域ではヤクをよく見かけます（青海省西寧の高原地帯にて）。

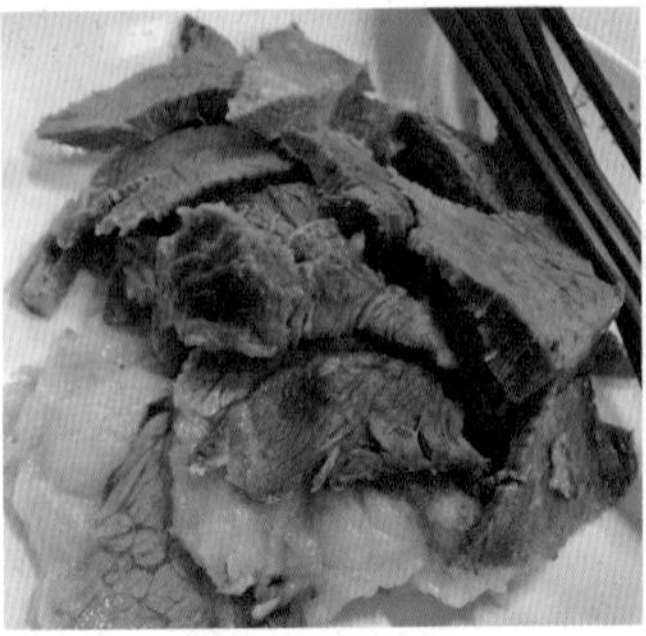

写真 168　ヤク肉は、われわれが普段食べている牛肉よりもややキメが粗い感じですが、味はなかなかで、スープ類も旨みが出て美味しいです。

血後の養生に広く使われます。補剤の一つとして牛肉は重宝されています。

最近、日本でも見かけるようになった蘭州牛肉麵。中国甘粛省の蘭州が本場ですが、このエリアではヤク肉が使われます（写真167 168）。チベット族がよく食べるヨーグルトをはじめとした乳製品もヤク乳です。チベット族のお宅へお邪魔すると、よくヨーグルトも出てきます。これが濃厚でなかなか美味しいです。

③山羊肉（羊肉）（写真169）

山羊肉も中国江南地域では、食養生に欠かせない食材で、夏の養生でも紹介しましたが、上海では骨付きの山羊肉を使い、冬の鍋料理にも欠かせません。

山羊肉の特徴は、なんといっても脾胃に優しいことです。唐代の孫思邈（581?-682）によって著されたとされる『備急千金要方』食治篇にも補中益気の効能が

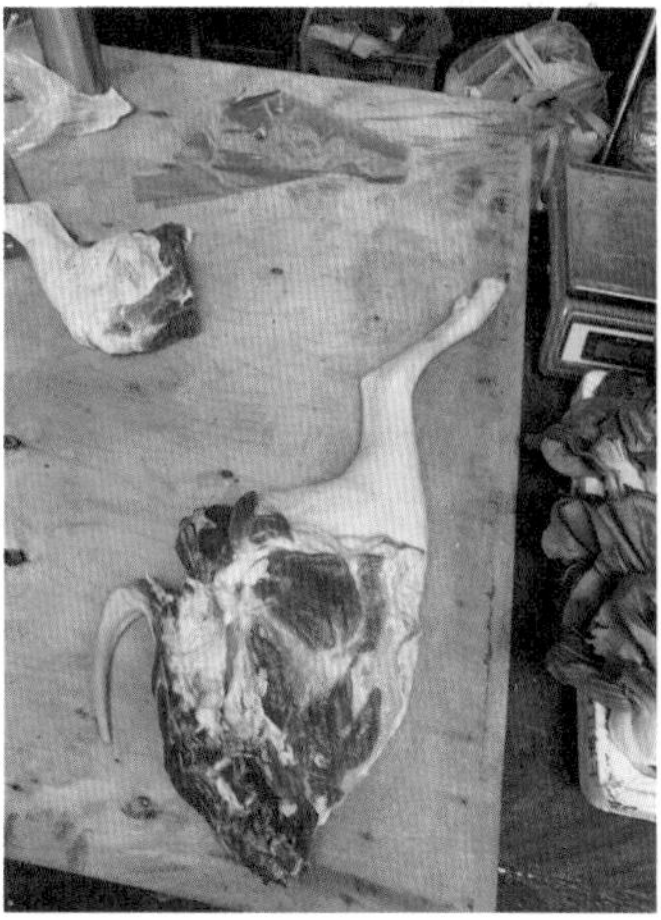

写真 169　中国で肉を買うときは、目の前で部位を指定して加工してもらうことが多いです。

記されており、脾胃の冷えや痛み、手足の冷えなどの陽虚体質、腎陽不足などにも使われます。『金匱要略』にある当帰生姜羊肉湯が有名ですが、産後の腹痛や虚労にも使われます。

山羊の乳は、伝統的に牛乳アレルギーがある子どもによく使われました。なお、羊肉も山羊肉と同様の働きがある肉として、人びとに愛されており、上海でもイスラム教系のお店に行くとよく食べられています。日本では沖縄でヤギ汁が食べられますが、独特の匂いで敬遠されることも多いと聞きます。しかし、調味料を上手に活用し、うまく料理すれば匂いもかなり抑えられますので、もっと食べられてもよい食材ではないかと思います。

④鶏肉（烏骨鶏《うこつけい》）

中国人は鶏に対してかなりのこだわりを持っています。特に、農家の庭先を走り回っている地鶏の人気が非常に高く、料理方法も定番の鶏スープから、蒸し鶏までさまざまです（写真170）。ただ、

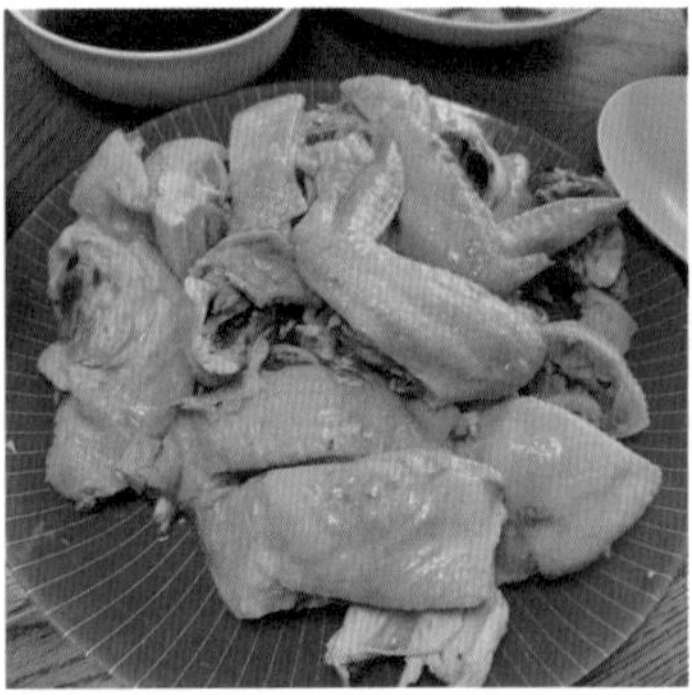

写真 171　白斬鶏。

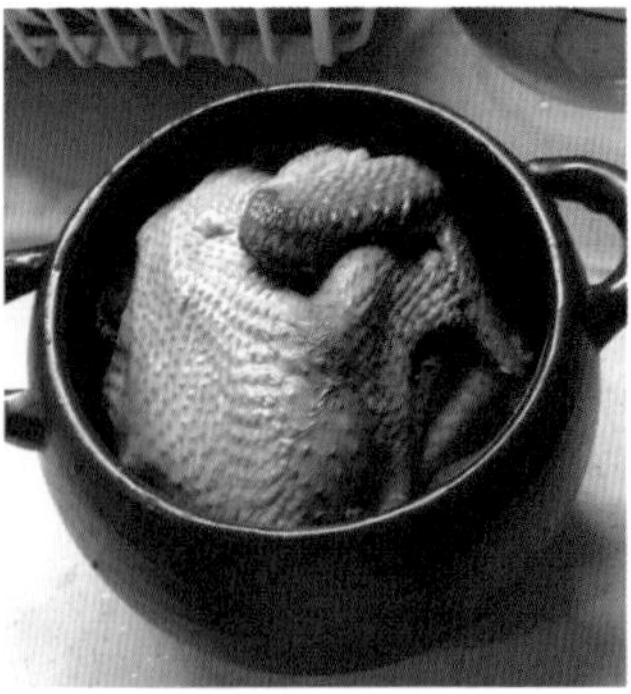

写真 170　スープにすると美味しい烏骨鶏。

日本人に人気のある唐揚げにすることはまずありません。また、鶏を食べるときは、一羽を家庭で処理することが多く、処理しながら食べる鶏の健康状態も確認でき、内臓や足も含め、すべて調理してしまいます。鳥インフルエンザ対策で、近年は活きた鶏を大都市の市場で見かけることはなくなりましたが、農村に行くとまだ見かけることがあります。

上海料理で代表的な鶏料理は「白斬鶏」（ゆで鶏）です。鶏一羽をお湯を沸騰させてから十五～二十分ほど湯がき、冷ましてから上海特製のこってり醤油（老抽）とたっぷりのショウガおろしでいただきます（写真171）。鶏全体を食べられるだけでなく、湯がいた後のスープはご飯を入れて雑炊風にしたり、麺を入れて鶏湯麺にします。鶏は、内臓類はもちろん、脚も「鶏爪」と呼ばれ美味しく食べられ、無駄にするところがほとんどありません。そのため、中国では鶏は一羽丸ごとを買ってくるのがお得なのです。

鶏肉は古くは『神農本草経』にも記載があり、性味も甘温とあることから健脾胃が特徴で、虚労痩弱・病後の回復期・食欲不振・嘔吐などに使われます。食べ方もいろいろあり、中国人の食生活には豚肉と同様に日常的に欠かせません。一方で、『金匱要略』にも登場する烏骨鶏は、鶏肉と比較して色も黒っぽいため補肝腎が重視されます。栄養価も一般の鶏肉より烏骨鶏のほうが高いとされており、食材中の補剤としての役割を確固としたものにしています。最近、烏骨鶏は日本でも購入できるようになってきましたから、料理の幅が広がると思います。

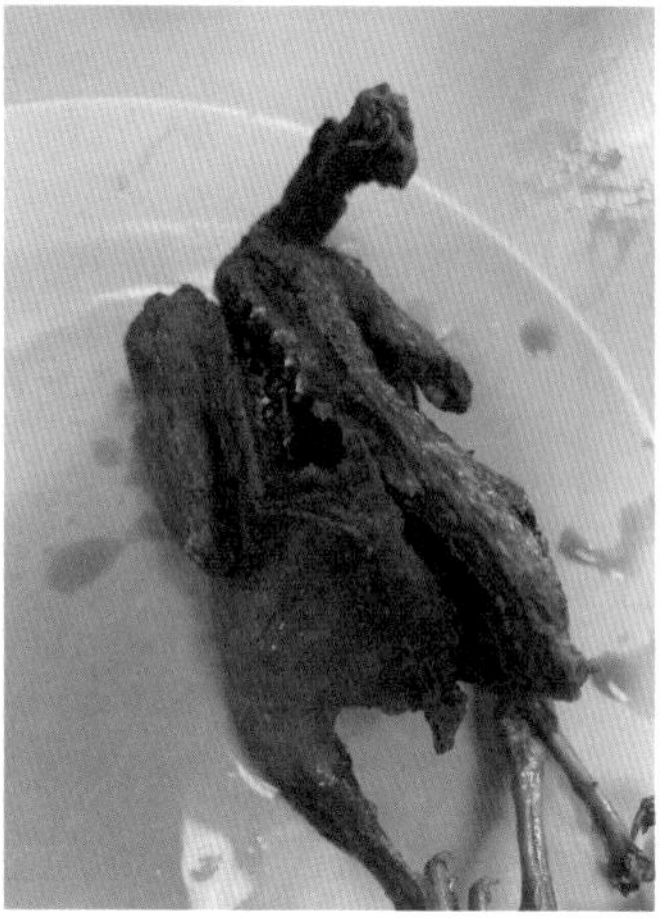
写真 172　乳鴿。

⑤鳩

鳩も中国江南地域ではよく食べられています。鶏やアヒルほど肉の量は多くありませんが、独特の臭みもなく意外と美味しいです。中国では食養に鳩を養殖しているほど需要があるようです。また、地方によっては鶏肉より鳩肉のほうが体を補う働きが強いといわれており、特に産後の女性や、血虚による閉経・眩暈などで使われることが多いです。一九九六年に発表された『中国動物薬志』には、

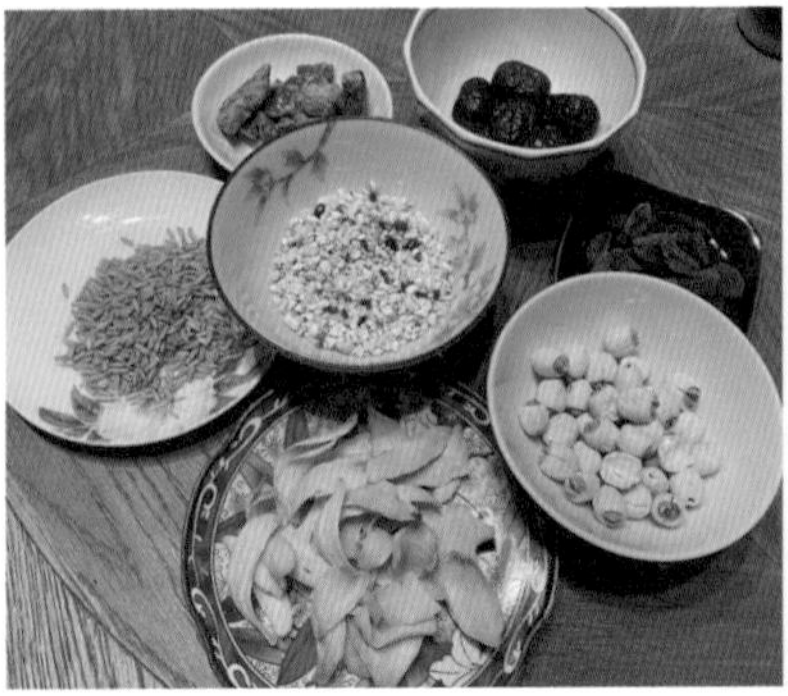
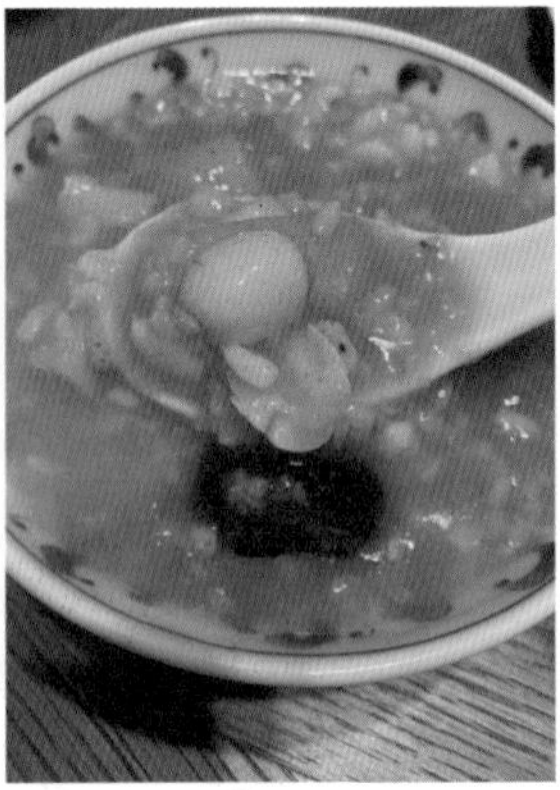
写真 173　わが家でつくる臘八粥。

鳩の効能は滋陰益気・祛風解毒・和血調経止痛と記されており、麻疹や疥癬など皮膚疾患にも使われたようです。

中国料理のなかで特に美味だといわれているのが巣立ちまでの段階でまだ幼い鳩である「乳鴿」で、肉が非常に柔らかいのが特徴で珍重されています（写真172）。

（9）臘八粥《ろうはちかゆ》

中国ではお粥のバリエーションが多く、いろいろな味を楽しめます。日本以上にお粥文化は根強く、朝食でも普通に食べ、お粥専門のお店も中国各地で見られます。そのお粥が主役になる行事が、旧暦の十二月初八日に行われる臘八節に食する臘八粥です。この日は、お釈迦さまが悟りを開いた日として、中国の仏教系の寺院ではお粥を信者たちに振る舞う伝統が残っています。それが民間にも広がり、家でも臘八粥をつくることが多いです（写真173）。

臘八粥はハトムギ・オオムギ・エンバクなど雑穀のほか、

緑豆や小豆など豆類やドライフルーツ、松の実・落花生・ナツメ・ハスの実・リュウガン・杏仁などの乾果なども入れます。地域色も豊かで、上海ではエビや鹹肉（伝統的な中国料理用のハム）などを入れることがあります。

〔引用文献〕

(1) https://www.mhlw.go.jp/stf/houdou/0000042749.html
(2) 南京中医薬大学：中薬大辞典。上海科学技術出版社、二〇一四
(3) 柴可夫ほか：中国食材考。中国中医薬出版社、二〇一三
(4) 王樹金ほか：馬王堆漢墓出土香囊的探究。SILK（絲綢）No.09, Sep,2011,p58
(5) 朱現民：冬病夏治時間因素探討与三伏天日期推衍。上海針灸雑誌：二二四-二二六、二〇一三
(6) 劉衛紅ほか：三伏貼防治小児反復呼吸道感染的随机対照研究。中医雑誌：六六七-七一、二〇一五
(7) 陳果ほか：三伏貼敷貼予防小児季節性感冒226例的療効観察。中医臨床研究：二八-三〇、二〇一六
(8) 王国強：基層中医薬適宜技術手册。国家中医薬管理局、二〇一〇
(9) 顧瑞生：中医防治学総論。上海中医薬大学出版社、一九八九
(10) 楊志剛：国民過節手册。華東師範大学出版社、二〇一六
(11) 陳徳興ほか：中医薬膳学。上海中医薬大学方剤教研室、二〇〇〇

(12)孫秋紅：督灸配合足浴治療慢性支気管炎58例。河南中医：二三〇八‐〇九、二〇一三
(13)王秀華：中薬足浴治療慢性支気管炎62例。中医研究：五一、一九九七
(14)神戸中医学研究会編：中医臨床のための中薬学。東洋学術出版社、二〇一一

第三章　中国の足浴文化と温泉

お風呂より足浴の文化

われわれ上海在住の日本人からすると、冬は本当にお風呂が恋しくなります。じつは、上海には日本式のスーパー銭湯も増えてきて、大浴場を楽しむことが可能になっています（写真174）。ただ、温泉となるとハードルがかなり高く、半径三百キロ以内に天然温泉と呼ばれる温泉施設は数えるほどしかなく、車で何時間もかけて出かけなくはなりません。そこで、最近は飛行機で一～二時間程度で行ける日本の温泉地に上海人の人気が集まっています。

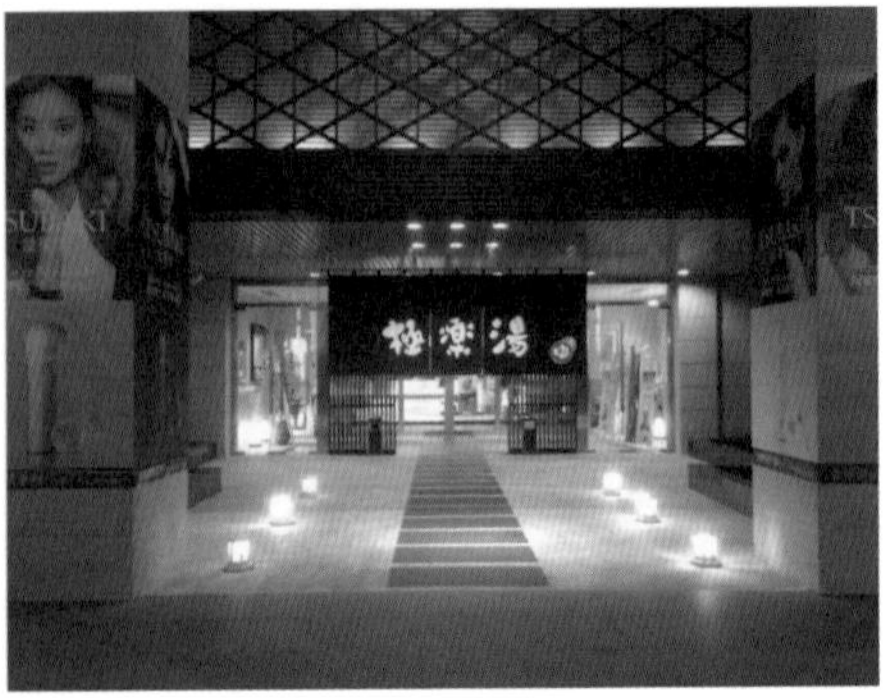

写真174　上海のスーパー銭湯・極楽湯。日本式の銭湯を楽しむことができます。上海市内にはこのような温浴施設が増えました。

そもそも、上海人の間では、日本のようにお風呂に浸かるという習慣がありません。特に上海を含む、長江から南の地域では、北方ほど家屋の構造が暖かくできておらず、冬でも暖房をほとんど使いません。むしろ、換気のために窓を開けているぐらいです。そのため、真冬に風呂に浸かることは浴室が寒すぎてとても考えられませんでした。それに浴室には浴槽がなく、シャワーだけという家がほとんどです（写真175）。また、浴槽があっても、深さが浅いのもネックで、とても寒い冬に浸かれる状態ではありません。「追い炊き」なんて夢のまた夢です。いまでも、上海で生活する日本人にとって苦痛なのがお風呂の問題なのです。でも、この上海の寒い冬を乗り切るには、やはり体を温めなくてはなりません。そこで、広く普及したのが「足浴」です。

足浴を考えるとき、浙江省揚州で発展した「修脚」と切り離すことができません。現在は、修脚の技術が中国の国の無形文化財に指定されていますが、もともとは、明・清時代から公衆浴場などで足のさまざまなトラブルを治すプロ集団として揚州に誕生しました。彼らには足をしっかりと観察して、「修脚刀」と呼ばれるさまざまな種類の刃物類を駆使して足のトラブルを治す技術が伝わっており、硬くなった角質を柔らかくしたり、ウオノメ・タコ・マメ・爪水虫などの治療も行いました。もちろん中医学とも密接にかかわっており、ある意味で、「足専門の治療師」ともいえるでしょう。一時期、彼らの社会的地位の低下が心配されましたが、いまでは修脚だけでなく、生薬を入れた足浴や、足底の反射部を活用した足裏マッサージなども導入して、「揚州修脚」をさらに発展させ、お年寄

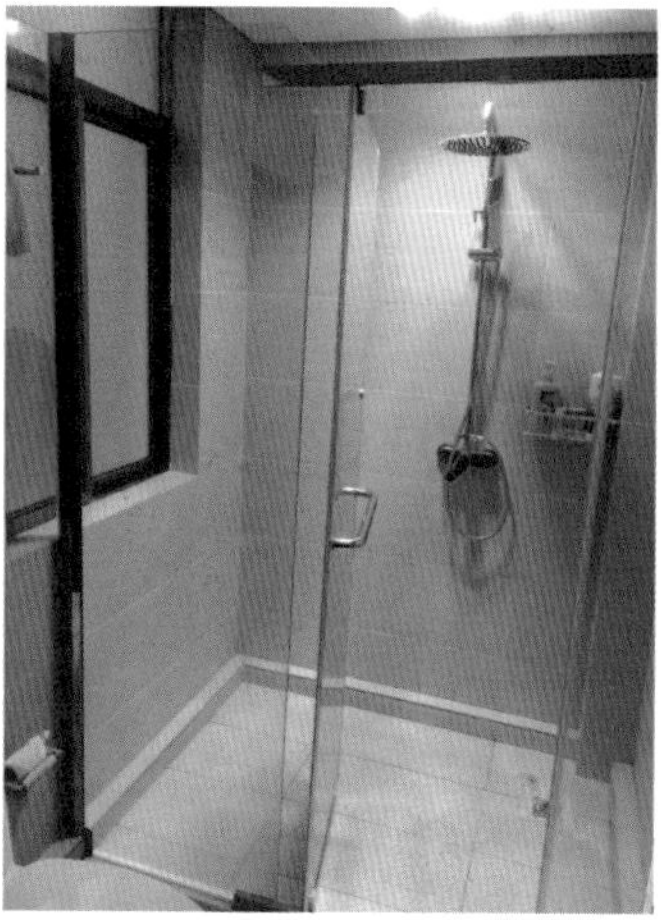

写真 175　自宅でもトイレとシャワーブースがセットになったパターンが多いです（浙江省桐廬にて）。

りや障害者を定期的に訪問するなど社会的な貢献度も高めています。

　いまでは揚州に限らず、中国の都市部を歩いてみると、「足浴」や「足道」などの看板を掲げたお店をよく見かけます。こうした店では、生薬を使って足を温めたり、足裏マッサージをやってみたりと、疲労回復のアイテムとして、住民や旅行者に非常に人気があります（写真176）。

　晩秋から初冬にかけて、上海市内のスーパーに行くと、さまざまな足浴用の器具が売られています。もともとは簡単な木製のたらいが多かったのですが、最近では保温やマッサージ機能が付いていたり、大型で高機能になってきました。よくお年寄りへのプレゼントに、こうした足浴の器具が選ばれますが、足浴は、親孝行の象徴として若者が年長者の足を洗ってあげたりすることもあります（写真177）。

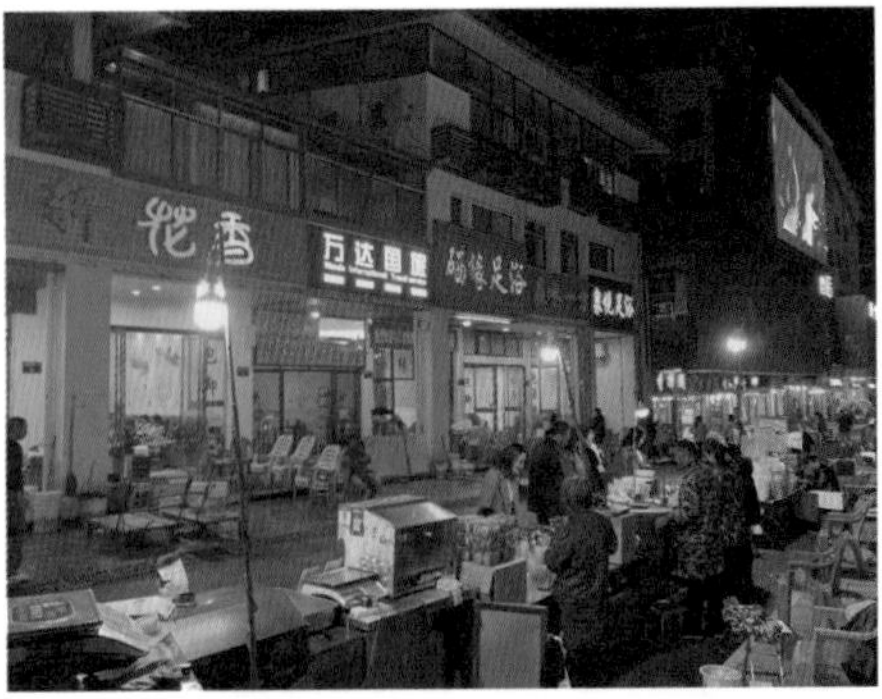

写真176　温泉街には露店も並びます（江西省宜春にて）。

　中医学では足を非常に大事にします。足は足陽明胃経・足太陽小腸経・足少陽胆経の終点で、足太陰脾経・足少陰腎経・足厥陰肝経の起点であり、足そのものが全身の経絡と深くかかわっています。さらに『黄帝内経霊枢』本輪篇に「腎は湧泉より出づ。湧泉なるものは足心なり」といっており、足と腎との関係も密接です（図⓮）。中国人の間でも日頃から生長・発育・老化と関係が深い「腎」を労ることへの関心は高く、特に腎と関係が深い冬養生の一つとして、足浴は普段の生活のなかで日常的に行われています。

旧暦の八月一日以降、すなわち暦のうえで「白露」の頃（九月七〜九日）になると、屋外でお腹を出してしまったり裸にならないようにし、「寒露」の頃（十月八〜九日）からは、足を露出しないようにするという言葉が中国にありますが、「寒さは足下から生まれる」といわれ、中国では足の保温を非常に重視します。

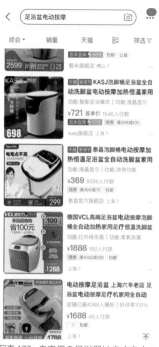

写真 177　自宅用の足浴器はますますハイテク化し、マッサージ機能も充実（ネットショッピングサイト「タオパオ」より）。

一般に足浴に使うお湯の温度は熱すぎることがなく、40〜42℃程度にします。熱すぎると足浴の後に皮膚が乾燥しやすくなるため、ぬるめがよいとされています。時間は十〜十五分程度で十分です。

足浴する時間によっても、効能が違うとされ、夜に足浴をすると睡眠が改善され(1)、朝では頭をシャキッとさせる醒脳作用があるといわれています。ただ、食後には消化の妨げにならないよう、足浴をしないようにといわれます。高齢者にとっては、冬場に、お風呂に入るために裸になって寒邪を体に受けてしまうより、足を温めたほうが健康によいと考える人も少なくありません(2)。

私も臨床でさまざまな足浴の処方を試しています。毎年冬になるとインフルエンザが流行しますが、中国ではさまざまな足浴の処方も使われています。よく使われる生薬は、川椒・麻黄・桂枝・生姜・艾葉などで、通常の煎じ薬よりも生薬の量を倍ぐらいに増やして使います。また、黒酢などを使って足湯にすることもあります。このように、解表・活血・解毒・祛風などの生薬を、症状に合わせて足浴用に処方します。また、患者によっては、足浴のときの生薬の香りが好きだという方も多いです（写真178）。

冬に限らず、どの季節でも足浴は活用できます。春は陽気が体にしっかりと留まるようにし、夏

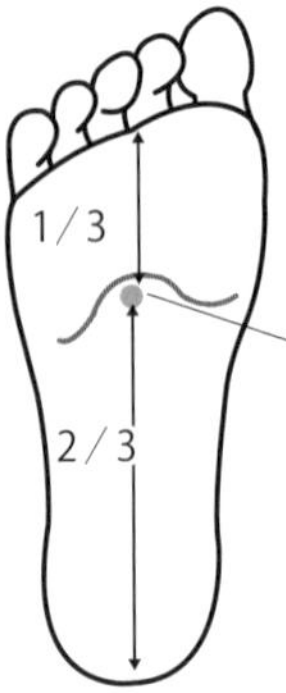
湧泉穴：健康維持のためによくマッサージされるツボ。不眠・頭痛・目眩・足のほてり・高血圧などの治療に

図⓮　湧泉穴

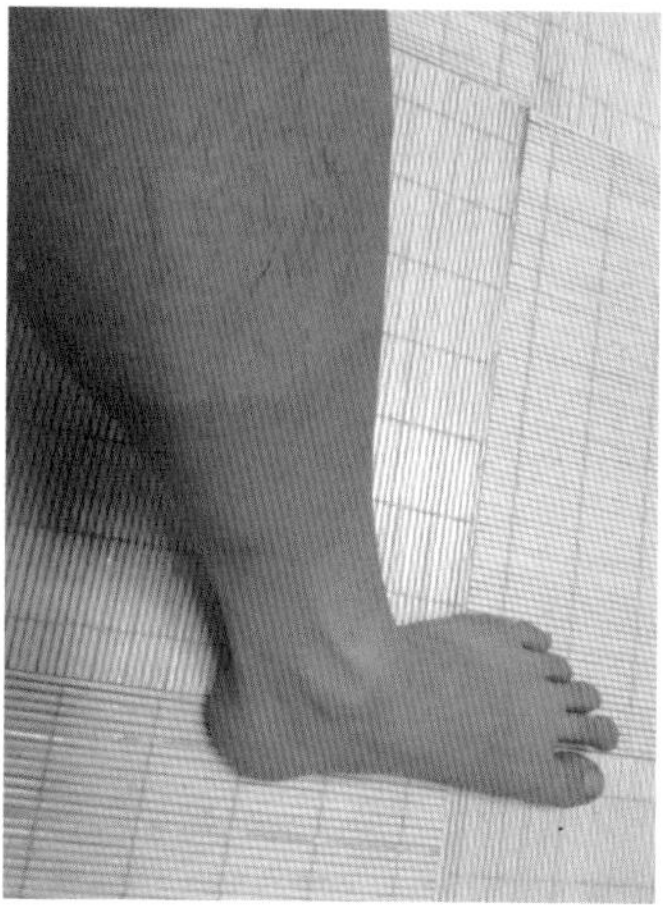

写真178　足浴をした後に発現する紅潮現象。

は暑邪を吹き飛ばし、秋は肺を潤し、冬は丹田《たんでん》（腹部正中線上の臍下三寸。気功では意識を集中させるところでもある）を温め経絡の流れを改善します。足浴の場合、洗面器さえあればできるうえ、自宅で気軽に行える伝統的な治療法として重宝されており、中医学の「上病下治」（上半身の疾患は、下半身から治療する）の思想を日常生活において反映させることになります。

中国式温泉情緒とは

中国では一般にお風呂に浸かる機会が少ないですが、探せば公衆浴場もあり、温泉に恵まれているエリアでは日常的に温泉に入っています。じつは中国は世界でも有数の温泉大国です。中国で最も温泉が多い省は雲南省で、その数は八百〜九百カ所ぐらいで圧倒的です（写真179）。次ぎにチベット自治区と四川省が続き三百カ所前後、広東省で二百八十〜三百カ所ぐらい、福建省で百五十〜二百カ所ぐらいあるようです。いろいろな資料を見ても共通するのは中国大陸では雲南省に最も温泉が多いということです。またチベット族の間では伝統的にチベット医学で薬浴や温泉を病院でも

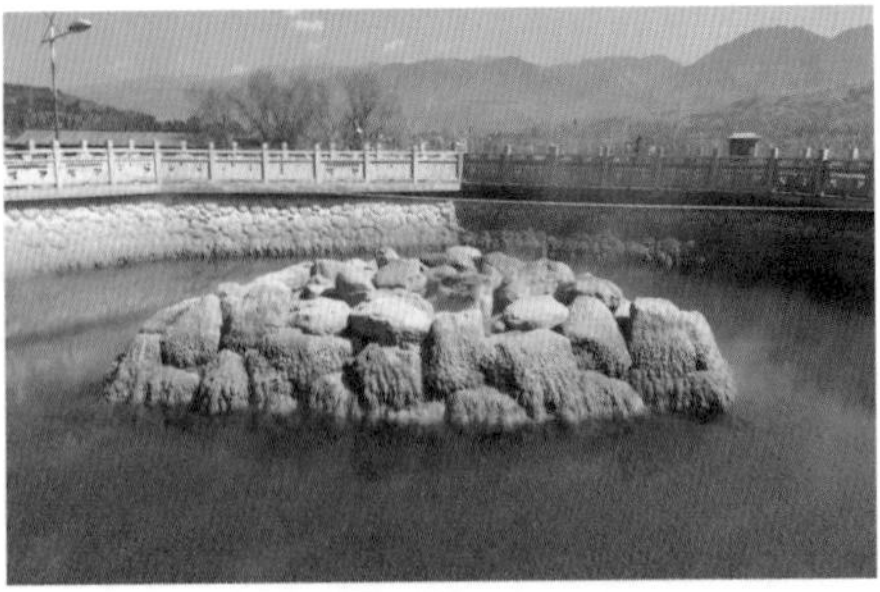
写真 179　雲南省大理の源泉。

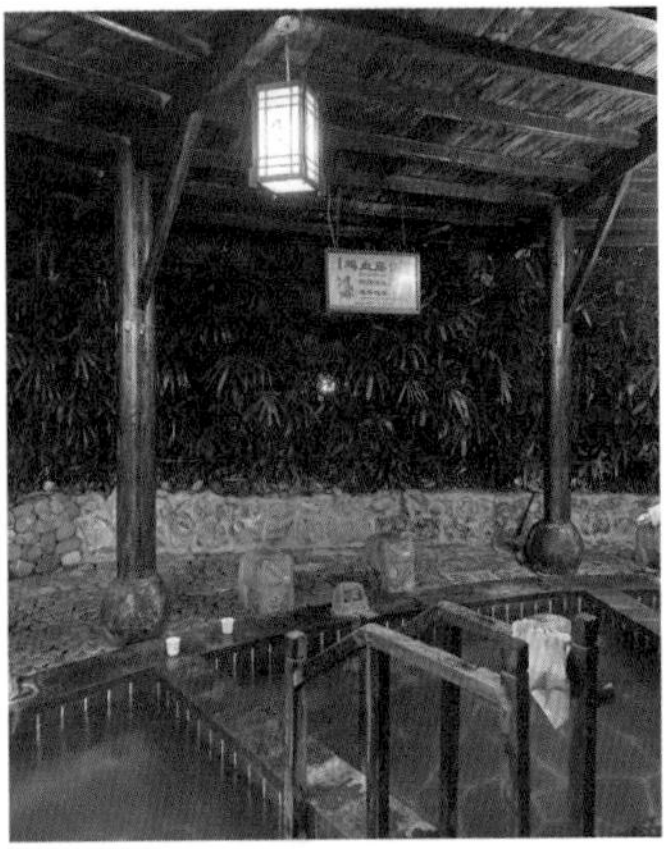
写真 180　生薬・鶏血藤の温泉。

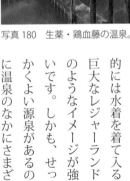

積極的に使います。

　中国の温泉は、一般的には水着を着て入る巨大なレジャーランドのようなイメージが強いです。しかも、せっかくよい源泉があるのに温泉のなかにさまざまな生薬を入れて、薬浴にしてしまうところも多いです（写真180）。私としては源泉掛け流しをゆっくりと体感したいのですが、こうした大型施設ではなかなか難しいです。とはいえ、男女や家族が一緒になって温泉を楽しめるのはよいところだと思います。

　また温泉地は、冬はどこでも賑わうのですが、夏は人が大きく減ります。温泉は冬に浸かるものと考える人が多いのです。夏の暑い時期は、どうも温泉は敬遠されるようで、上海市内のスーパー銭湯も人が減り、お風呂好きの私にとっては逆にゆっくりと入浴するにはよいタイミングになります。

　その一方で、中国でも地方に行くと男湯と女湯に分かれていて日本のように裸で入る温泉も少な

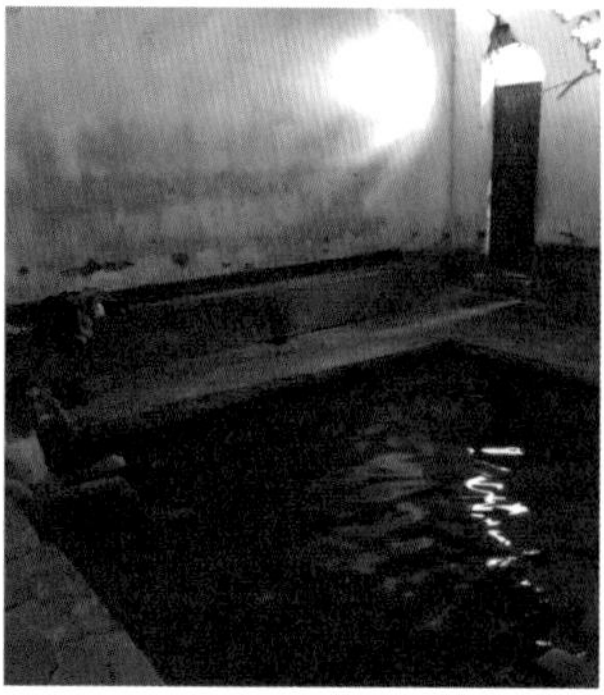
写真 181　牛街温泉。

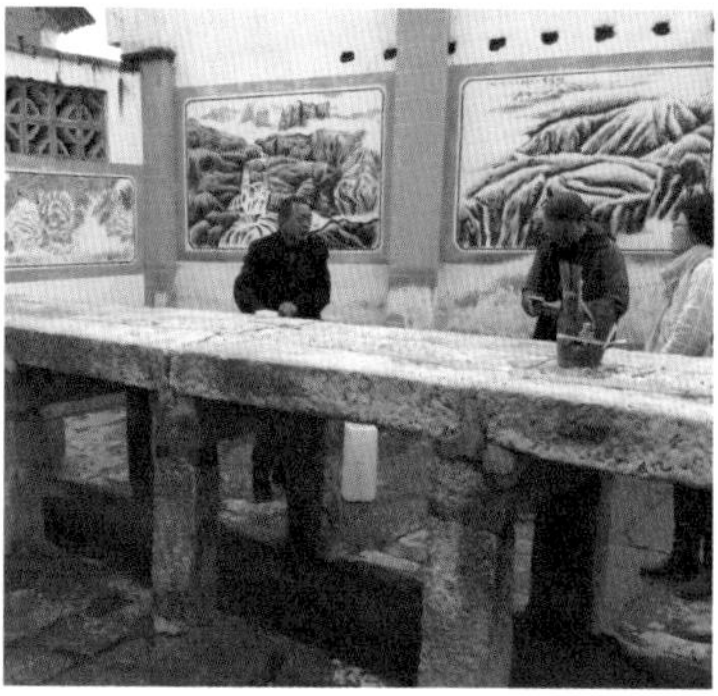
写真 182　源泉を汲みに来る住民。

くありません。さすがに裸で入る温泉で混浴可のところにはまだ出合ったことはありませんが、そうした小さな温泉街はなかなか地図でも見つけづらく、実際に行って地元の人に話を聞かないと発見できないことが多いのも中国の温泉地めぐりの面白いところです。

それではいくつか中国の小さな温泉を紹介しましょう。

雲南省・大理州の牛街温泉

山岳地帯を抱えている雲南省には本当に温泉が多いです。そのなかでも印象深かったのが、大理州にある牛街温泉（写真181 182 183）。ここには、源泉が60～70℃で、湯量が豊富な硫黄臭のする温泉がありました。私が訪問したのは二〇一五年の春節時期です。大理周辺はもともと高山地帯に住むチベット族・ナシ族・ペー族など少数民族が多く、春先には湯治のために山から下りてくる風習があります（写真184）。特に女性に人気で、ひと昔前は簡易テントを設営して、半月～一カ

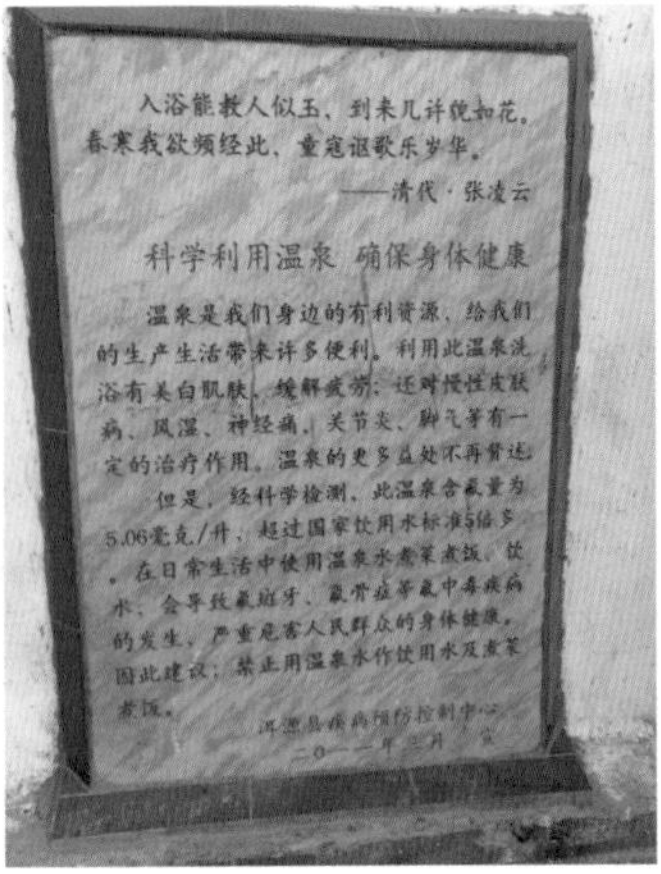

写真 183　ただしフッ素の含有量が多いため飲用には適さないという注意書き。

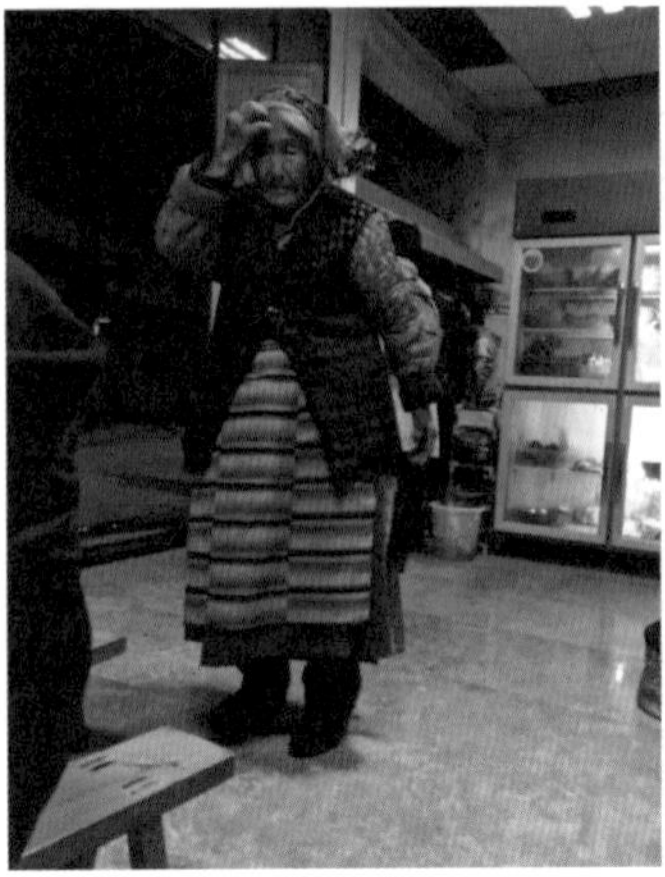

写真 184　山から下りてきた少数民族。

月温泉地に滞在していました。温泉に入ることで「祛風除湿養陰」（かゆみや乾燥の原因となる風邪を取り、痛みの原因となる湿邪を除き、体を潤す）して皮膚が綺麗になり、一年間の汚れを洗い流し、関節痛などの治療にも役立つといわれています。数百年続く習慣だと地元の人からうかがいました。

もちろん私も公衆温泉に入ってみました。ここでは脱衣場はなく、湯船の周りで服を脱ぐ方式でした。一般的に中国の公衆浴場ではこの方式が多く、福建省や貴州省などの温泉地でも体験しました。じつは、日本も昔はこのスタイルで温泉に入っていて、たとえば、群馬県法師温泉長寿館に、明治時代の大浴場が国の登録有形文化財として残されていますが、同様のスタイルで脱衣して入浴していました（写真185）。牛街温泉も、現在では温泉地として有名になり、道路も整備され、民宿なども増え、美味しい地元料理や少数民族の民族舞踊などの娯楽を楽しめるようになりました。また、少数民族の女性たちも自ら車を運転して湯治にやってくることが増えました。

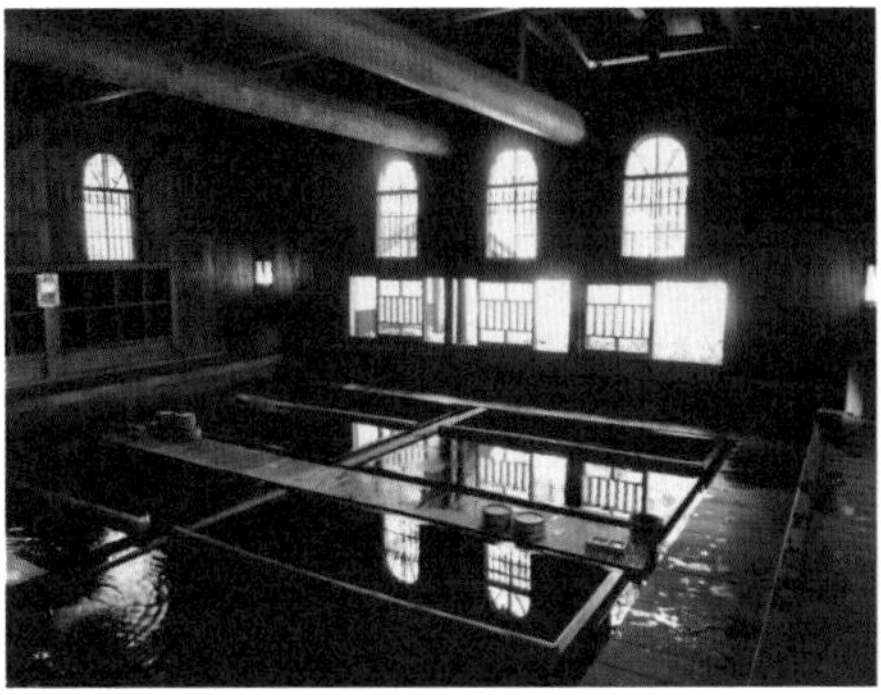
写真185　日本の伝統的な温泉。

福建省・龍岩の下洋温泉

福建省にも中国有数の温泉地がありますが、世界遺産になっているUFOのように丸い土楼建築で有名な龍岩の下洋温泉も多くの地元住民が日常的に温泉に入っていました（写真186）。公設の無料の公衆浴場が各地にあり、裸で入ることができる伝統的な温泉です。源泉温度は40～60℃ぐらいとやや低めですが、浸かるのには十分です。やや硫黄臭がして、メタケイ酸や硫化水素などの含有量が中国の温泉基準を満たしているということで徐々に開発も始まっていました。ただ、こうした公衆浴場の入浴方法は日本とはまったく異なっており、入浴しながら浴槽内で石鹸を使って体を洗ったり、頭もシャンプーしてしまうのでなかなか厄介です（写真187）。ですから、地元の人からお湯を入れ替える時間を聞いて、一番風呂に行か

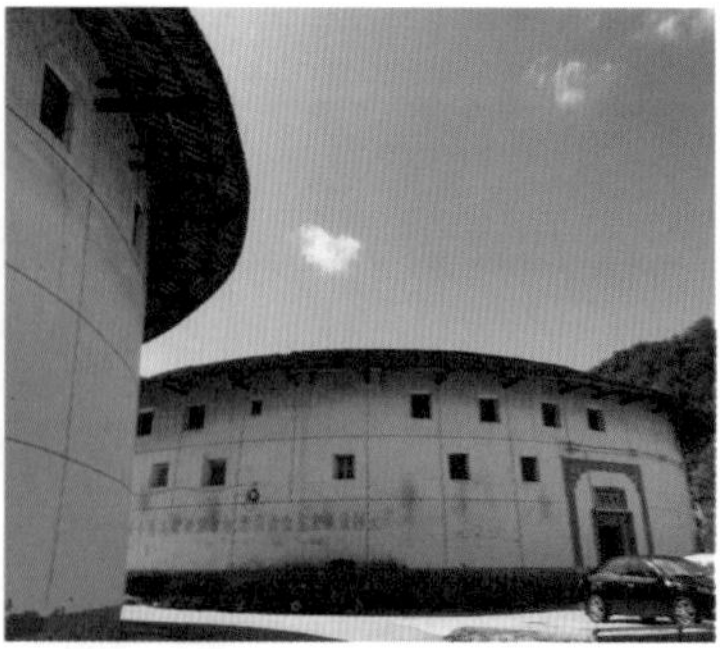

写真 186　多くの客家族系が住んでいる土楼。

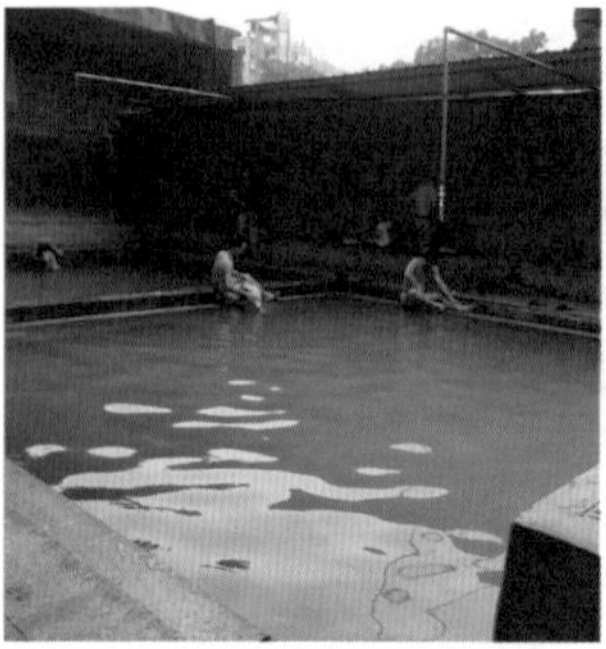

写真 187　下洋温泉の公衆浴場にて。

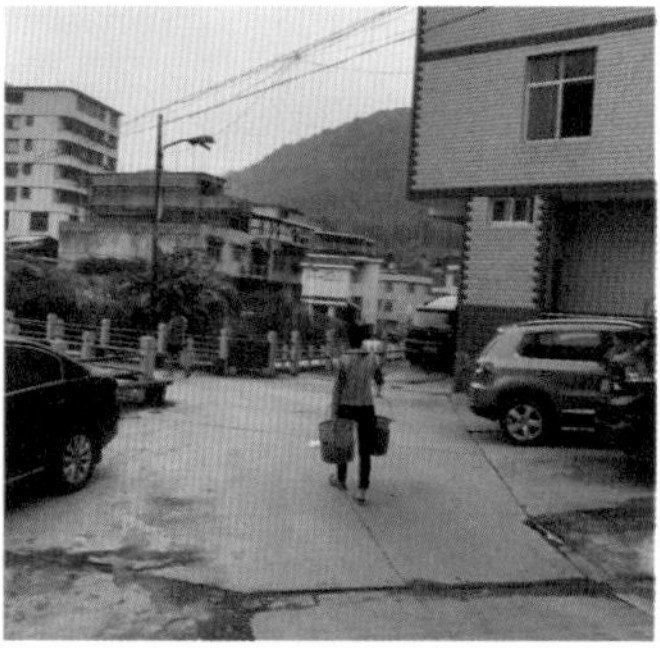

写真 188　バケツを担ぐ人は中国の温泉地でよく見かける光景。

ないと、われわれ日本人の感覚からすると到底入浴できないでしょう。なにせお湯が石鹸で濁っていますから。

でも、こうやって伝統的に毎日温泉に浸かる文化は確かにありました。しかもみなさん温泉が大好きです。さらに源泉掛け流しのため、お湯を汚してもすぐに新しいお湯が入ってきているので大丈夫だという発想です。温泉地周辺には市場や露店が並び、バケツや桶を持って公衆浴場にやってきます。バケツにお湯を入れて担いで帰る人も見かけますが、これは家で足湯をするためです（写真188）。ですから、外国人が海外から日本に旅行にきて温泉に入るときは、入浴マナーをしっかりと教えてあげる必要があるのです。

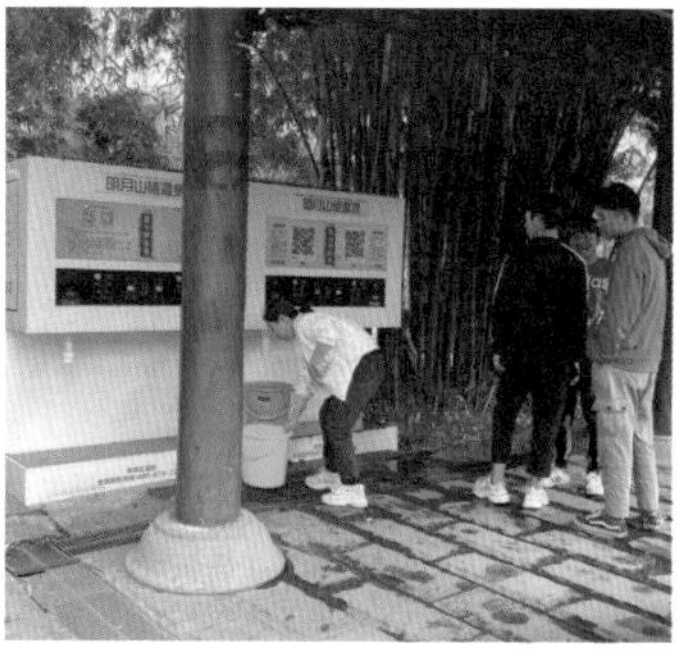
写真 190　温湯鎮で源泉にお湯を汲みに来る人たち。源泉量が多いときは開放され、少ないときは閉められます。

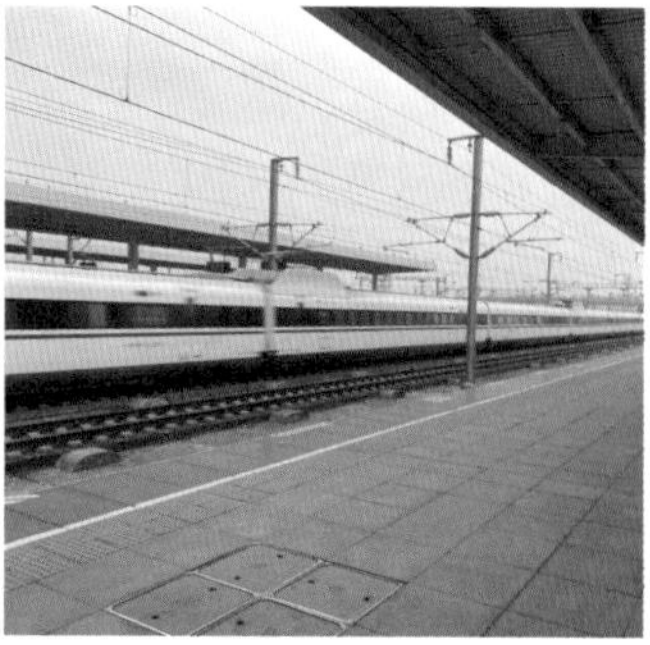
写真 189　最高時速 300 キロ以上で走る中国の高速鉄道のネットワークは、人びとの生活を大きく変えました。

江西省・宜春の温湯温泉

温泉地として一躍有名になり、上海からも老後を過ごすために移住する人が多い江西省宜春温湯鎮も特色ある温泉地の一つです。人口三万人ほどの小さな街ですが、中国各地からの湯治客でいつも賑わっています。上海から一千キロほどの距離がありますが、いまは高速鉄道が開通して四時間ほどで行けるようになりました（写真189）。温湯温泉の特徴は豊富な湯量と世界でも珍しいセレン温泉であるところです。千年以上の歴史があるといわれており、源泉は68～72℃。無色無臭、飲泉も可能です（写真190 191）。

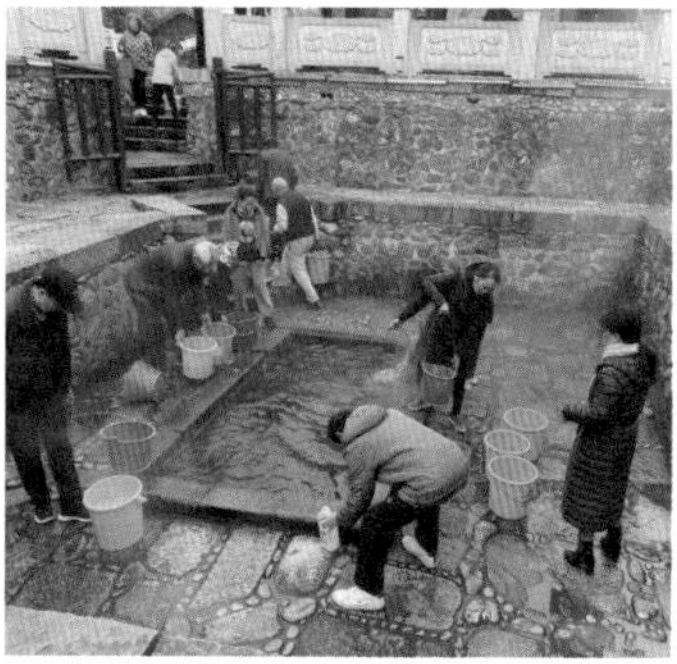
写真 191　温泉水のミネラルウオーター。

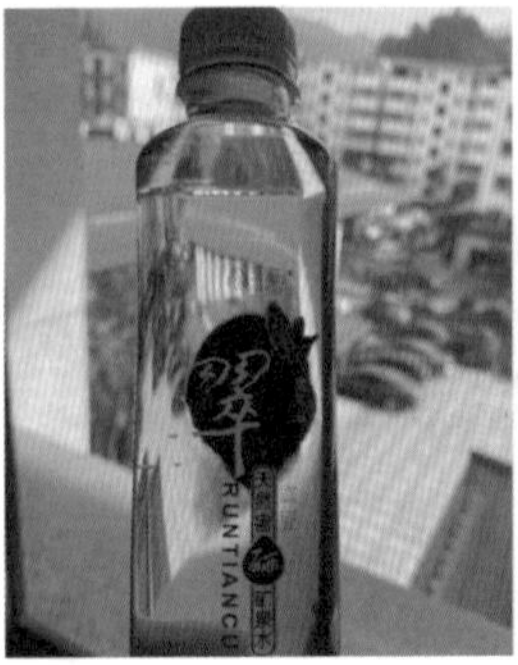

写真 193　温泉水を使ったミネラルウオーター。

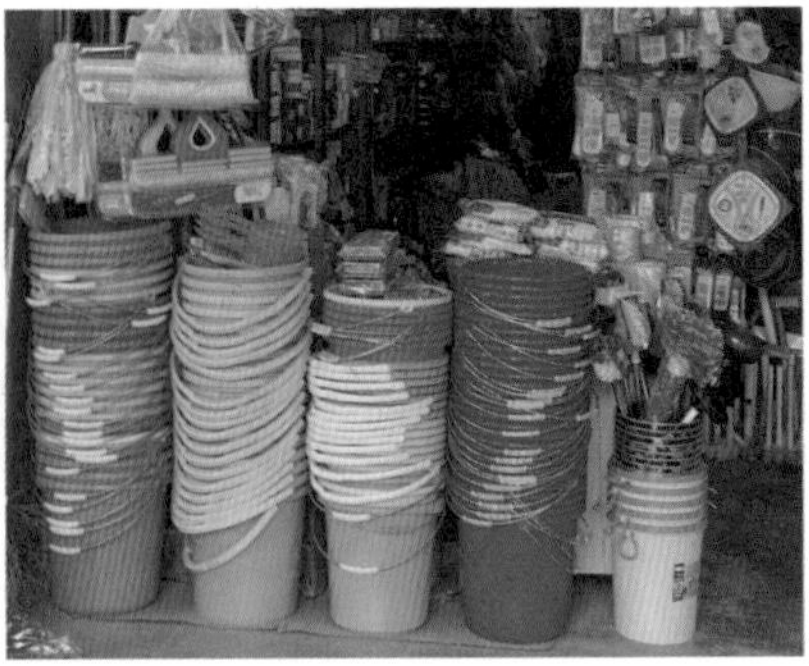

写真 192　足浴用のバケツ。踝ぐらいまで浸かれる深めのバケツが好まれているようです。

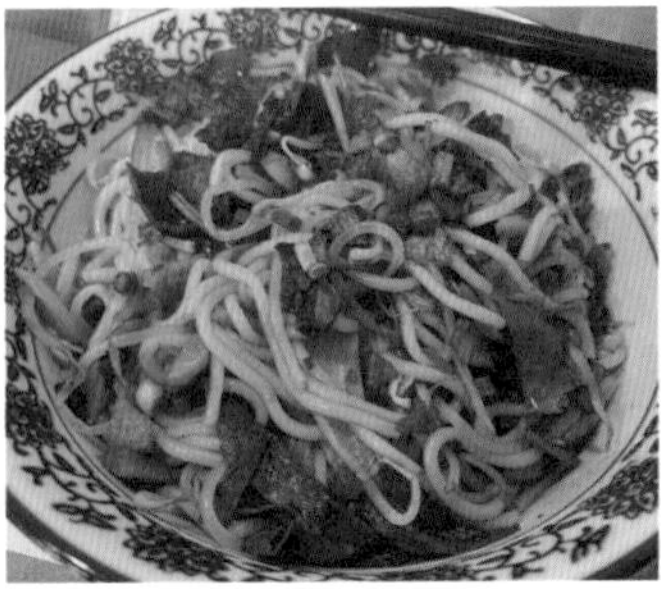

写真 195　江西省にはさまざまなタイプの「粉」があります。

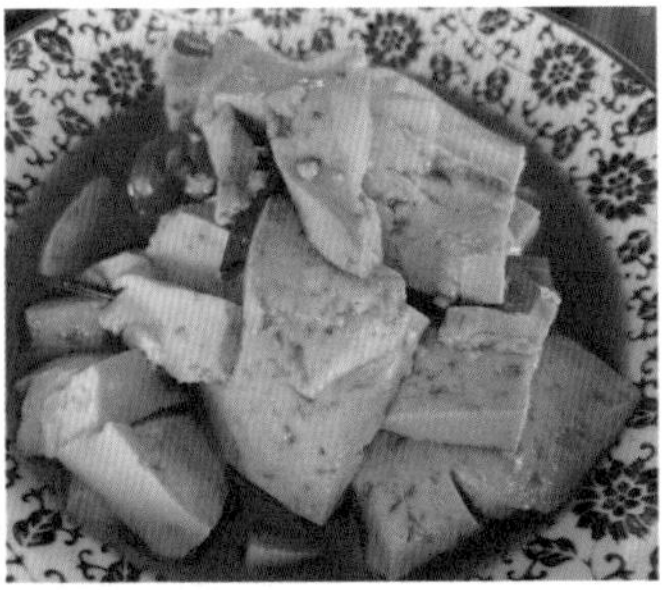

写真 194　温泉豆腐。

この温泉街の特徴は、やはり足浴です。人びとは思い思いにバケツを持参して、源泉からの温泉をスタンドで買うか、源泉の流出量を管理しながら以前は公衆浴場だった源泉地からお湯を汲んで足浴にします。お湯を汲むのが面倒な場合は、付近に多くの足浴屋があり、椅子に座って足浴を楽しむことができます。人が集まってくると、さまざまな商売人も集まってきます。足裏マッサージャフットケアをするような行商人も登場してくるのは中国らしいところです。確かにお風呂に入るよりも、足浴だったら手軽ですし、なによりも自分のバケツ持参ですので衛生的です。大通りに行くと、バケツ屋が多いのも納得できました（写真192）。

地元では温泉に含まれるセレンを売りにしていて、ミネラルウオーターやお米など農産物も販売されていました（写真193）。温泉水を使った豆腐なども美味しかったです（写真194）。江西省のこの辺りは米粉でつくった麺の「粉」（fen）がよく食べられますが、いろいろなタイプがあり、ここを訪れたらぜひ食べてみたいです（写真195）。中国の温泉地では、食事の地域色が非常に強く、宿に泊まりながらも朝食も夕食も時間を気にすることなく自由に街歩きで楽しめるのも魅力です（写真196）。

じつは、中国で

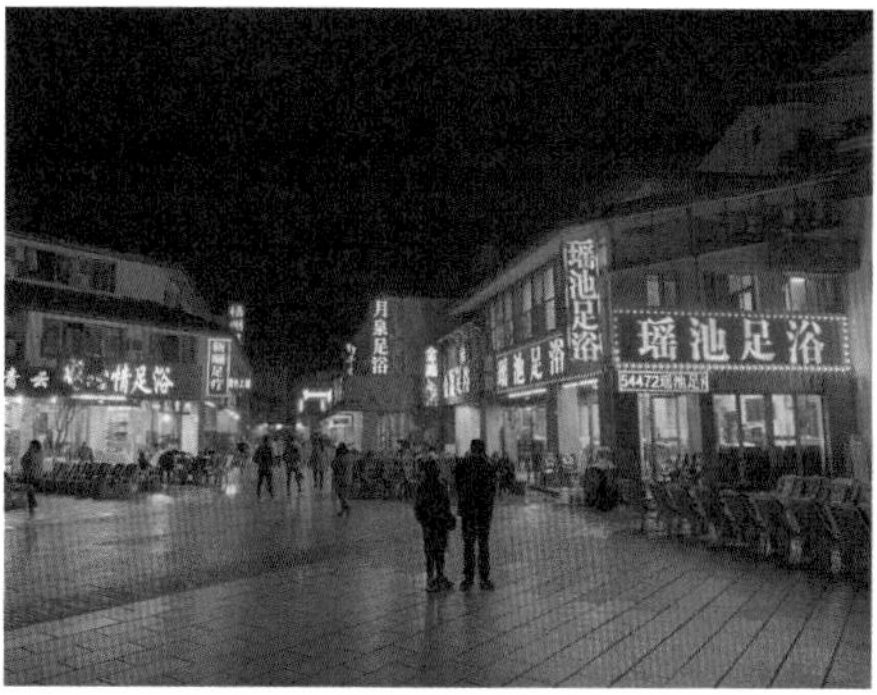

写真 196　足浴のネオンがまぶしい江西省宜春温湯鎮の温泉街。

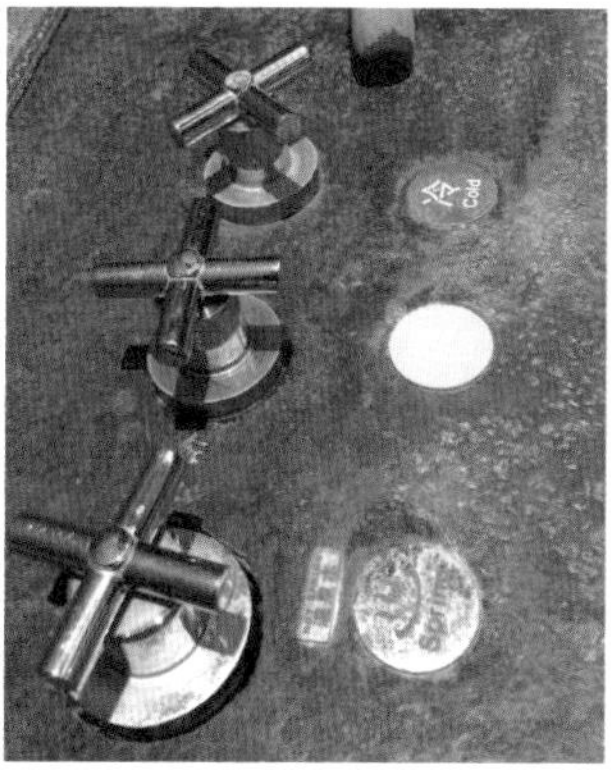
写真 197　温泉用の蛇口。

温泉を楽しむもう一つの魅力は、客室で楽しめるプライベートな温泉です。二十四時間いつでも入れ、日本式の入浴も気兼ねなくできます。蛇口から出てくるのは常に源泉で、塩素消毒の匂いもありません（写真197）。温湯温泉のように湯量が豊富で温度が高い温泉地では、再加熱することもなく直接源泉が客室に引かれているので、とても贅沢な温泉が気軽に楽しめます。しかし、ここでは源泉が熱すぎるので、水で薄めずに温度をどう下げるかが大きな問題でしたが。

人気が高まるにつれて、この小さな街にもたくさんのホテルが建設されました（写真198）。最近は小さな田舎町に外資系のホテルも進出してきました。しかし、開発と同時に源泉の保護も大きな問題になっています。そこで温湯温泉では、一九七〇年代から大規模な地質調査が行われてきましたが、世界でも珍しい試みが行われています。それは豊富な水をもう一度地下に戻して温泉が枯渇しないようにするという取り組みです。現在は一日一万トンの常温水が環流され、再び地層を通り抜けて源泉から湧き出るようにしています。湧き出てきた温泉は、従来と温度も成分も変化がなく、現在も引き続き環流が継続されています。また、地熱水資源を有効に活用するた

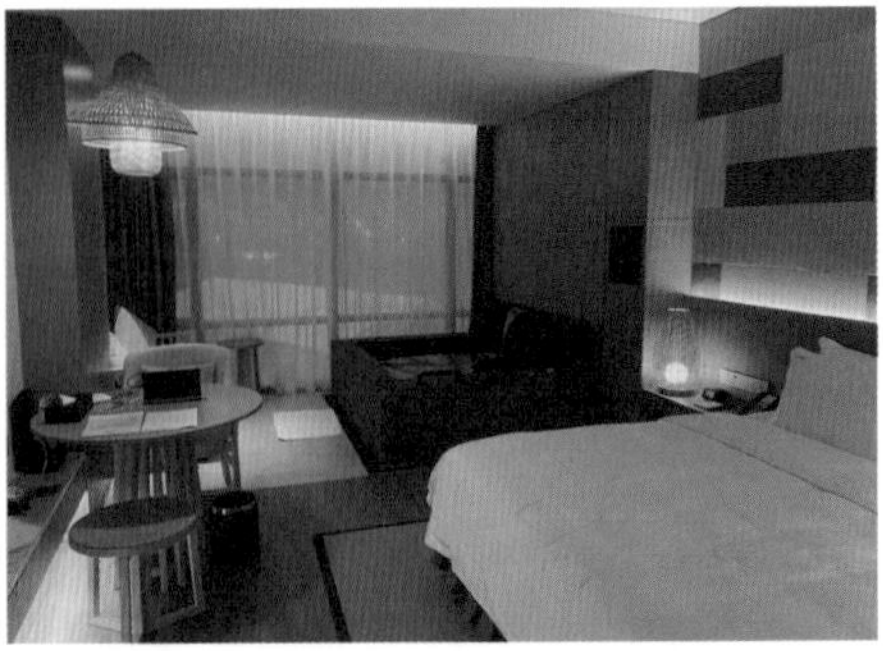

写真198　外資系のリゾートホテルも田舎町に進出。快適に温泉を楽しめます。

め、二〇一八年には条例も定められ、工業誘致の規制や森林エリアの保護など水資源の保護のための取り組みも行われていました（写真199）。

中国各地の温泉地を旅すると、日本とはまた違う温泉情緒と文化があることがわかりました。子どもからお年寄りまで温泉を楽しんでいます。中医学の理論や生薬を組み合わせて温泉地にさまざまなお風呂をつくってしまうのも中国ならではの特徴でしょう。温泉の効能が中医学の用語で説明されていたりしますが、効能はともかく、そのアイデアを楽しんでみたいものです。

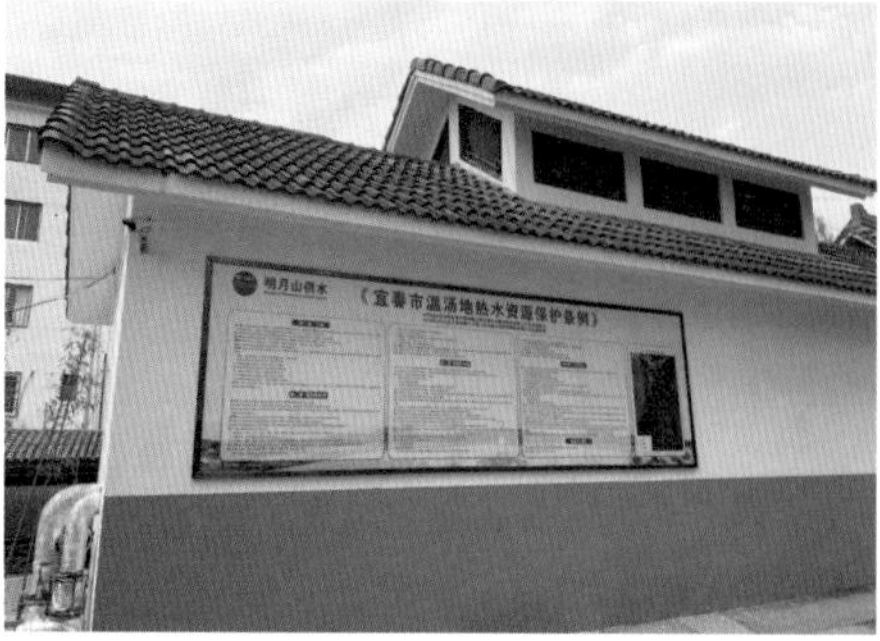

写真199　温泉資源を守るための条例。

〔引用文献〕
（1）張春菊ほか：中薬足浴配合足底按摩治療老年失眠臨床研究。河南中医、二〇一五
（2）鄭慧敏ほか：中薬足浴臨床応用研究進展。江蘇中医、二〇一三

第四章　代茶飲

「代茶飲」という服用方法

中国人は本当にお茶をよく飲みます。マイボトルは常に持ち歩き、仕事中や授業中に水類を飲んでもけっして咎められません。学校の先生も授業中に飲んでいます。以前はインスタントコーヒーの瓶を再利用することが多かったのですが、最近は専用ボトルになっており、日本からのお土産でも人気です。では、そんな彼らが持ち歩いているお茶はどういうものが多いのかというと、じつは中医学と密接に関係があることが多いのです（写真200）。

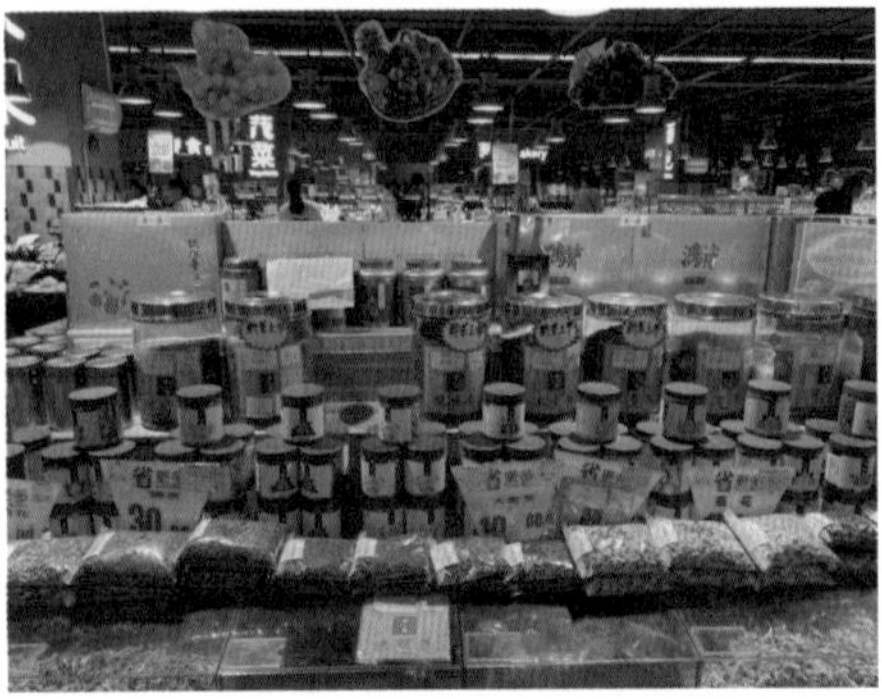

写真 200　上海のスーパーのお茶売り場。

「代茶飲《だいちゃいん》」という生薬の服用方法があります。この方法は、中医学の臨床現場だけでなく、中国人の日常生活のなかに深く入り込んでいて、煎じ薬とは違ってお手軽で馴染み深いものになっています。一般の人でもスーパーなどで購入できる生薬（中国の薬食区分で食材としても薬としても使える）でアレンジできるので、重宝されています。菊花や枸杞を自分専用の容器に入れてお湯をつぎ足して飲む人もよく見かけます。これら生薬には一定の効能があるため、体に対する効果を期待することが多いと思います。また、中国では西洋医学の外科分野でも臨床において下剤の代わりに番瀉葉（センナ）

を茶代わりに飲ませることがあります。

一般に、中医学で漢方薬を服用するというと、苦い煎じ薬や顆粒のエキス剤がイメージされますが、「薬食同源」の観点からみると、「代茶飲」という服用方法は、きわめて自然で、中医学の考え方が反映しやすいですから、日本の日常生活でももっと活用されるとよいと思います。中国ではさまざまな生薬が茶代わりに使われていますが、中国の研究ではその生薬数は七百五十九種類にも及び、ほぼ中国全国に幅広く分布しています。基本的に葉っぱ系のものを使うことが多く、日常的によく使われるのはに二十九種類で、解熱・解毒・咳止めを目的にすることが多いようです(1)。

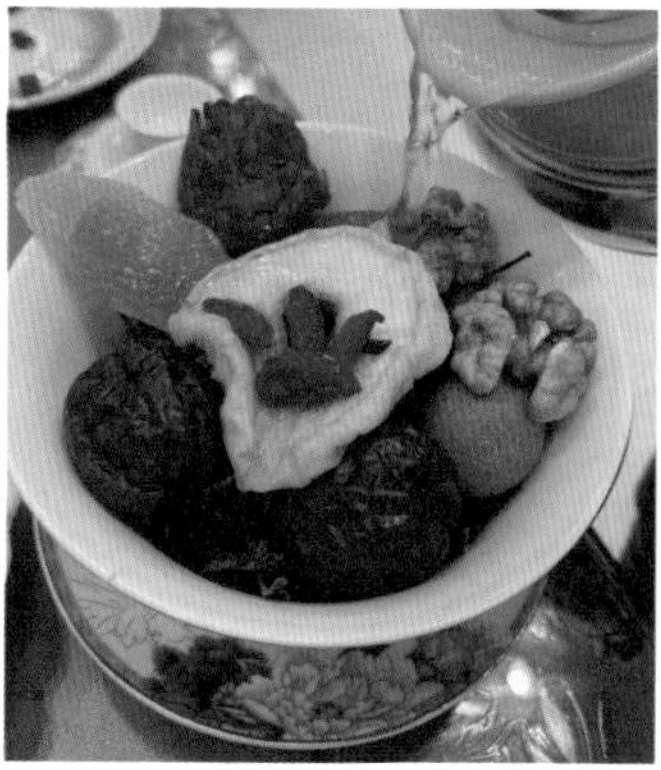
写真201　八宝茶のボリュームがすごいです。

代茶飲とは、生薬を単味か複合させたものに、お湯を注いで服用するものです。一般に、煎じ薬を煎じるときに「後煎じ」(煎じるときに、その他の薬を煎じ終える五分ぐらい前に入れて煎じる方法)で使うような芳香性のある生薬がよく使われますが、もちろんそれに限るわけではありません。花や実、葉、根などあらゆる生薬が適用され、お湯を注いで、何回かに分けて服用します。煎じ薬と違って、服用回数が厳密に決められていないのも特徴でしょう。

緑茶などわれわれが一般的に飲む茶葉と一緒に混ぜられる場合もあります。中国の青海省では「八宝茶」（三炮台）がよく飲まれています（写真201）。緑茶をベースに大きな氷砂糖、クコ、ナツメ、クルミ、干しブドウなどのドライフルーツやゴマなどをブレンドします。地元の飲食店ではあらかじめ大きなカップのなかにセットで準備されていて、注文があったらお湯を注いで出します。中国の内陸の乾燥地域では、肺や咽を潤す飲み物としてたいへん重宝されています。お湯を注ぐたびにブレンドされた中身の味が濃厚に変化してきて、旨みも増してきます。最後はなかに入っているものを食べることもでき、軟らかくなっていて美味しいです。

代茶飲として服用する場合のメリット

なんといっても、刻み生薬を煎じることなく服用できるというのは代茶飲の大きなメリットです。生薬には、魚腥草や菊花のように煮出すことなくそのまま熱湯に入れるだけのものもあれば、場合によっては麦茶や決明子のように煮詰めることもあります。また、生薬を細かく粉砕してティーパックに入れるとよい場合があるなど、服用方法も工夫できます。以前と違って、粉砕する器具もたくさん出回っており、ティーパックも簡単につくれるようになっているので手間さえ惜しまなければかなり便利です。

一方で、煎じるよりもむしろ代茶飲としたほうが都合のいい生薬も多いです。たとえば、薄荷や藿香《かっこう》などはその典型ではないでしょうか。芳香性のある生薬は高温で煎じる必要がありません。特に、解表系の生薬はその傾向が強いので、煎じるときには注意が必要ですが、逆にいえばお茶に適しているということになります。また阿膠（写真202）や膠飴《こうい》などペースト状のものも、お湯に溶いて茶代わりに服用するのが望ましいです。煎じすぎると効能が落ちるだけでなく、鍋の底に焦げ付いてしまい厄介です。

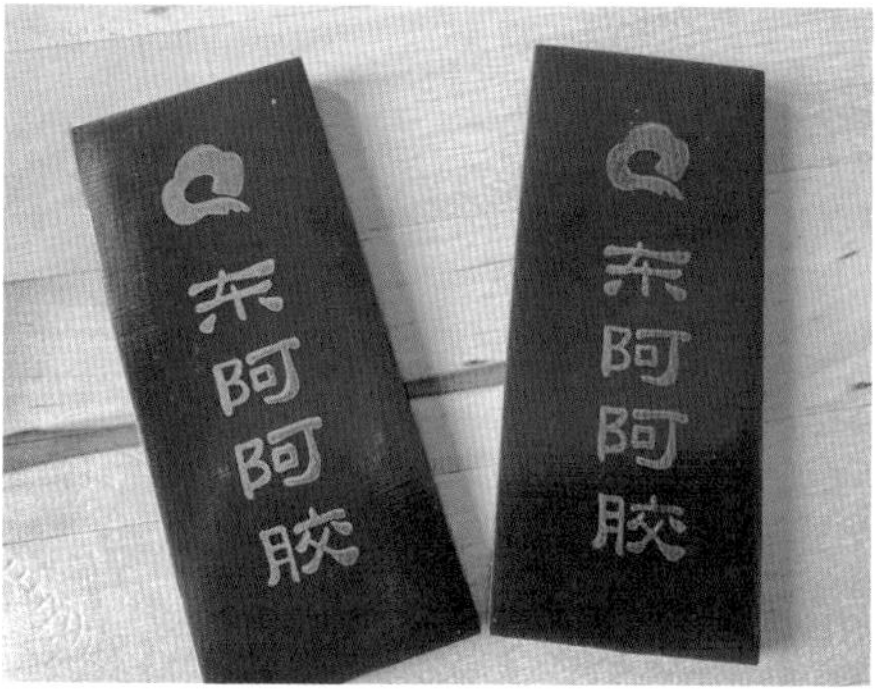

写真202　阿膠はロバなどの皮を除毛して煮詰めて固めたニカワ状のもの。

代茶飲の処方では、一回の処方で使う生薬の種類と量を少なめにすることが必要です。せいぜい三〜四種類が限界でしょう。また、選ぶ生薬も性質の激しいものではなく、穏やかなものが好まれます。枸杞や大棗がよく使われるのもそのためでしょう。私は、このお茶方式による生薬の服用は、特に小児科の分野で便利だと考えています。味も飲みやすく配合できるうえ、長期に服用しやすいというメリットがあるからです。

中国では近年、病院で生薬を煎じて患者に宅配するサービスが広まっており、公立病院でもすっかり普及しました。この場合、どの程度忠実に薬局で煎じ作業ができているかは、中医薬剤師のレベルに大きく関係します（中国では西洋医学と中医学では薬剤師は分業になっています）。ただ、これまでの私の経験では、後煎じで使う生大黄などの場合、後煎じをして一緒に煎じるよりも、むしろ服用時に煎じ薬にお茶のように大黄を直接入れて加熱するほうが効果的な印象です。

近年の研究で、代茶飲は唐代から歴代の宮廷でよく処方されていたことがわかってきました。宋代で盛んになり、清代で大いに発展し、宮廷ではさまざまな疾患に弁証して処方されていました。記録によると感冒・咳・頭痛・目眩・不眠・歯茎の腫れ・咽の諸疾患・下痢など、よく見かける疾患のほかにも、妊婦や産後の体調管理や断乳にも使われていました(2)。

季節によって変化するお茶の飲み方

日本の一般家庭では夏になると麦茶がよく飲まれていると思いますが、お茶もやはり季節に合わせて変化させたいところです。たとえば中国では、体の陽気が徐々に盛んになってくる春にはジャスミン茶やキンモクセイ茶のように花系で香りの高いものが飲まれます。蒸し暑い夏になってくると、汗も出やすく体に暑気も溜まりやすいため、暑さを取るために杭州龍井（ロンジン）の緑茶や（写真203）、麦茶・決明子茶が好まれます。夏バテ予防には軽く発酵させた福建・雲南の白茶もよく飲まれます。しかし、体に寒気を呼び込まないために夏場でも常温や温かいお茶が好まれます。暑さがひと段落し、秋になると体を冷ましすぎることなく、温めすぎることもない性質の穏やかな茶が好まれます。一般に「青茶」と呼ばれる半発酵させたお茶のグループで、福建・広東・台湾で有名な烏龍茶や福建の鉄観音などが好まれます。また、冬になると陽気を守り、体を温める必要があります。一般に紅茶など全発酵されたお茶を使います。安徽省祁門（キームン）の紅茶は味わい深く非常に有名です。一方、最近、日本でも見かけるようになった雲南省で有名な普洱（プーアール）茶（写真204）は、寒い時期は三年以上成熟した熟茶を、また暑い時期は生茶を飲むことが多いです。

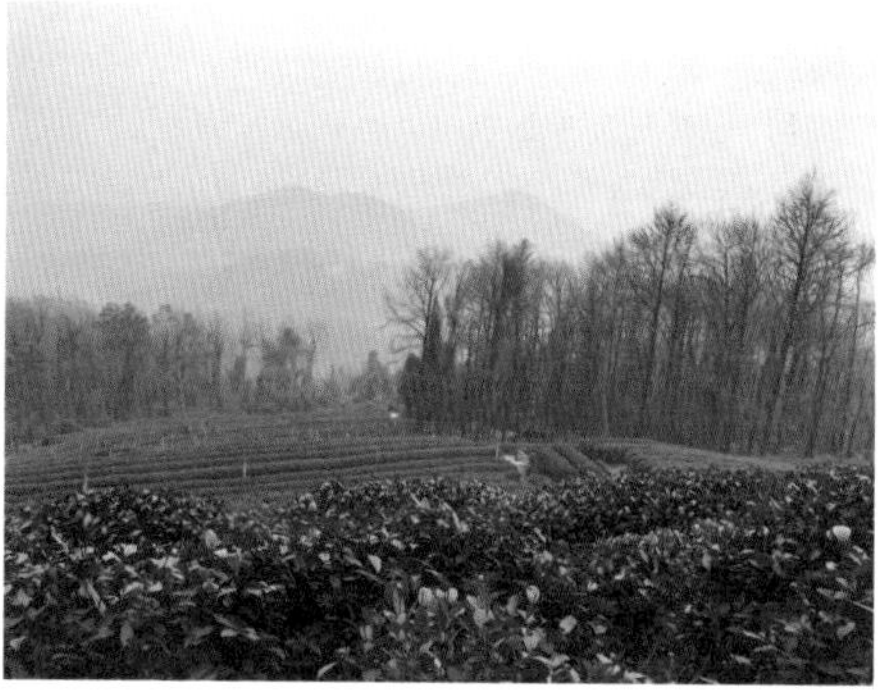

写真 203　浙江省杭州龍井の茶畑。

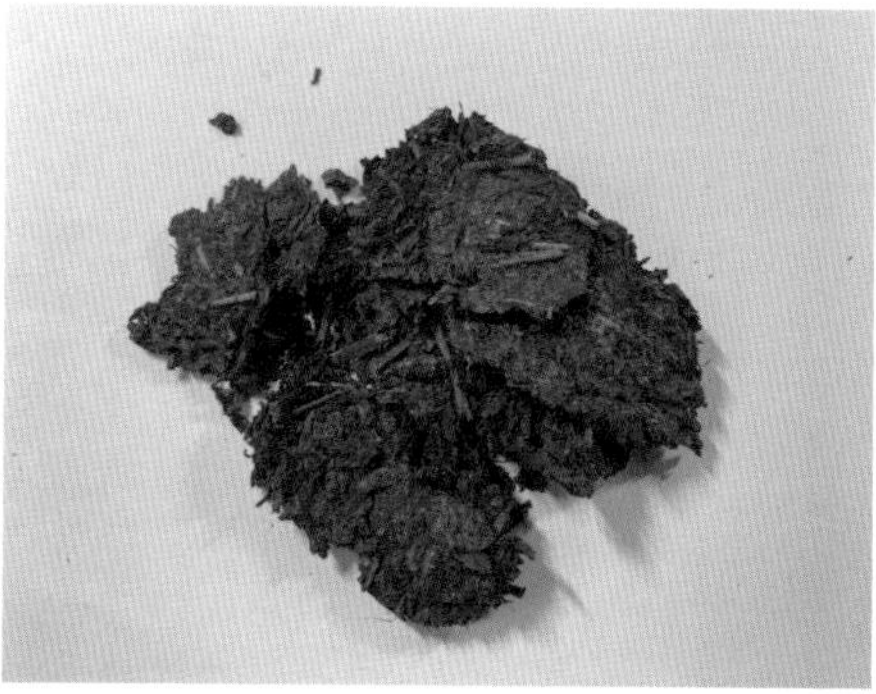

写真 204　「餅茶」と呼ばれる塊を崩して使います。

伝統的な代茶飲処方

中医学の古典文献にも、代茶飲方式で服用する処方がときどきみられます。たとえば、『備急

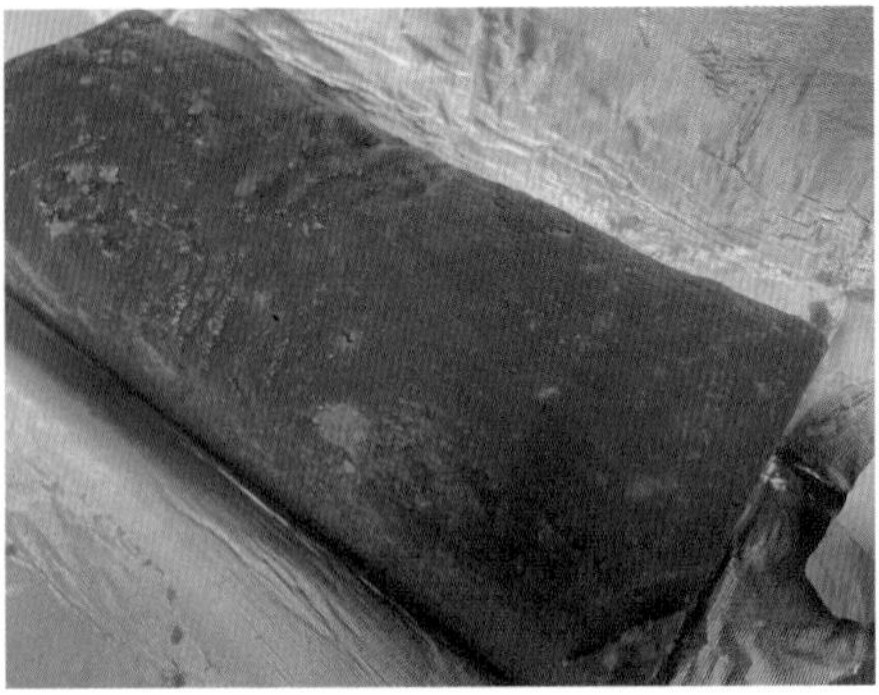

写真 205　雲南省産の黒砂糖。

千金要方』（唐代・孫思邈〈581?-682〉）にある「竹茹芦根茶」は、呃逆《あくぎゃく》（しゃっくり）を治療する処方として有名で、竹茹・芦根・生姜で構成されています。嘔吐の治療にも有効で、私は忘年会シーズンに、二日酔い対策で出すことがあります。

そのほか、中国では脂肪肝や高脂血症、高尿酸血症の対策に「山楂子茶」（サンザシ茶）を使ったり、夏バテ対策に「佩蘭茶」（フジバカマ茶）も有名です。悪寒や嘔吐、胃痛などにはショウガとサトウキビを原料とする紅糖（黒砂糖）を使った「姜糖茶」も民間では日常的に使われます（写真205）。体を温める働きが強いため、寒性の月経痛にも使われることがあります。婦人科系では、回乳（断乳）で生麦芽と炒麦芽を等分に混ぜて代茶飲とすることが、中国の断乳では非常によく活用されます。職場などでは、疏肝養陰明目として、菊花と枸杞子に緑茶を加えて飲んでいる人もよく見かけます。カゼのひき始めには、『本草綱目』（明代・李時珍〈1518-93〉）に登場する「葱豉茶」もよく使います。葱白と豆豉で構成され解表させます。咳の治療では、川貝母や桑葉、枇杷葉なども代茶飲によく使います。

さらに、煎じ薬をひと通り服用し、症状が安定してきたとき、最後のフォロー用として代茶飲を使うというやり方もでき、煎じ薬との併用も可能です。

このように、単味生薬の性質をうまく引き出すには、代茶飲は便利だと思います。また、処方する側も単味生薬の性質を把握しやすいです。

上海でよく見かける生薬茶

上海市内のスーパーやお茶屋に行くと、さまざまな生薬茶が市販されています。薬局で単味の生薬を購入することが難しいときは、スーパーで簡単に手に入れられるというのも嬉しいです。ざっと見るかぎり、上海市民の間で最もよく使われるのは、やはり白菊花ではないでしょうか。浙江省杭州周辺は白菊の産地（杭菊花）でもあるためそれと関係があると思います。

そのほか、山楂子、石斛、麦門冬、陳皮、枸杞、羅漢果、西洋人参などは生薬というより食品としても扱われており、大抵どこでも手に入ります。また、カゼ薬として有名な「午時茶」（蒼朮・陳皮・柴胡・連翹・白芷・枳実・山楂子など）も、いまでこそ顆粒剤になっていますが、もともとはティーパックで、お茶として売られていた処方でした。

以上のように、代茶飲と呼ばれる生薬の服用方法は、中国の現代社会でも非常によく活用される中医学の養生・治療方法であり、「未病を治す」という観点からも重要だと思います。

日常的によくお茶に使われる生薬[3][4]

それではお茶によく使われる生薬をいくつか紹介しましょう。なお、用量は生薬量として一日に使う一般の目安です。

（1）枸杞子（写真206）

いまでは日本でもすっかり薬膳料理の定番の生薬になりました。身が赤いので、ちょっとしたアクセントにもなります。中国では寧夏（寧夏回族自治区）産のものが良質だといわれています。

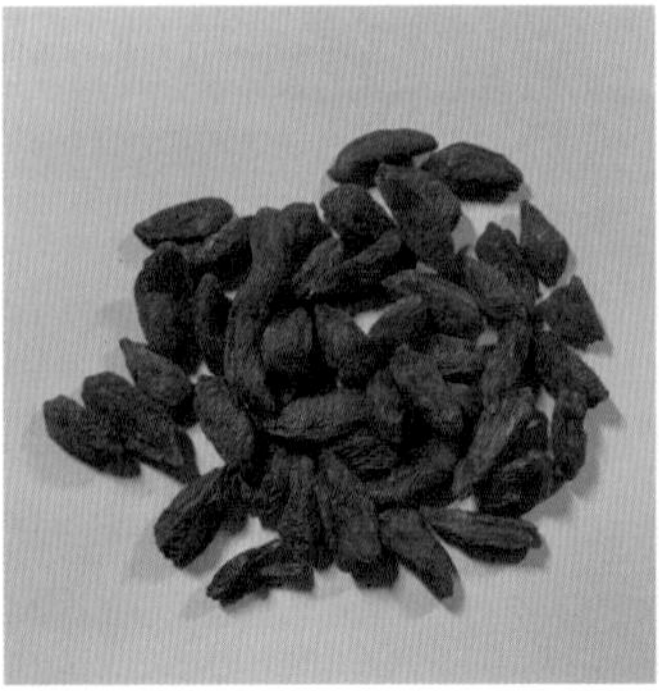
写真 206　枸杞子

中国でも代茶飲によく使われます。甘みがあり、乾燥させたものをそのまま食べても美味しいです。体を補う生薬に分類されます。枸杞子と菊花はよく一緒に茶代わりに使われます。根皮も生薬として使われ、地骨皮《じこっぴ》と呼ばれます。

【性味】味甘・性平
【帰経】肝・腎・肺
【効能】滋補肝腎・明目・潤肺
【主治】頭のふらつき・めまい・腰膝がだるく無力・慢性咳嗽など。

【用量】5～15g。
【注意】軟便気味の人は控える。

（2）菊花（写真207）
安徽省の山間部では、秋になると黄色い花が咲き誇り非常に美しいです。一般に黄菊花と白菊花があり、微妙に効能が違います。熱冷ましでは黄菊花を使い、眼のかすみ・目眩では白菊花を使うことが多いです。

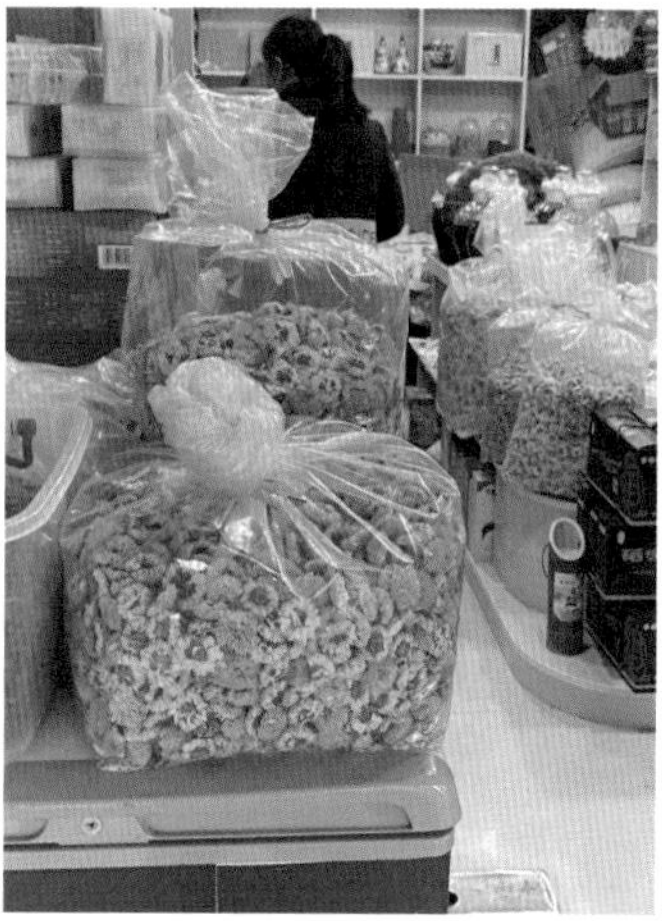
写真 207　店頭に並んでいる菊花。

【性味】味甘・微苦、性微寒
【帰経】肺・肝
【効能】疏風清熱・平肝明目
【主治】外感風熱による発熱・頭痛・咳嗽・咽頭痛、肝火・肝陽上亢による眼の充血・痛み、目眩・頭痛など。
【用量】10～15g。

（3）決明子（写真208）

上海の屋内の砂場では砂の代わりに決明子が使われているのを見かけます。マメ科の植物で、大量に収穫され、粒が小さく、口に入れても安全だからです。睡眠改善のために枕に入れることもあります。日本の関西地方では「ハブ茶」とも呼ばれていて、日常的に飲まれていました。炒めると香ばしい香りがします。濃くしすぎると苦みが出るので注意。上海では夏場によく飲まれます。

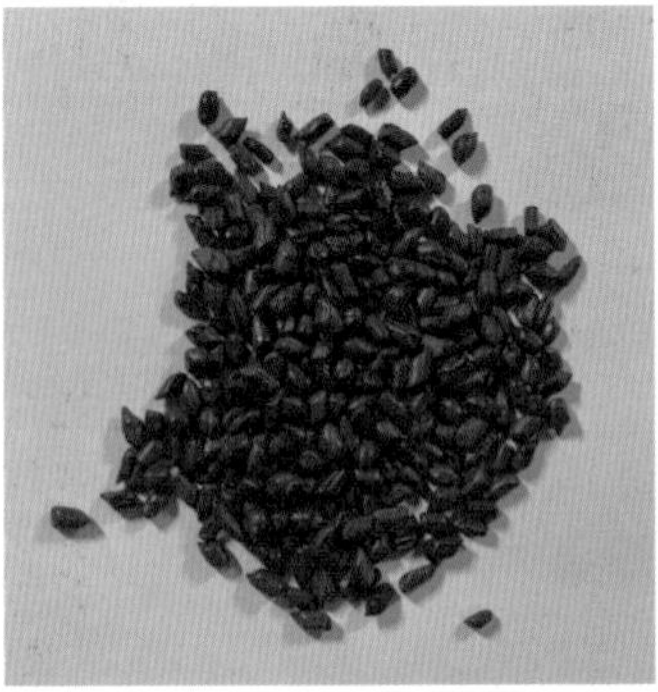

写真208　決明子。

【性味】味甘・苦・鹹、性微寒

【帰経】肝・胆・腎

【効能】清肝益腎・祛風明目、潤腸通便

【主治】眼の充血・腫脹・頭痛・イライラ・怒りっぽい、習慣性便秘。

【用量】10〜15g。

【注意】便通をよくするため、下痢気味の人には使わない。

（4）十薬

中国語では「魚腥草」（yuxingcao）、日本では「ドクダミ」とも呼ばれます。雲南省や貴州省では野菜としても珍重されており、葉や根もよく食べられます。上海では十薬の根がスーパーで売られていることがあります（写真209）。独特の匂いがあり、庭の厄介者になることが多いですが、意外と活用範囲は広いです。長時間煎じると有効成分が揮発してしまうため注意が必要です。新鮮なもの（できることなら生で）を使うのが望ましいです。利尿作用が強く、外用でも使えます。

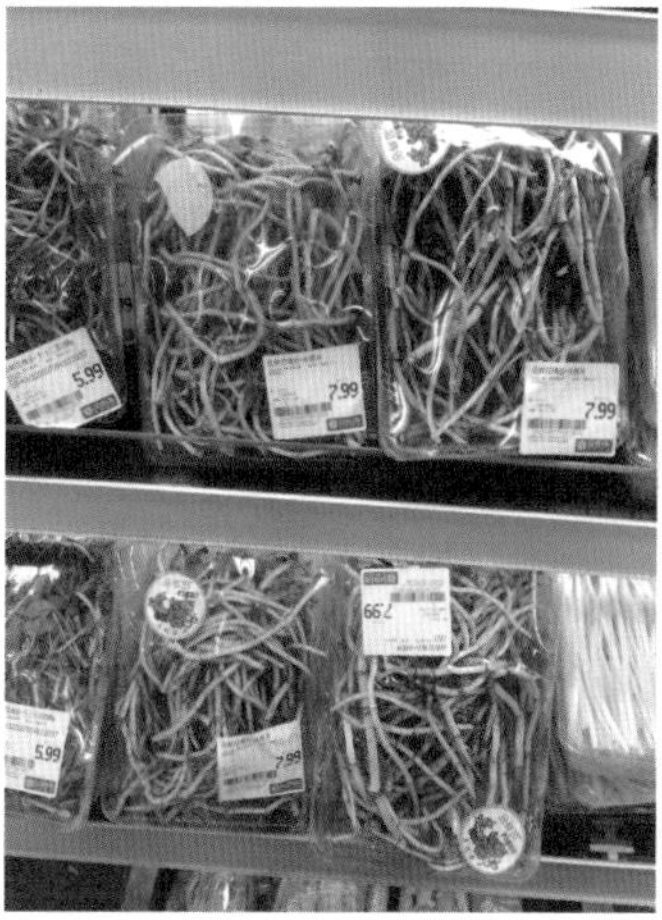

写真209　上海ではドクダミは根がスーパーによく売られています。

【性味】味辛、性微寒
【帰経】肺・腎・膀胱
【効能】清熱解毒・消癰、利水通淋
【主治】肺化膿症の咳・腐臭のある膿血痰。外用で皮膚化膿症。
【用量】9～30g。

（5）大棗（冬の養生を参照）

（6）金銀花（写真210）

中国では植栽としてもよく使われるスイカズラは、「双花」あるいは「忍冬」（ニンドウ）とも呼ばれます。綺麗な花で観賞用としても使われます。茎葉も生薬としてよく用いられ、忍冬藤と呼ばれ、熱と関係する関節痛によく使います。金銀花に水を加えて蒸留させた「金銀花露」は上海でも飲料水になっていてスーパーでも手に入ります。淡泊な味わいで子どもでも十分に飲めます。夏場の解暑清熱作用が有名です。

【性味】味甘、性寒
【帰経】肺・胃・心
【効能】清熱解毒・涼血止痢・疏散風熱
【主治】熱毒による皮膚化膿症・咽頭痛・下痢・膿血便・外感風熱か温病初期の発熱。
【用量】10～15g。

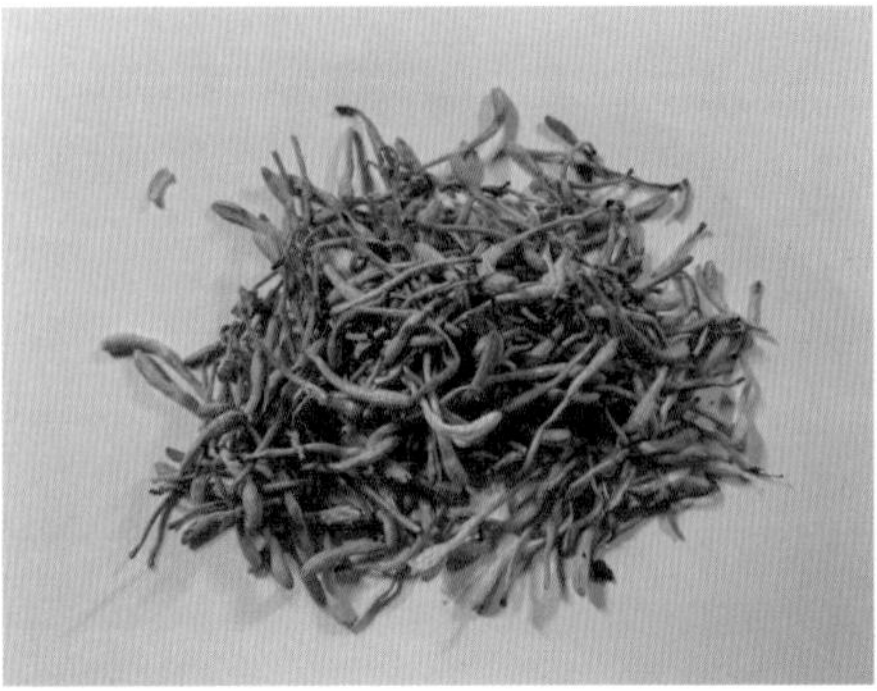
写真 210　お茶として売られている金銀花。

（7）桑葉（冬の養生を参照）

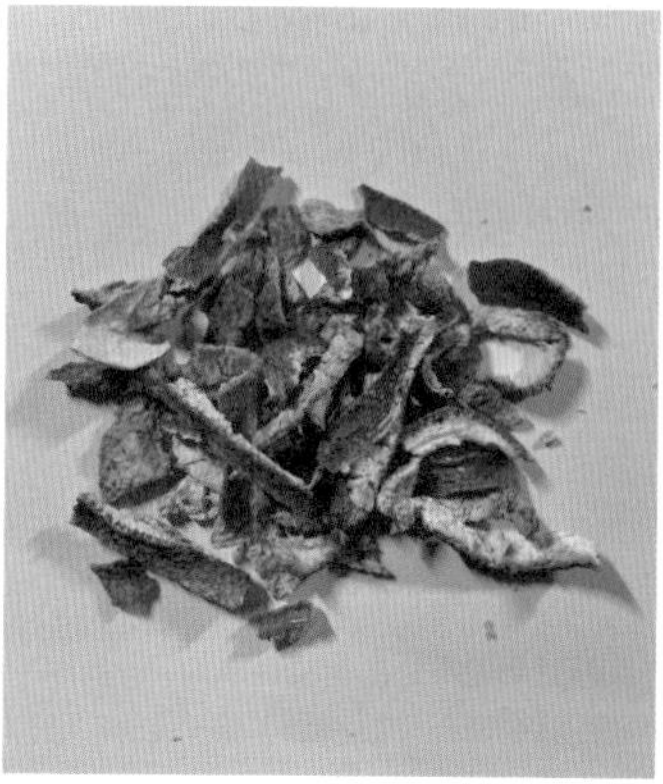

写真 211　お茶として使う陳皮。

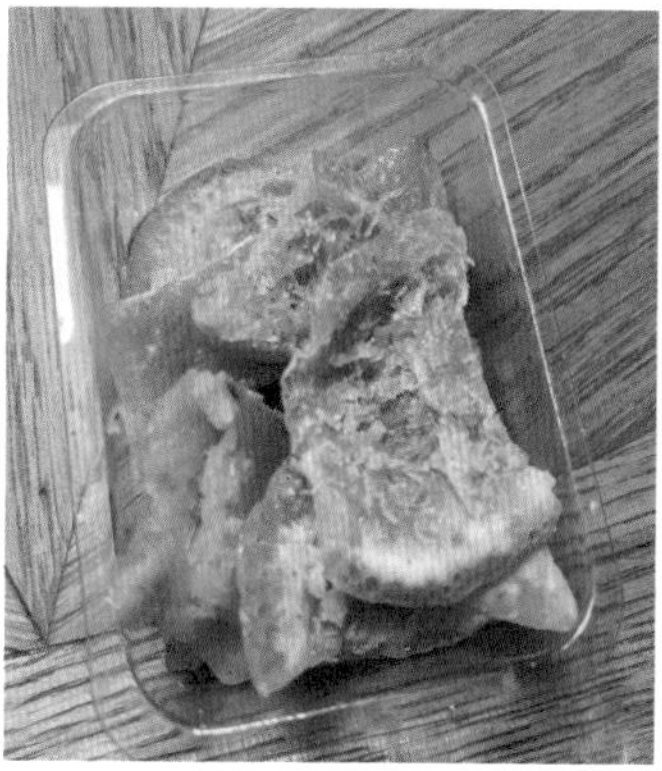

写真 212　お菓子にもなっている陳皮。

（8）陳皮（写真211）

車酔いしたときに、ミカンの皮の香りを嗅ぐ姿は中国ではよく見られます。そのミカンの皮からつくられる陳皮は、中医学で非常によく使う生薬の一つで、薬膳でもよく使われています（写真212）。中国の民間では古ければ古いほど価値が高いとされ、三年物から二十五年物までいろいろと出ていますが、最低三年ぐらいは置いておきたいところです。年数が経つにつれて香りが濃厚になってきます。

【性味】味辛・苦、性温
【帰経】脾・肺
【効能】理気健脾・燥湿化痰
【主治】腹満・悪心嘔吐・下痢・咳・痰・食欲不振など。
【用量】3～9g。

（9）山楂子（写真213）

独特の酸味がつよい山楂子（サンザシ）は、生食すると食感はリンゴのようですが、赤く見栄えもよく、中国のお菓子でもよく使われます。街中で「氷糖葫芦」と呼ばれるサンザシを串刺しにしたお菓子をよく見かけますが、外側の砂糖とサンザシの酸味がブレンドされて非常に美味しいです。山楂子は乾燥させてスライスしたものがよく売られています。ダイエットや脂肪肝解消の目的で飲んでいる人も多いです。

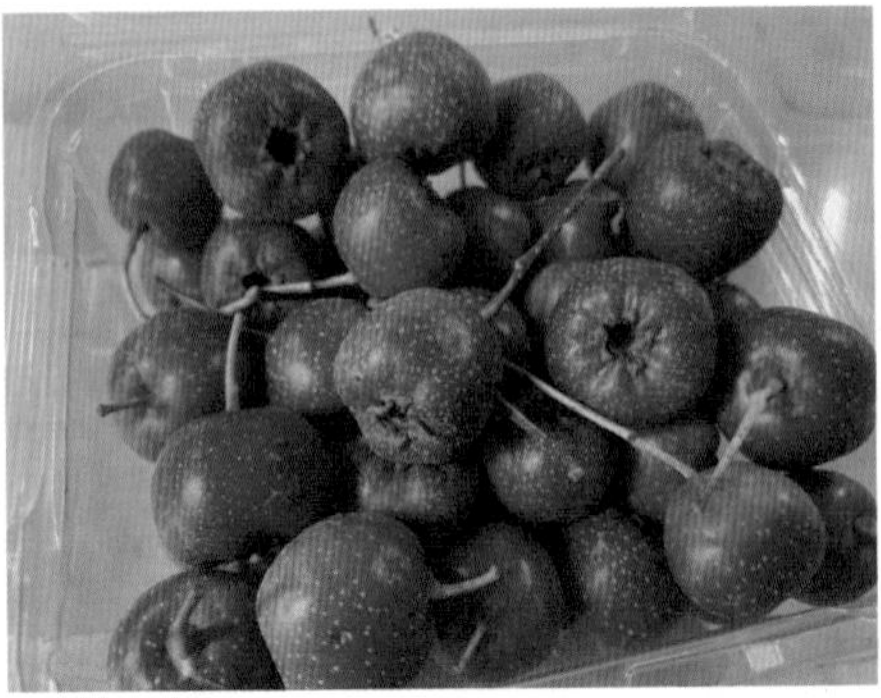
写真213　食べるときは種に注意。

【性味】味酸・甘、微温
【帰経】脾・胃・肝
【効能】消食化積・下痢止め・行気散瘀
【主治】肉類の食べすぎ、腹脹下痢、産後の悪露・腹痛など。
【用量】10〜15g。
【注意】酸味が強いため胃の調子が悪い場合は控える。

（10）人参（写真214）

「人参」と書いてあっても、野菜で食べるニンジンではありません。中医薬で元気を補うパワーが最も強い生薬の一つが人参です。日本人にとって馴染み深い「高麗人参」は朝鮮半島で栽培された人参を指します。中国では人参・野山参・紅参・生晒参などさまざまな名称で呼ばれていますが、それぞれ加工方法や効能が微妙に違います。天然産で最も値打ちが高いとされているのが野山参で、天日で干したものを生晒参、蒸して干したものを紅参と呼びます。ただ、中国では近年値段が高騰しているため、特に緊急を要さないとき以外は、党参で代用することが多いです。人参も党参も薄くスライスして茶代わりに使うことができます。確かに元気になる生薬ですが、量のコントロールが重要ですのでけっして大量に使わないように注意が必要です。

【性味】味甘・微苦、性微温

【帰経】肺・脾

【効能】補気固脱・補脾気・益肺気・生津止渇・安神益智

【主治】大病・久病・激しい嘔吐などで衰弱・疲れやすい・食欲不振・泥〜水様便・呼吸困難・咳・口渇・不眠・動悸・健忘など。

【用量】5〜10g、粉末で頓服する場合は1〜2g。

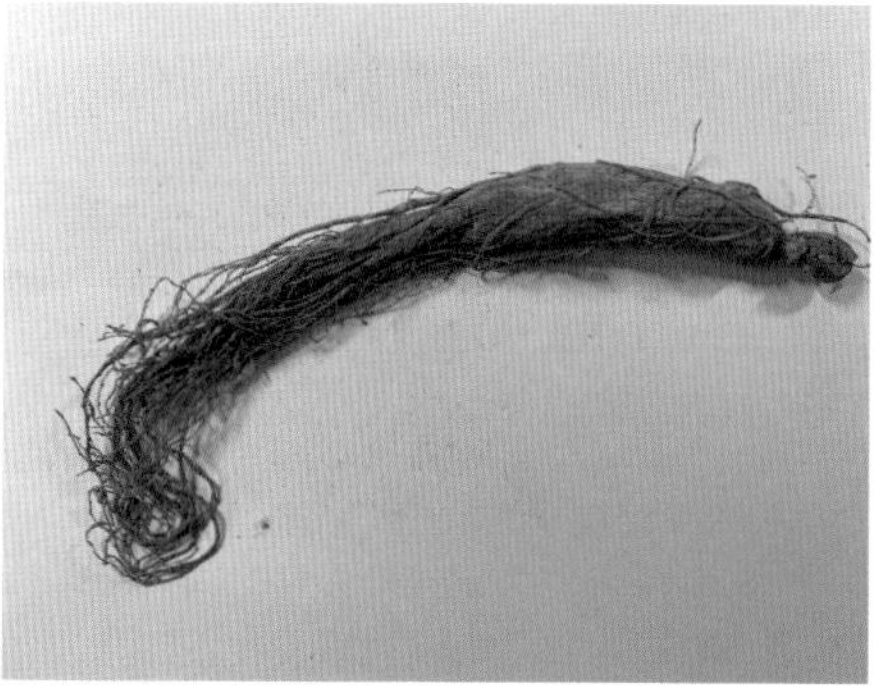

写真 214　中国では長白山の人参も有名。

（11）大麦（写真215）

日本でもお馴染みの麦茶。中国でも飲まれることが多いですが、夏場でも冷やして飲む習慣はなく、常温か温かい状態で飲みます。特に胃の調子がよくないときなどは冷やして飲まないようにしましょう。中医学では大麦からの麦芽を生薬として使いますが、消化不良や食べすぎ、断乳には欠かせない生薬です。麦芽は断乳だけでなく、母乳が出すぎている場合でも量のコントロールに使えます。

【性味】味甘、性平

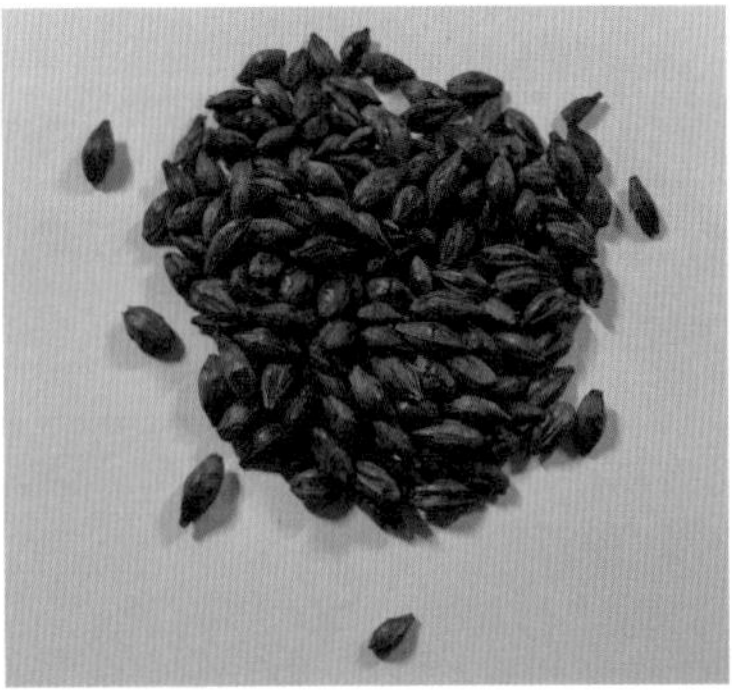

写真 215　夏の定番の大麦。

【帰経】脾・胃・肝

【効能】平胃止渇・消暑除熱・益気調中

【主治】食べすぎ・夏バテなどによる体のほてり・食欲不振など。

【用量】30〜60g。

（12）薄荷（写真216）

清涼感を感じる薄荷は、夏の代茶飲には欠かせません。夏の「辟穢《へきわい》」と呼ばれる腹痛・嘔吐・下

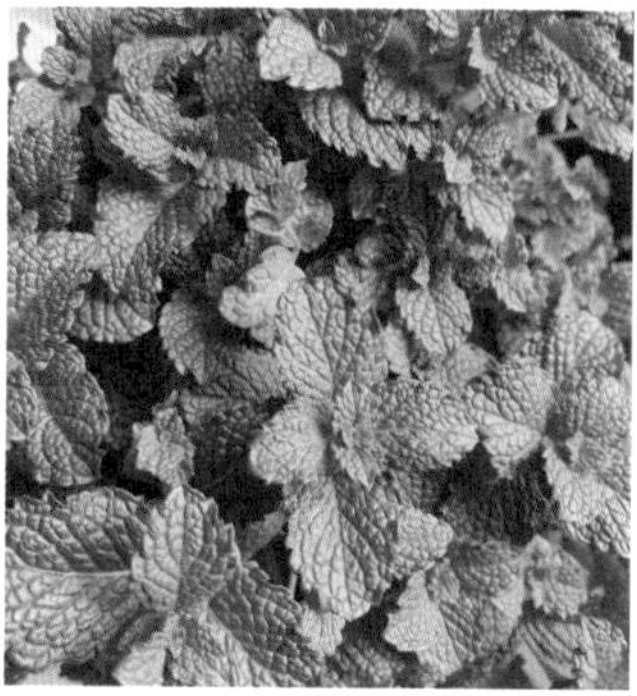

写真 216　ストレス症状にも使う薄荷。

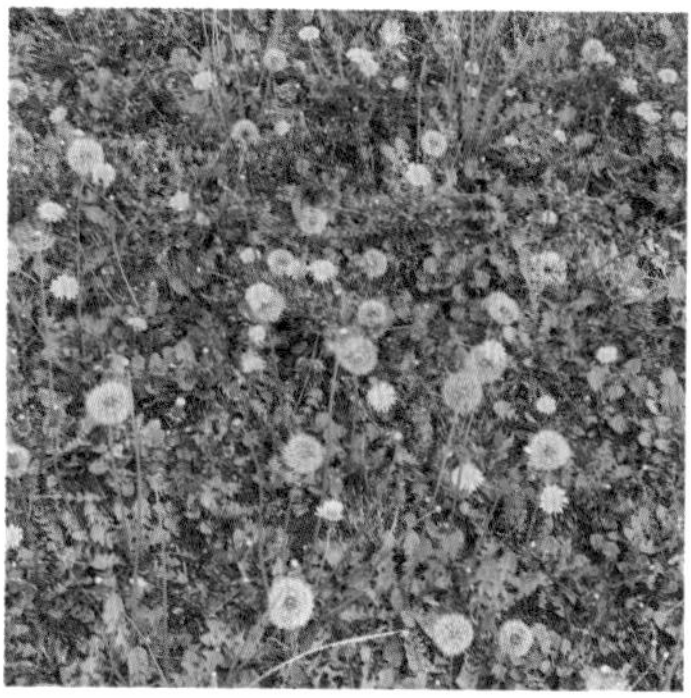

写真 217　授乳中に便利な蒲公英。

痢にも使います。新鮮なことが重要です。薄荷を精製した「薄荷脳」も中国では夏の点心に清涼感を出すのに加えられます。またイライラなどのストレス発散でも使われます。

【性味】味辛・性涼

【帰経】肺・肝

【効能】疏散風熱・清利頭目・疏肝解鬱

【主治】風熱の感冒・鼻づまり・頭痛・咳・咽の痛み・声が出ない・子どもの皮膚のかゆみ・イライラ。

【用量】1.5〜6g。

【注意】発汗しやすいため多汗者には控える。少量を使う。

（13）蒲公英《ほこうえい》（写真217）

日本でもタンポポ茶が出回るようになりましたが、中国では野菜のように食べるところもあります。ただし、若い芽が美味しく、あまり生長しすぎると苦みが増します。餃子の具に使うこともあります。中国の生薬で使うタンポポは全草を使います。急性乳性炎の治療には欠かせない生薬で、授乳中の方にはお薦めです。日本では根を使うことが多いようです。

【性味】味苦・甘、性寒

【帰経】肝・胃

【効能】清熱解毒・消腫散結

【主治】乳癰（乳性炎）・腸癰（急性虫垂炎など）・肺癰（肺化膿症）・癰腫疔毒（皮膚化膿症）・眼の充血や痛み（急性結膜炎）。

【用量】6〜30〜60g。

〔引用文献〕

(1) 研究表明我国共有伝統代茶飲植物759種。新華網：二〇一八年六月三日

(2) 劉龍涛：清宮医薬档案中的代茶飲。中国中西医結合雑誌：一二九〇-九一、二〇一七

(3) 神戸中医学研究会：中医臨床のための中薬学。東洋学術出版社、二〇一一

(4) 南京中医薬大学：中薬大辞典。上海科学技術出版社、二〇一四

第五章　中国の調味料の世界

一般に中国の四大料理というと、北京料理・上海料理・広東料理・四川料理といわれますが、実際にはそう単純ではなく、各地にはさらに魅力的な食文化があります。中医学もそうした食文化を背景に発展してきました。中国の食養生を考えるにあたって、調味料の役割は非常に重要です。この章では中国でよく使われる調味料と中医学とのつながりを追ってみます。

唐辛子と花椒《かしょう》

上海市から飛行機で二時間半。人口三千万人ほどの高層ビルが立ち並ぶ街、重慶市（写真218）。四川エリアを出発する国内便の飛行機に搭乗すると、機内食に唐辛子などが入ったメニューがついてくることもあります。

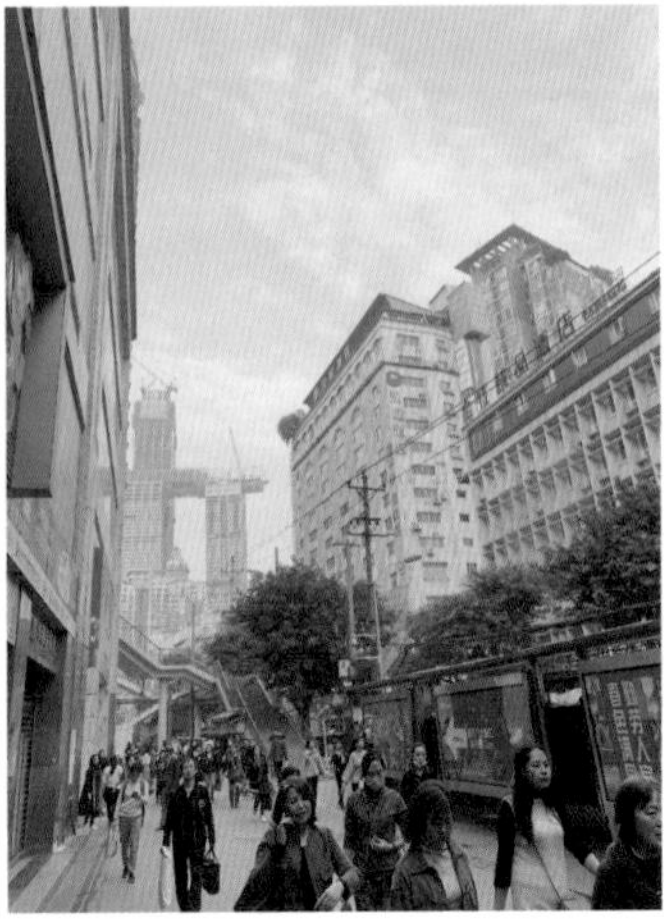

写真 218　重慶市内

四川料理といえば、日本人からすると一般的に料理全体が唐辛子で真っ赤で、とても辛いというイメージがあると思います。しかし、実際に本場四川で食べてみると、単に唐辛子の辛さ、いわゆる「辛味」だけでなく、舌が麻痺した感じがする「麻味」が際だっており、酸味・甘味・塩味で全体を整えるような感じになっています。有名な麻婆豆腐も、唐辛子の辛味だけでなく麻味を引き立てることで味がぐっと締まってきます（写真219）。

もちろん、刺激の強い香辛料が好きな四川人とはいえ、すべての食事が辛いわけではなく、重慶の「豆腐花」のように豆腐をたっぷり使ったあっさりした料理や（写真220）、甘みのある点心もあります。実際、重慶市に行ってみると、さまざまな種類の四川料理があることに気づきます。レストランで食べる料理、家庭料理、鍋料理、そして全国的に有名な「重慶小麺」などの麺館もありさまざまです（写真221）。特に独特の辛さとしびれを堪能できる「重慶火鍋」のお店は至るところにあり、一般的な四川料理のお店よりも多い印象です（写真222）。

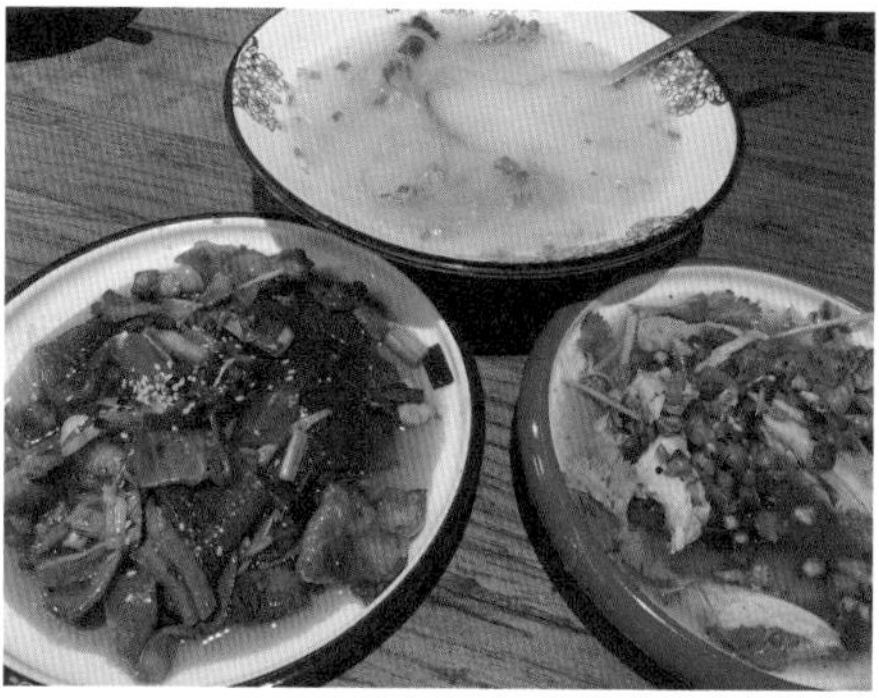

写真 219　重慶の食堂にて。

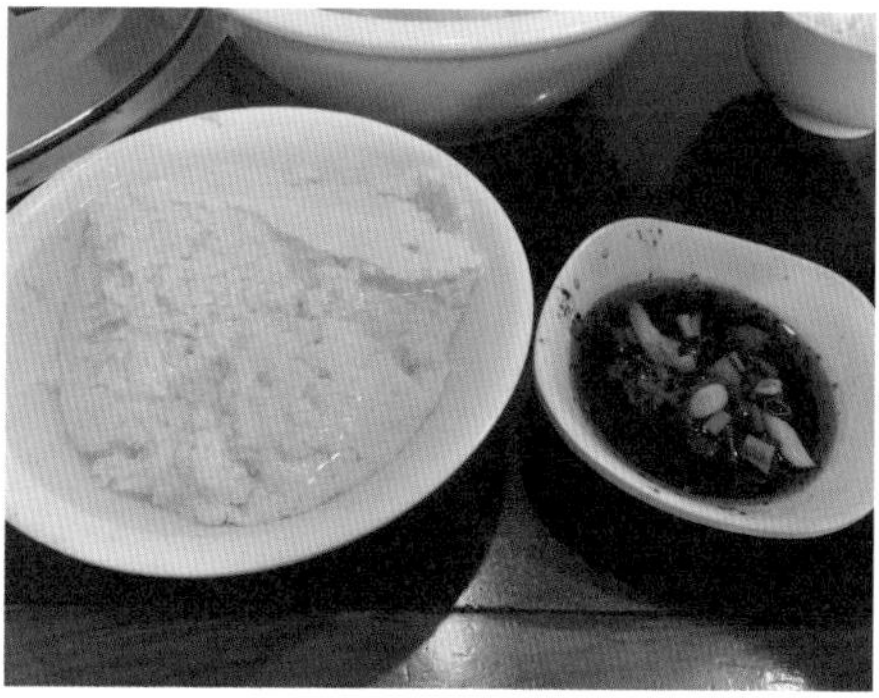

写真 220　重慶人の定番の朝食の一つ。

唐辛子のことを、中国語では「辣椒」（lajiao）と呼びます（写真223）。いまでは世界各地で使われ

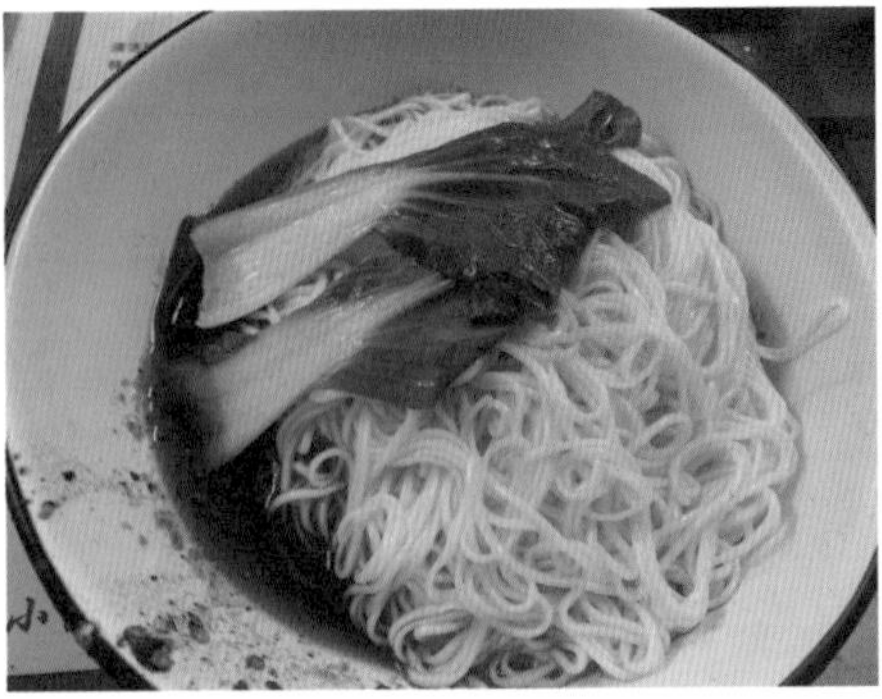

写真 221　重慶小麺のお店は上海でも珍しくなくなりました。

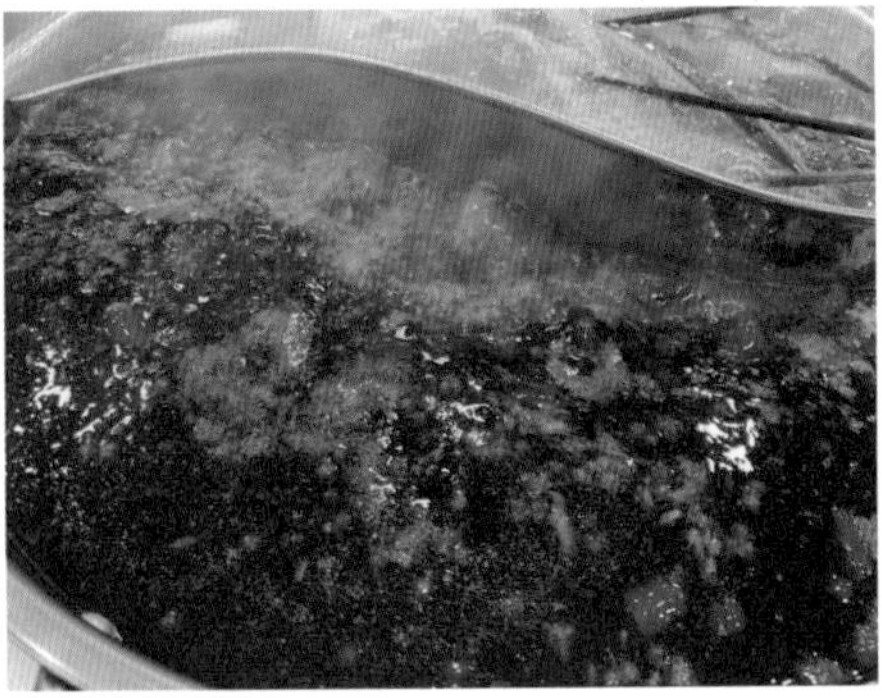

写真 222　重慶火鍋。

ている重要な香辛料ですが、中南米が原産だと考えられています。中国料理では湖南や貴州料理が唐辛子を多用することでよく知られており、こちらは本当に辛いです。私も一九九六年から上海で暮らしていますが、日頃甘党の上海で暮らしていると中国人でもこの辛さに慣れません。しかし、唐辛子を使うと食欲が増進するうえ、少量のご飯でもすぐにお腹がいっぱいになるので、貧しい地域では特に重宝したはずです。

　唐辛子が四川に入ってきたのは比較的最近で、明代末〜清代という説が有力です。当時、四川地域は五十年以上にわたる戦乱が続き、飢饉や疫病で人口が大幅に減少し、省都の成都ですら街角に人をほとんど見かけないほどだったといわれています[1]。そこで、清代には中国各地からの移民政

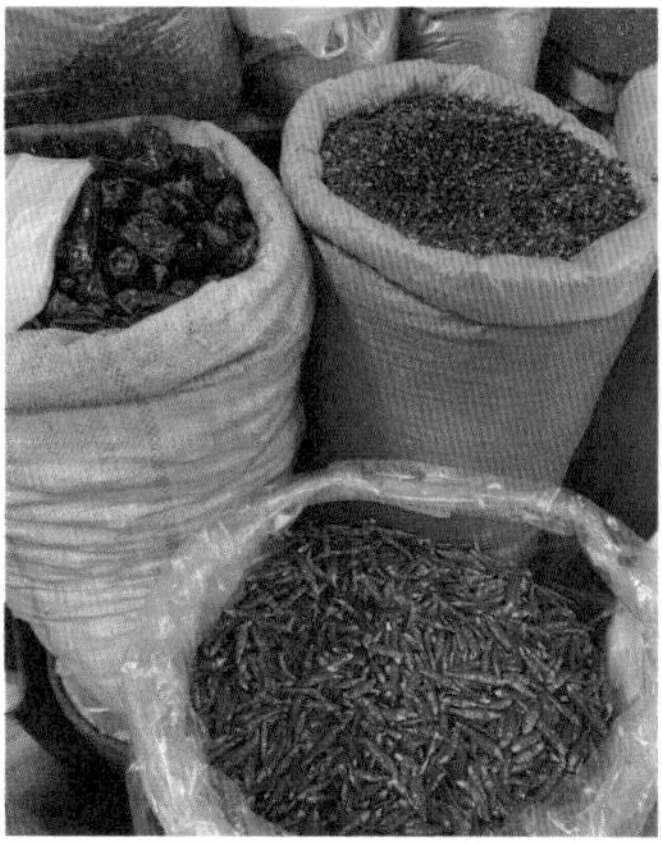

写真 223　重慶の市場の唐辛子。

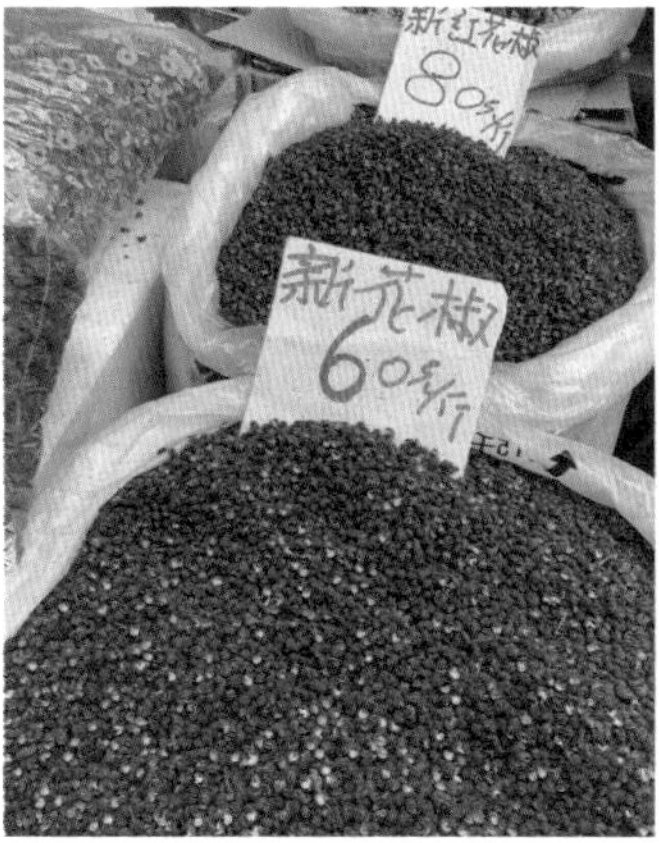

写真 224　重慶市の市場で売られている花椒。

策が取られ、湖南や貴州からの移民を通じて唐辛子が四川に伝わったといわれています。ただ、当初は観賞用として使われることが多かったようです[2]。

　唐辛子が入ってくるまで、四川料理の主要な香辛料は「花椒」(huajiao)でした。そのため花椒は中国で非常に長い歴史を持っています。もともと野生の花椒はヒマラヤ山脈が原産地といわれ、その後、河を下って四川盆地に伝わりました。花椒は病気や乾燥に強く、酸性の土壌でもよく育ちます。現在は四川・河南・河北・陝西・山西・雲南でも栽培されており、そのなかでも最も良質な花椒は四川産だといわれています(写真224)。そのため、花椒は別名で「蜀椒」「漢椒」、英語では「Sichuan Pepper」(Sichuan は四川の中国語読み)と呼ばれます。

　現在、四川では年間約六万トンの花椒が出荷されており、中国一の規模を誇ります[3]。特に有名なの

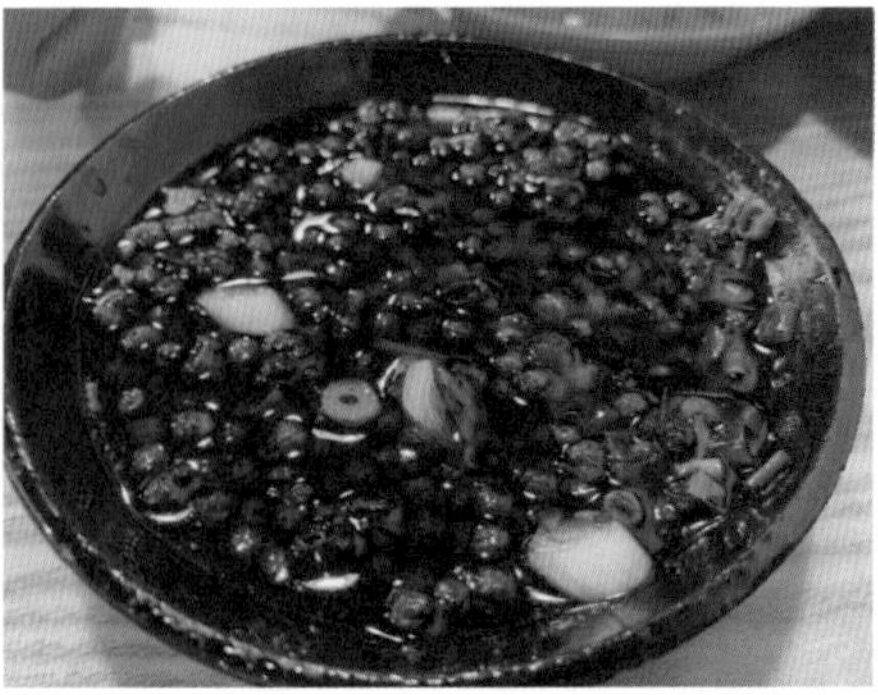

写真225　四川料理にたっぷりと使われた花椒。

が漢源県（成都の南西に位置）で、その栽培の起源は漢代以前にまで遡るといわれています。歴代皇帝も花椒を愛し、良質な四川の花椒が献上されました。特に唐辛子が中国に入ってくる以前の唐代に最盛期を迎え、当時の四割近い料理に花椒が使われていたという研究もあります（写真225）。

山に囲まれた厳しい自然環境の四川地域ですが、盆地の気候であるため、霧が出ることが多く、日照時間も短く、出張で出かけてもなかなかすっきりと晴れた日に出くわしません。さらに夏は非常に蒸し暑いです。一説によると、四川女性の皮膚が白いのは、この日照時間と関係があるともいわれています。しかし、この蒸し暑い気候が、湿熱系の疾患の原因となり、祛湿・祛風作用のある花椒が日常的に好まれたというのは想像に難くないでしょう。

花椒

中医学の中薬学の教科書を見てみると花椒は収録されていても、唐辛子は収録されていないことが多いです。明代の『本草綱目』（李時珍〈1518-93〉）にも唐辛子は収録されていません。一方で花椒は中医学ではよく登場します。有名なところでは『金匱要略』の大建中湯でも花椒は使われています。日本では日本原産ともいわれる山椒《さんしょう》（*Zanthoxylum piperitum*）が使われますが、中国ではもちろん花椒（*Z. bungeanum*）です。両者は植物学的にはよく似ていますが、味も香りも違います。花椒の内服では温中・止瀉の作用が有名ですが、それ以外にも外用して止痛や止痒、花椒から抽出される花椒油はしびれ感も強く、時には歯痛にも使われます。中国の単味エキス剤にも花椒があり、お湯に溶かしてもしっかりと舌がしびれる感覚があります。

四川地域で発展してきた花椒を使った四川の食文化は、中国料理のなかでも独自の地位を確立してきました。そして、いまや世界各地に伝播しています。しかし、花椒の質や量、鮮度を考えるとやはり本場四川で四川料理を味わいたいものです（写真226）。

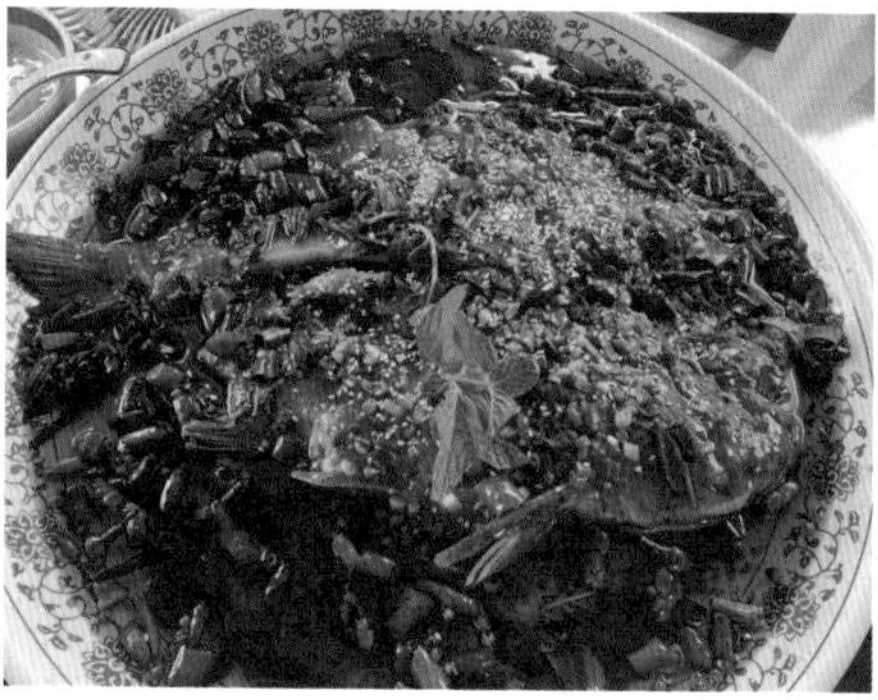

写真 226　唐辛子と花椒を組み合わせたナマズの四川料理。

【名称】花椒・蜀椒・川椒、山椒（日本産）

【性味】味辛、性熱、小毒

【帰経】脾・胃・腎

【効能】温中止嘔・散寒止痛・降気止咳・除湿殺虫

【主治】冷えによる腹痛・嘔吐・食欲不振・下痢。外用で湿疹・陰部瘙痒・痔瘻など。
【用量】3～6g。

黒醋

醋（酢）のことを中国語では「醋」（cu）と呼び、一般に黒醋のことを指します。張仲景の『傷寒論』では「苦酒」として登場し、痛み止めや咽の腫れに使われました。その他、中医学における醋の重要な活用法として、疏肝解鬱や活血散瘀作用のある生薬の加工（炮製）によく使います。たとえば延胡索・三稜・香附子などがそうです。代赭石や磁石など鉄を含む生薬の炮製にも醋を使い、生薬の吸収力を固める働きがあるといわれています。

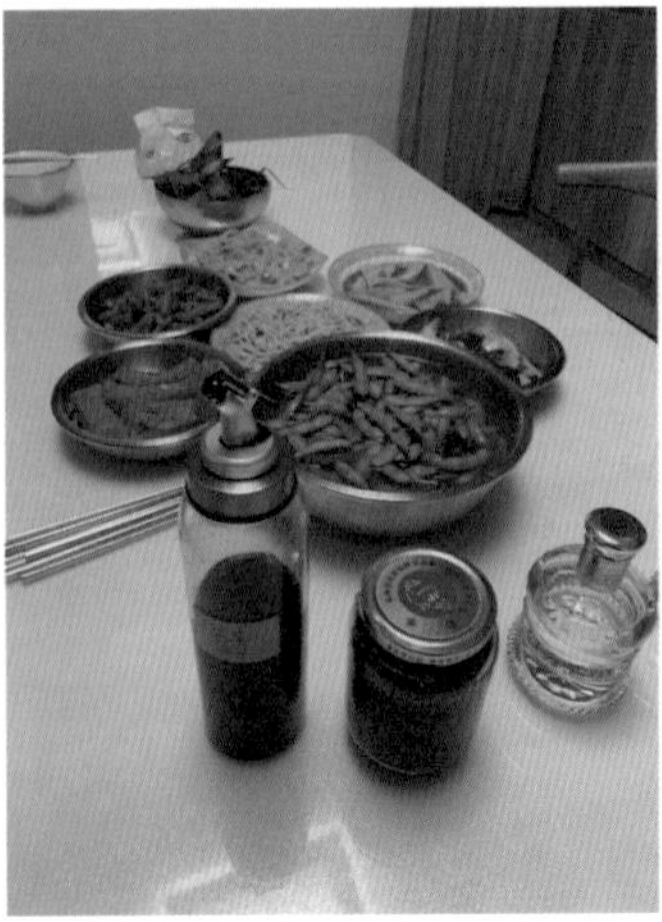
写真 227　山西省太原の親友宅にて。

もちろん日常的に中国料理では黒醋は欠かせません。透明な醋（白醋）に比べて香ばしく濃厚です（写真227）。上海では小籠包《ショウロンポウ》や上海ガニを食べるとき、またキュウリの和え物など前菜を食べるときにも欠かせません。地域によって原材料に違いがあり、長江以南で有名な江蘇省鎮江の黒醋は「香

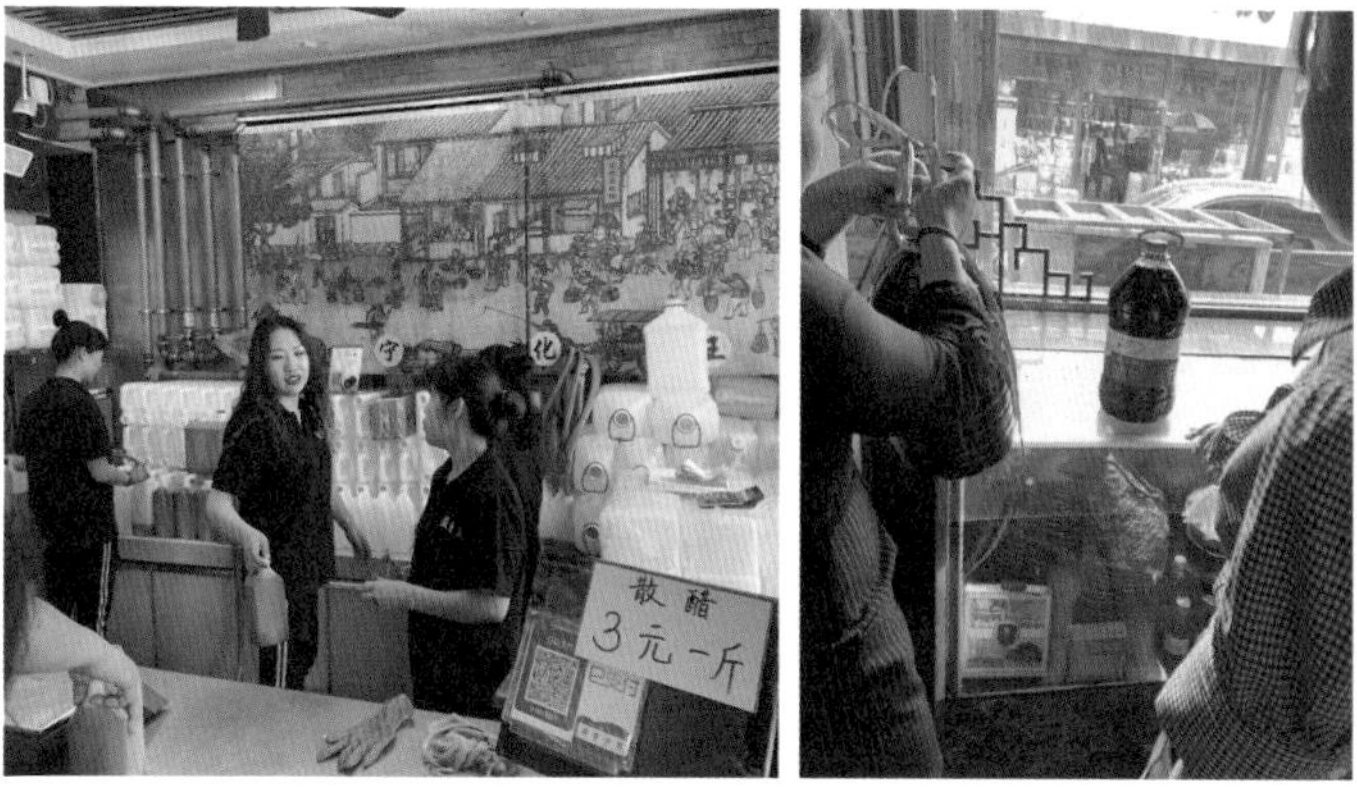

写真 228　山西省太原の老舗黒醋専門店・益源慶醋坊にて。

醋」と呼ばれ、もち米・粳米からつくられます。一方、長江以北で有名な山西省の「老陳醋」は非常に濃厚でコウリャンや大麦などを使います。いずれも千年以上の歴史を持っていますから、醋がいかに人びとに愛されてきたかがわかります。山西出身者は醋に非常にこだわりがあり、故郷を離れて暮らすときは、地元の醋をわざわざ取り寄せるほどです。山西省太原にはいまでも老陳醋を製造している老舗が多くあり、地元の人たちは大きなボトルを持参して醋を詰めていました（写真228）。食堂に行っても、テーブルの上には必ず醋が置かれています。ちなみに、上海では香醋がよく使われます。夏に食べられる「上海涼麵」でも黒醋をたっぷりとかけていただきます。麵類やワンタンのスープにも黒醋を入れることが多いです。

【性味】味酸甘・微苦渋、性温
【帰経】肝・胃

【効能】消腫散瘀・益血開胃・解毒
【主治】食べすぎなど食積・食欲不振・咽頭・浮腫・疲労回復など。外用では爪水虫の治療にも使う。足浴で醋を一緒に入れると、足の血行がよくなるだけでなく、足の角質を柔らかくする働きが期待される。

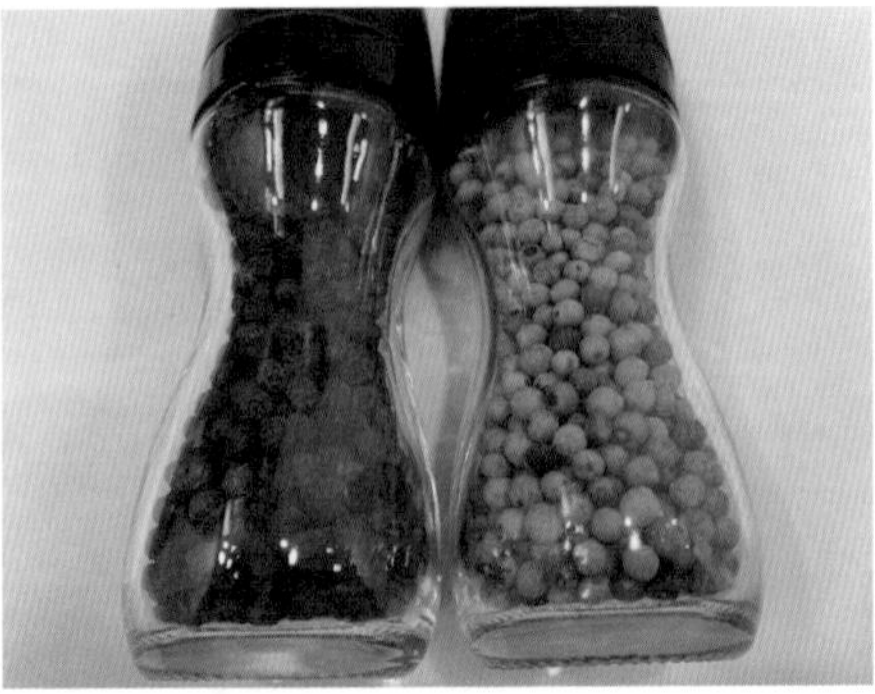
写真229　上海で市販されている胡椒。

胡椒

中国でも「胡椒」(hujiao)は料理によく使います。上海でよく食べるワンタンなどのスープには白胡椒を使って味付けすることが多いです。未成熟の実を干して表面が黒くなったものが黒胡椒、成熟して白くなったものが白胡椒で、中医学では白黒両方とも使います（写真229）。黒胡椒のほうが辛さが強く、白胡椒のほうがややマイルドな印象です。中医学では胡椒を粉にして1～2gほどを臍に入れてテープで固定し、消化不良や食欲不振、腹痛の治療に使うことがあります。また、胡椒を歯に詰めて一時的な虫歯の痛み止めに使うこともあります。お腹に冷えを感じるときは、お粥に胡椒と塩で味付けするのもよいです。お腹の芯を温めるのが胡椒のパワーです。

【性味】味辛・性熱

【帰経】胃・大腸

【効能】温中止痛・散寒止瀉・下気消積・祛痰解毒

【主治】胃の冷えによる痛み・悪心嘔吐・食欲不振・下痢。

【用量】煎じるときは1.5～3g、粉末利用は0.3～0.6g。刺激が強いので消化器系の潰瘍などがある場合は控える。外用可。

肉桂《にっけい》

シナモンとして日本でもよくお菓子などで使われていますが、中医学の世界でも体を温める生薬として非常に重宝されています。中国でも香辛料の定番で、特に肉類の臭みを取るのには便利です。

じつはこの生薬は、名称について日本と中国でいろいろとややこしい問題を抱えていて注意が必要です。日本でシナモンと呼ばれる香辛料は、「肉桂」（ニッキ）とも呼ばれ、漢方薬で使うときは「桂皮」になります。桂皮を使う生薬はいろいろあり、有名な葛根湯や牛車腎気丸などがそうです。ところが、中国では葛根湯では桂皮ではなく桂枝、牛車腎気丸では肉桂が使われます。桂枝はシナモンの若枝で、効能も肉桂とは異なると考えられています。

じつは中国で桂皮と呼ばれる原植物は種類が多く、性質は肉桂と似ているものもありますが、完全に同じ扱いではありません。上海の日常生活でも、肉桂と桂皮の料理の使い方は異なっており、肉桂は粉にして調味料として使い、桂皮は粉にせず皮のまま汁物などの味付けに使うことが多いです（写真230）。

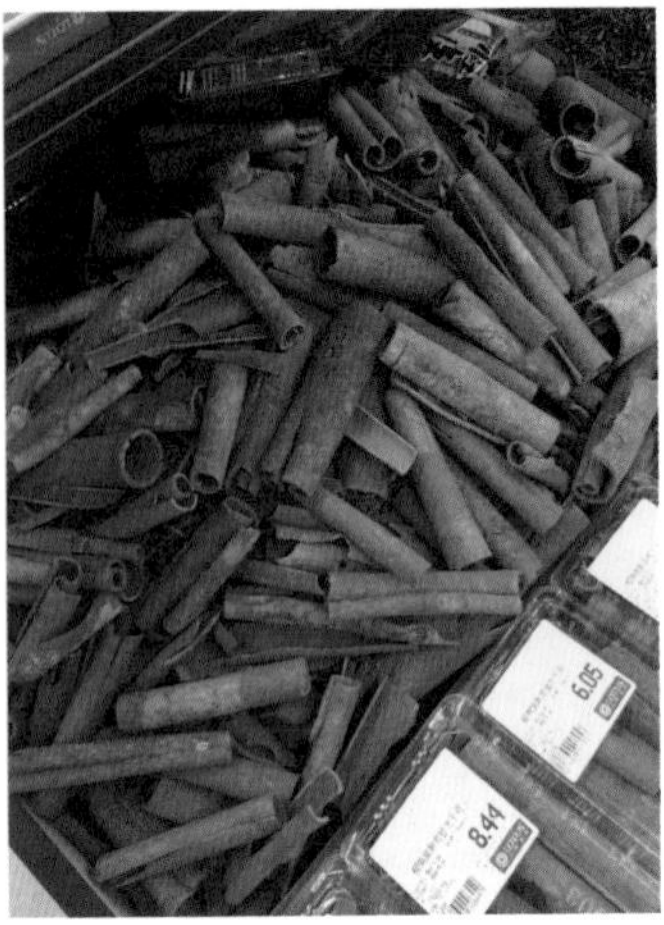

写真230　上海のスーパーでよく見かける桂皮。

このように中医学と漢方医学の生薬名が似ていても、大きな違いがあることも多く、注意が必要です。

【性味】味辛・甘、性大熱
【帰経】肝・腎・心・脾・胃
【効能】温中補陽・散寒止痛・温通経脈
【主治】四肢の冷え・寒がり・膝腰の無力感・寒さによる胃の冷え・腹腔内腫瘤・下腹部の冷え込み。
【用量】煎じる場合は1.5～5gで煎じすぎないこと。粉末利用は1～1.5g。
【注意】熱による出血傾向があるときには使わない。

ゴマ油

ゴマ油のことを中国では「香油」(xiangyou)と呼びます。上海料理では、冷菜の和え物をつくるときに、塩とゴマ油がセットで使われますが、加熱する料理では火加減が難しいこともあり、あまり使いません。ゴマ油は中医学の外用薬でもよく使います。生薬をゴマ油に浸けて有効成分を抽出し、皮膚に塗ることも多く軟膏づくりでは重要な材料です。中国の民間療法では、咽に魚の骨が刺さったときにゴマ油を飲ませることがあります。便秘にも効果があるので、加熱しない料理に使うのはよいと思います。中国でも白ゴマ油と黒ゴマ油は分けて売られていますが、黒ゴマ油は「月子油」とも呼ばれ、産後によく用いられます(写真231)。ちなみに中医学で生薬としてよく使うのは黒ゴマのほうです。

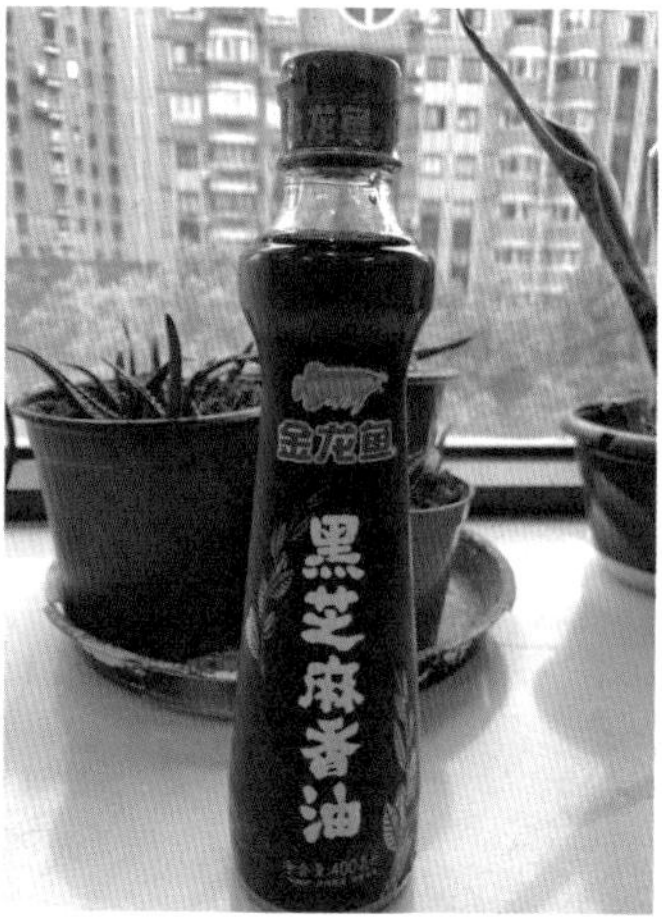

写真 231　黒ゴマ油。

【性味】味甘・性涼
【帰経】大腸
【効能】解毒消腫・生肌止痛・潤腸通便
【主治】化膿性皮膚疾患による痛みや腫れ、皮膚の乾燥やひび割れ、便秘、疥癬など。

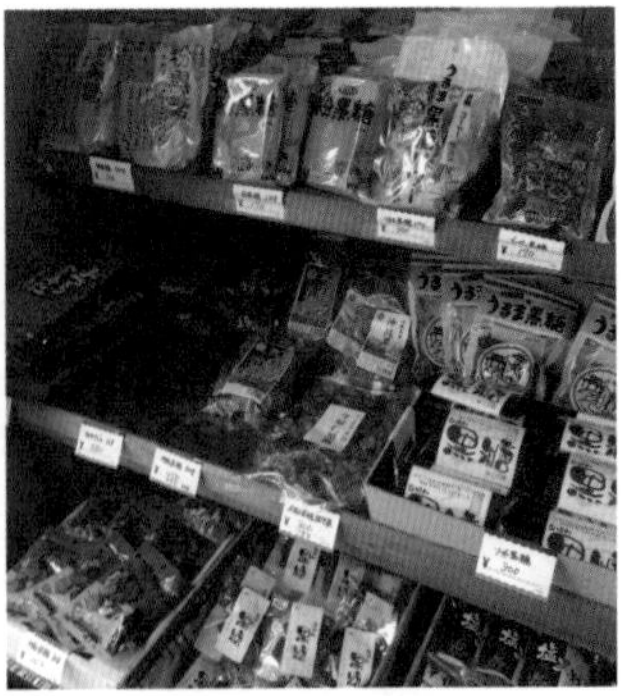

写真 232　沖縄今帰仁で見つけた黒糖。上海にお土産で持って帰ったら美味しいとたいへん喜ばれました。

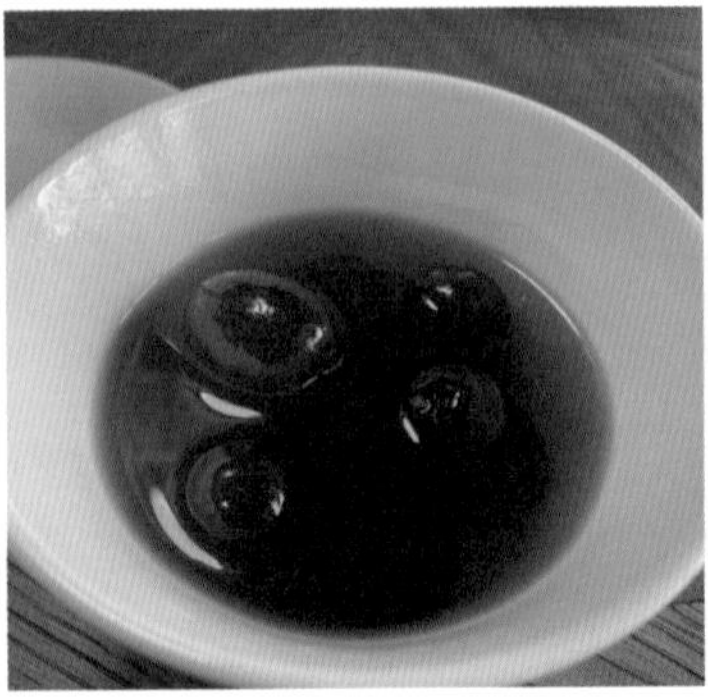
写真 233　ナツメと黒砂糖の組み合わせも美味しい。

黒砂糖

最近、糖質制限などの考え方が広まり、糖類への風当たりが強いですが、中医学でよく使う紅糖、いわゆる黒砂糖は別格として考えたいところです。サトウキビを圧縮して絞り、煮詰められたもので、ミネラルを豊富に含み、栄養価がとても高いのです。中国語では「紅糖」(hongtang)と呼ばれ、もともと甘党である上海料理や蘇州料理にもよく使われます(写真232)。黒砂糖は、中国では高齢者や虚弱体質の人だけでなく、鉄やカルシウムの含有量も白砂糖より多く、月経痛の女性などにも好まれています。上海中国料理でもいろいろな場面で使われます。上海では黒砂糖を溶かしたスープに卵を溶いたり、ショウガ・リュウガン・ナツメと一緒に黒砂糖を煮込んだりします。体を温める力が比較的強いため冷え性の方にもお薦めです(写真233)。

【性味】味甘、性温
【帰経】肝・脾・胃
【効能】補脾和中・養血温肝・活血祛瘀
【主治】腹痛・月経痛・月経不調・高齢者の虚弱体質・産後の悪露。

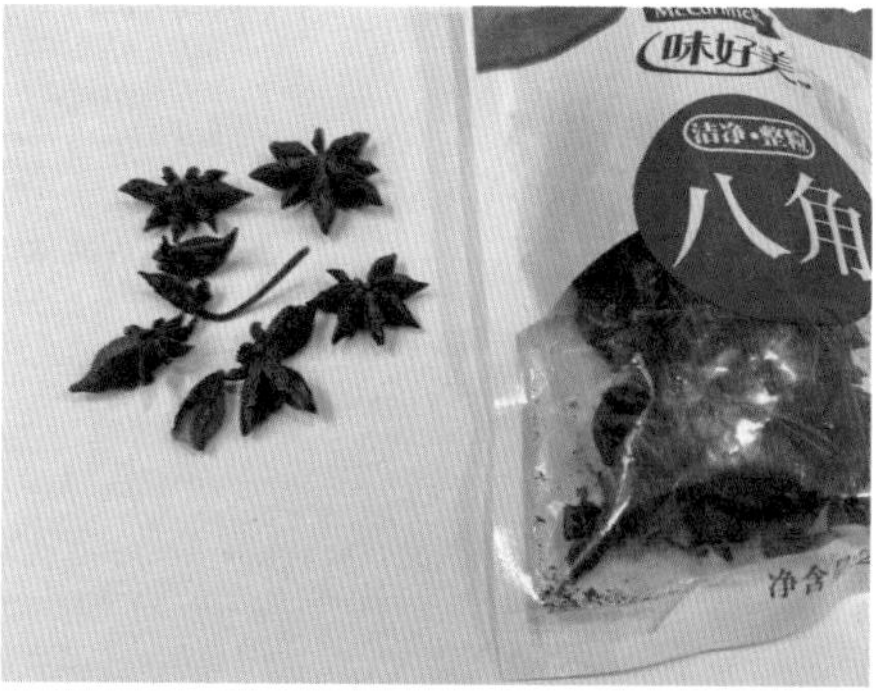

写真 234　中国料理の定番調味料・八角。

八角

これぞ中国料理の香りともいえる八角。八角から抽出されるシキミ酸からインフルエンザでよく使われるオセルタミビル（商品名：タミフル）が製造されますが、八角を食べたからといって効くわけではありません（写真234）。

上海で日常的によくつくられる茶色の煮卵「茶葉蛋」では茶葉・醤油以外にも八角を必ず入れます。また、肉や魚に醤油を入れて煮込む「紅焼（ホンシャオ）」にも八角は欠かせません。肉や魚の臭みを取るために重宝します。野菜炒めや揚げ物にも使う五香粉は、縮砂・丁香・豆蔻《ずく》・肉桂・山奈のほかにも八角が入ります。じつはこの五つの香辛料も中医学ではよく使う生薬で、五香粉としてスーパーでも普通に手に入ります。

【性味】性辛甘、味温

【帰経】肝・腎・脾

【効能】散寒・温肝・温腎・止痛・理気開胃

【主治】腰膝のだるさ・冷えによる腹痛・嘔吐・食欲不振。

【用量】3〜8g。

豆豉《とうし》と納豆

大豆を発酵させた「豆豉」(douchi)。中国料理には欠かせない調味料で中医学でも銀翹散《ぎんぎょうさん》など有名な処方に使われる重要な生薬の一つです。色は黒くやや塩気があるものの、旨みが十分に出ていて、肉類などと合わせて食べても美味しく、四川料理でもよく使われます。豆豉の産地は、重慶市永川が有名で、麹でしっかりと発酵させるのに重要な気候条件が備わっているためといわれています(写真235)。永川豆豉が黒色なのは黒豆を使っているわけではなく、大豆の発酵によるものです。中国の豆豉には大きく分けて二種類あり、日本の納豆に近い糸を引く細菌性豆豉と、糸を引かないカビ性豆豉に分けられます。上海などでよく食べられているのは麹でつくられたカビ性豆豉で、パサパサとした感じです。

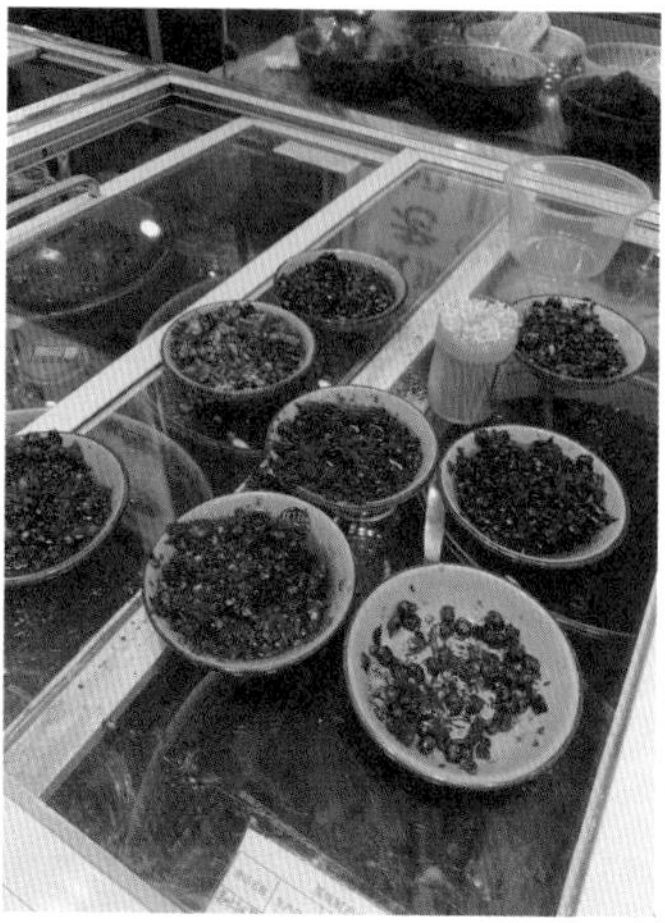

写真 235　四川料理で使われる豆豉の種類はいろいろ。

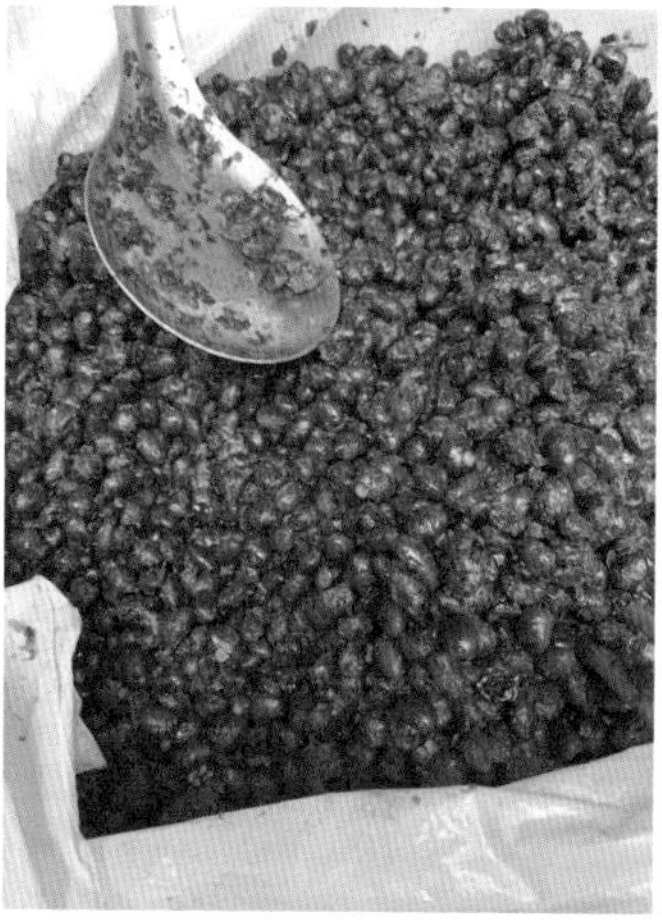

写真 236　豆豉。

豆豉は唐代に鑑真《がんじん》和上によって日本へ持ち込まれたという記録が『唐大和尚東征伝』に残っており、平城京で「豉」と書かれた木簡が見つかっているところからも[4]、どうやら当初日本では「豉」と呼ばれていて、その後は寺の台所でもある納所《なっしょ》でつくっていたため、「納豆」と呼ばれるようになったという説に信憑性がありそうです。だとすると、広義の意味で納豆の発祥地は奈良だったのかもしれません。

この豆豉は糸を引かないパサパサとした食感で、現代ではやや塩気の強い寺納豆がその流れを汲んでいるように考えられます。糸引き納豆とは違う系統ですが、やはり納豆の仲間になります（写真236）。

中医学の豆豉は発散させる生薬として初期のカゼ症状に使うことが多いです。熱病や伝染病などを扱う温病学で有名な銀翹散にも豆豉は使われるわけです。

【性味】味甘・辛・微苦、性平あるいはやや涼、無毒
【帰経】肺・心・胃
【効能】疏散解表・宣発鬱熱・下気調中
【主治】カゼによる悪寒発熱・頭痛・発熱後のイライラ・不眠。
【用量】9〜15g。

〔引用文献〕

(1) 湖広填四川移民博物館：重慶湖広会館の解説より
(2) 侯官响：辣椒伝入中国与湘川菜系的形成。楚雄師範学院学報：一 - 一二、二〇一八
(3) 李後強：四川是花椒原産地。当代県域経済：一二 - 一九、二〇一八
(4) 小松本里菜ほか：古代における「絲」の復元。東京医療保健大学紀要、二〇一九

第六章　お酒と中医学

下戸の私が、お酒の話をするのは変かもしれませんが、じつは中医学を語るうえで外すことができないのが、中医養生におけるお酒の役割です。『黄帝内経霊枢』論勇篇には「酒なる者、水穀の精、熟穀の液なり」とあり、お酒はある種、特別な液体であると考えられていました。いまでも中国の田舎に行けば、さまざまな薬草や動物などを酒に浸けた薬酒に出合います（写真237）。最近、上海中医薬大学の付属病院で「薬酒外来」が設置されるなど、単なる健康維持の養生目的だけでなく、未病を治す一環としてお酒が注目されています。

中医学で重要度が高い「薬酒」

そもそも「医」の旧字体は「醫」で、漢字のなかに酒を意味する「酉」が組み込まれていたり、「酒は百薬の長」といわれたりしており、古くから健康とお酒の関係が注目されていました。また、唐代の『千金方』（孫思邈《そんしばく》〈581?-682〉）にも、「一人飲、一家無疫、一家飲、一里無疫」とあり、疫病の予防にお酒が活用されていたようです。いまでも伝染病の予防を願う年中行事の一つである旧暦五月五日の端午の節句に、「雄黄酒」が出てくるのもその関係です。飲用するだけでなく、虫除けの目的で子どもの手足にこの「雄黄酒」を塗る地方もあります。ただし、生薬としての雄黄《ゆうおう》（ヒ素硫化鉱物）は毒性があるため、扱いには注意が必要です。

中医学の薬酒には、いくつかの種類があります。日本でも馴染みがあるのが酒剤で、生薬や食べ

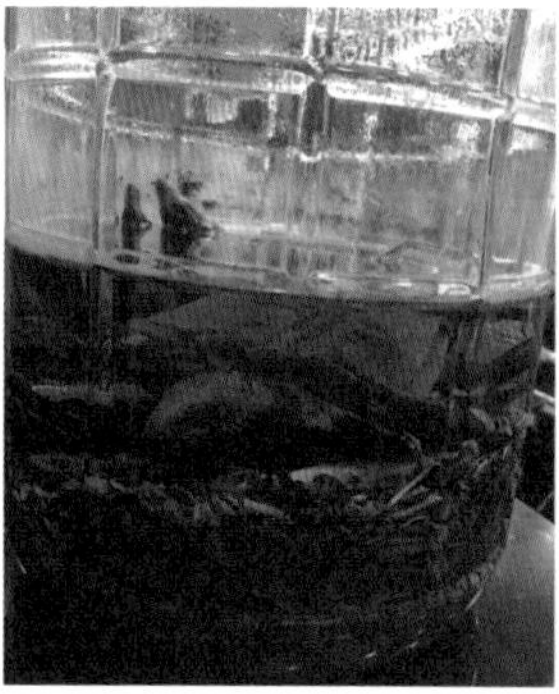

写真 237　一瞬、ビックリしてしまうような薬酒も陳列されていたりします。

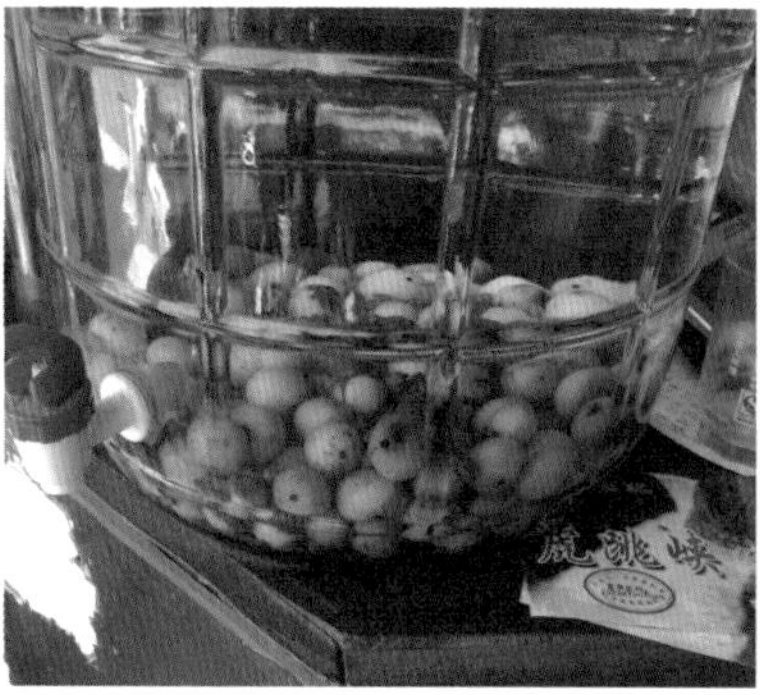

写真 238　果物や生薬を浸ける酒剤。

物をお酒に浸ける方法です（写真238）。その他に醪剤《ろうざい》というものもあり、こちらは甘酒のような酒醸（チューニャン）を使って食べ物や生薬を煮込む方法です。中国では各地にさまざまな食べ方があり、アルコール度数も高くなく、美味しくいただけます。上海ではもち米でつくった団子を入れたり、卵を溶いたり、クコの実など生薬を入れることもあります。甘粛省の臨夏で伝統的に食べられている「牛乳鶏蛋醪糟」は栄養価も高く美味でした（写真239）。なかには干しブドウ・落花生・クコなども入っており、朝食として熱々をいただきます。

　中医薬の世界では、修治（薬剤の加工処理。炮製《ほうせい》ともいう）をするときにお酒をよく使います。有名なのは酒大黄で、大黄自身の活血化瘀作用を、紹興酒の力を借りてさらに強めるというものです。元代の李東垣《りとうえん》（1180-1251）が書いた『医学発明』にある復元活血湯（柴胡・栝楼根・当帰・紅花・甘草・川山甲・大黄・桃仁）という処方は、跌打（打撲）損傷による瘀血の治療で使いますが、大黄も桃仁も紹興酒で修治されたものを使っています。

またお酒は、寒さを取り除く「祛寒」の意味あいで、上海を含む江南地域で現代でも重宝されています。寒性の強い上海ガニを食べるときに、ショウガ入りの温かい紹興酒と一緒に組み合わせることはあまりにも有名な習慣です。冬の養生で重要な「冬令進補」では冬至前後に膏方が処方されますが、このときにも薬効を高めるために紹興酒を少し入れることがあります。上海では紹興酒がよく飲まれますが、日本で料理にみりんを使うように紹興酒は上海料理の味の決め手にもなります。

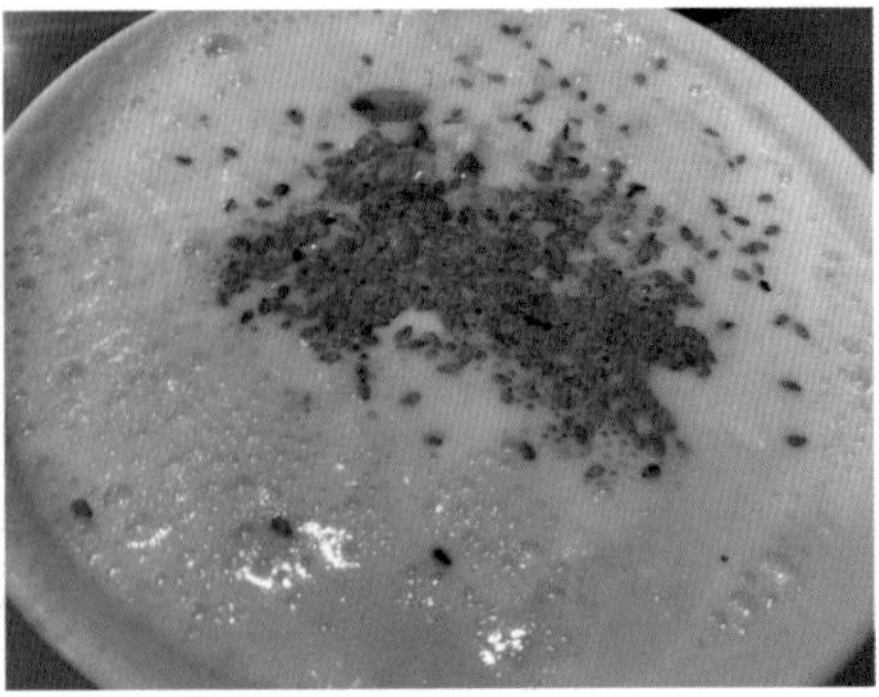

写真 239　甘粛省臨夏の牛乳鶏蛋醪糟。

紹興酒（黄酒）

黄酒と呼ばれる米などを原料とする醸造酒の代表格が紹興酒です。その名称通り、魯迅《ろじん》（清代末から民国時代に活躍した中国の小説家・翻訳家・思想家）の故郷でもある紹興の特産品です。紹興は中国浙江省の中北部に位置し、比較的温暖で、ジメジメとした気候の地域であったことから、さ

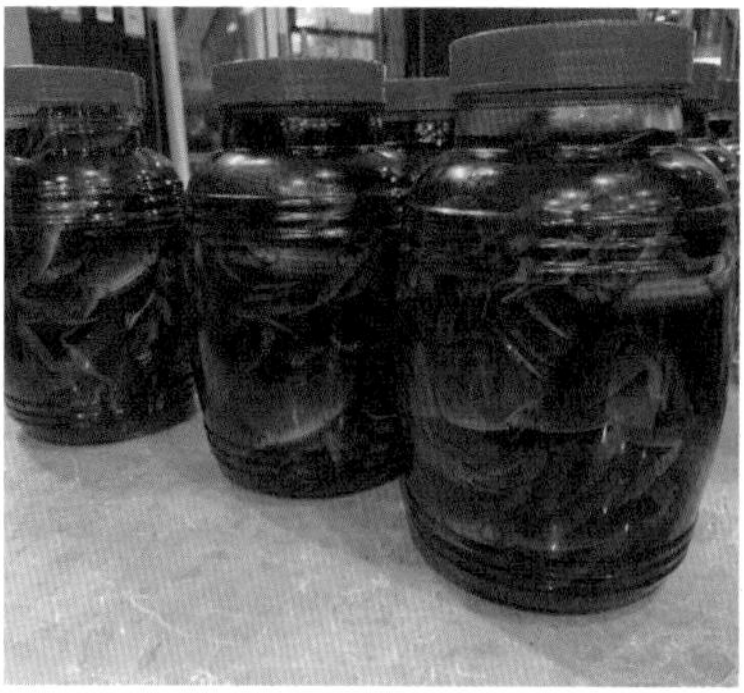

写真 241　酔っ払いガニも紹興酒が使われています。酒漬けの上海ガニ。

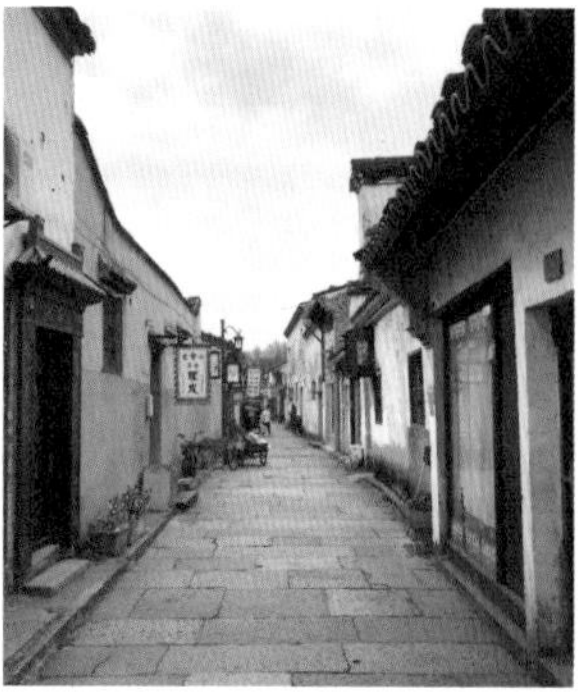

写真 240　紹興の古い街並み。

まざまな発酵料理が発展しました（写真240）。そもそも黄酒の歴史は古く、七千～五千年前の寧波や杭州の遺跡からもその痕跡が発見されており、中国で誕生した世界で最も古いお酒の一つともいわれています。紹興の黄酒はとても盛んで、伝統的に唐代から醸造されているという記録も残っており、さまざまな酒文化が発展しました（写真241）。そのため、二〇〇六年には紹興酒の醸造方法は国の無形文化財に指定されました。紹興酒は、またの名を「花彫酒」とも呼びます。これは、紹興酒を入れる酒瓶に彫刻を施したことが由来で、紹興の酒文化の一つでもあります。

黄酒の原料は、米・ヒエ・アワ・トウモロコシ・もち米・小麦などさまざまあり、これらを蒸して米麴や麦麴で発酵させます。アルコールの度数は14～20度で飴色をしています。紹興酒の場合、旧暦の七月頃から準備を始め、旧暦十一月頃から発酵させて旧正月に完成させるサイクルです（写真242）。黄酒は一般に熱燗にすることが多いです。20～

30℃ぐらいが理想とされており、40℃以上にはしません。黄酒は、滋養強壮作用があるといわれており、いまでも中国江南地域を中心に人びとに愛されています。

【性味】味甘苦、性辛、有毒
【帰経】心・肝・胃
【効能】活血通絡・散寒祛風
【主治】胸痛・風寒による関節痛・食欲不振・脘腹冷痛。
【用量】適量。

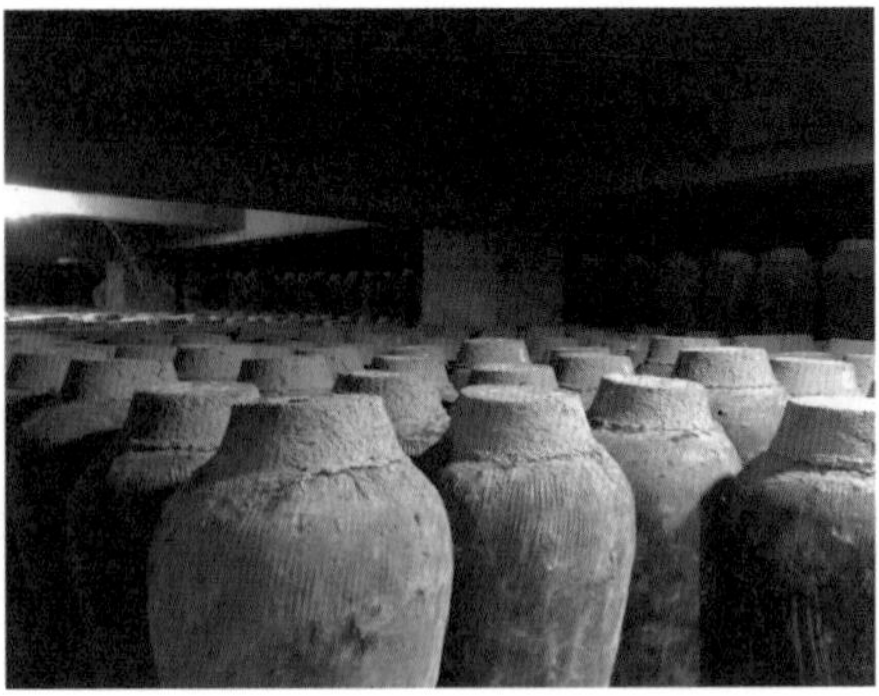
写真242　大きなかめ壺に入れられて熟成中の紹興酒。

白酒

「白酒」(baijiu) は「焼酒」(shaojiu) ともいいます。中国の宴会でよく出されるお酒で、宴会の乾杯攻撃で苦しめられた日本人も多いことでしょう。中国の寒い地域では日常的によく飲まれています。白酒は蒸留酒で、ウイスキー・ブランデー・ウオッカ・ラム・ジンなどと同じグループに属し、おもにコウリャン・小麦・トウモロコシなどの穀物からつくられますが、一般的にはコウリャンからつくる白酒が多いです。アルコール度数は28～56度ぐらいと、黄酒よりもかなり度数が高いのが特徴です (写真243)。白酒が本格的に製造されるようになったのは、中国では宋代からといわれており、黄酒よりも歴史は浅いです[1]。白酒をよく飲む地域として有名なのは山東省で、この地域へ出張に行く方は白酒による接待を覚悟しなくてはなりません。

『金匱要略』にも、栝楼薤白白酒湯《かろがいはくはくしゅとう》が胸痺《きょうひ》（胸部の胸苦しい痛み）の代表処方の一つとして登場しますが、白酒を使うことで血脈の流れを改善して、通陽作用を強化させる働きがあると考えられています。

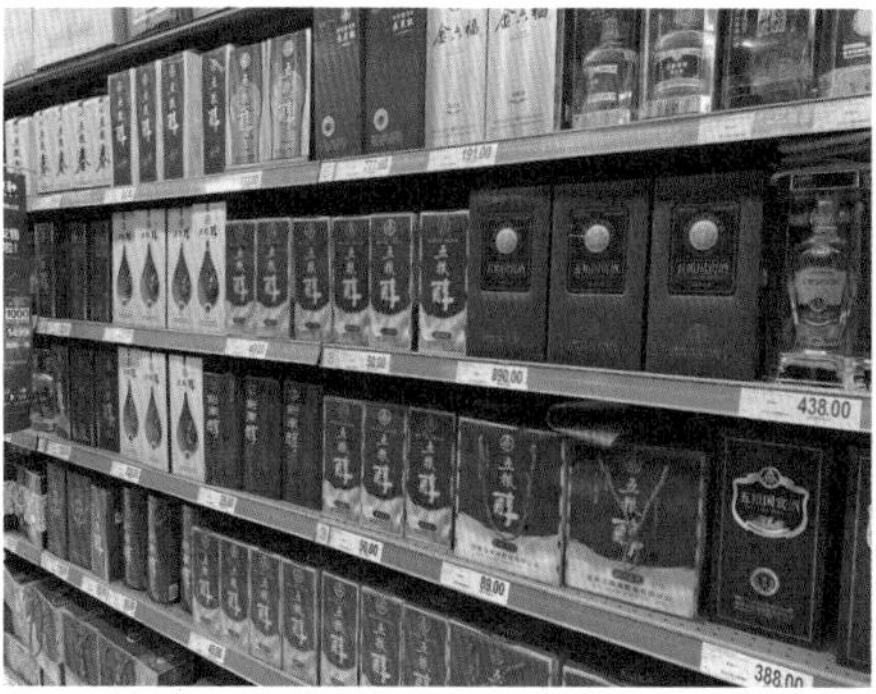

写真 243　お酒売り場にずらりと並ぶ白酒。

一般的に、慢性疾患では虚損状態が長期にわたって続いているため、気血の流れが不調となっていますが、ここに多くの補剤を使うと体がうまく受け付けません。そこでお酒の力を借りて、気血の運行を助けようという発想が生まれます。中医学的な「元気」を補うことができる人参を使った人参酒はその典型ではないでしょうか。気管支炎や喘息に使う冬虫夏草酒も有名です。補益肝腎作用のある女貞子酒もよく見かけます。

中医学で薬酒として使うお酒は白酒が多いですが、米酒や紹興酒でつくられることもあります。また、アルコールの度数によっても区別があります。一般に、薬酒には薬材を長期にわたって浸すことが多いため、アルコール度数が高い白酒がよく使われますが、たとえば補益系なら度数は低め、傷の痛みを治す活血系や関節痛などに使う祛風祛湿系なら度数は高めとなっています。ただ、度数の高い白酒は、胃腸に刺激が強いため注意が必要です。白酒は、血の巡りが滞っている瘀血傾向の人や、寒がりの虚寒体質の人に使えます。また少量ならストレス解消や疲労感解消にも役立ちます。とはいえ、コップ一杯程度のビールで顔が赤くなるような人はお酒を控えましょう。長年飲んでいると耐性ができて慣れてきますが、飲みすぎると食道がんや咽頭がんのリスクが高まります(2)。

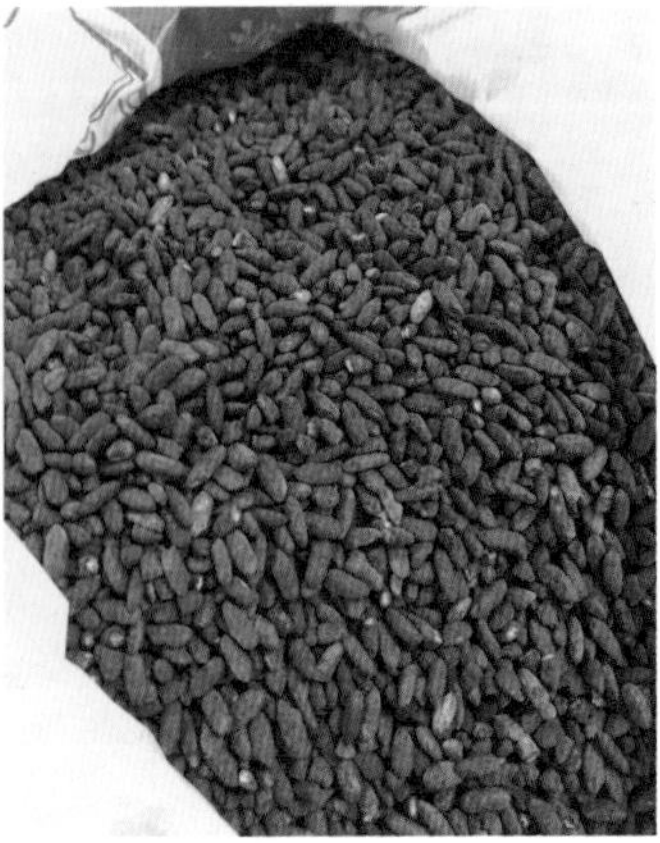

写真 244　紅麹は中国料理でも使います。

薬酒のなかに入れる生薬は、『中華人民共和国薬典』の規定に合わせて適当な大きさに粉砕することになっていますが、あまり細かくしすぎると薬酒が濁ってしまうのでよくありません。生薬を直接白酒に入れて浸けておく方法や、生薬の有効成分が出にくい場合は加熱する場合もあります。生薬をさらに米・麹・生薬を組み合わせて、発酵させる方法もあります。そもそも中医薬では紅麹や神麴など発酵させるものもありますから、けっして珍しい加工法ではないと思います（写真244）。

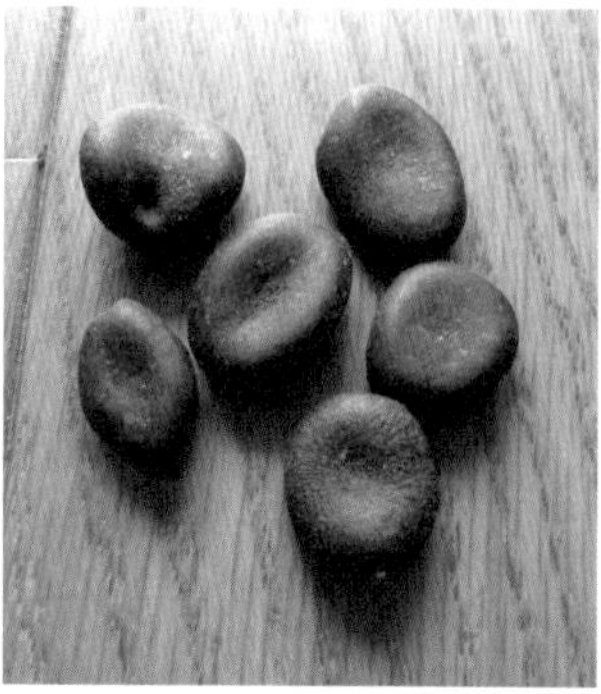

写真 245　生薬・馬銭子。強烈な毒性を持ち加工方法と使用量には注意が必要ですが、止痛作用が強いのが特徴。

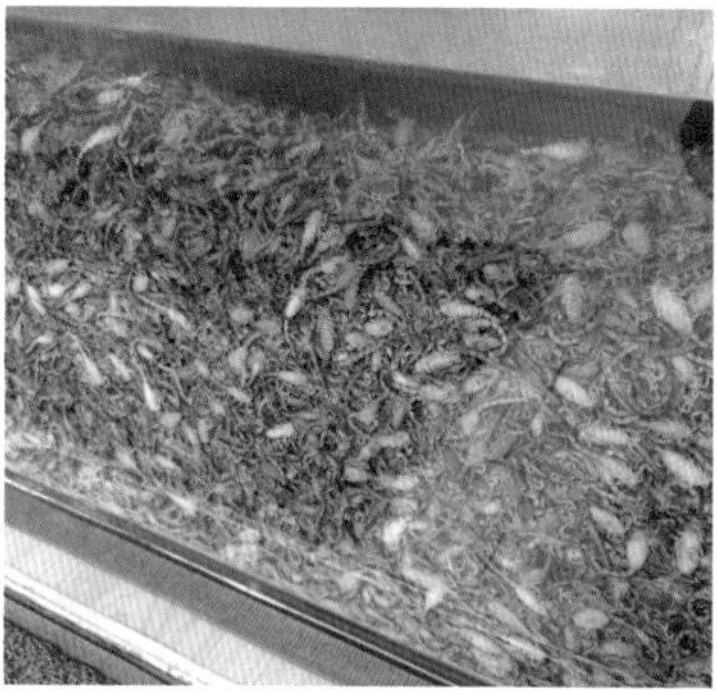

写真 246　サソリを浸けた薬酒。

薬酒の服用量は多くても一日30cc程度。また、長期に保存すれば保存するほどよいというわけではなく、通常は四〜五年程度が最もよいとされています。こうした薬酒は、内服だけでなく、外用にも使います。

たとえば、脚・腰・腕などの関節痛や、打ち身・捻挫などの外傷、関節リウマチの疼痛には、白酒のなかに痛み止めに効くといわれている馬銭子・草烏・生南星などの生薬を入れて二〜三週間ほど浸けておき、それを使うときに少し温めて患部に一日三回ほど塗る方法があります（写真245 246）。痛み止めの生薬の一部には、内服すると毒性があるものもあるので、外用で使えば患部により接近して治療できるので便利です。また、薬酒は外用で皮膚疾患にも使います。現代でも、足・手白癬、手水虫の治療では、土槿皮《どきんぴ》を白酒に一日浸けておき、それを一日数回塗るという方法がよく行われます。

上海の病院の「酒方外来」の試み

近年、中国の養生ブームもあり、上海中医薬大学附属曙光医院では、なんと病院内に「酒方外来」が設置されました。オーダーメイドで、その患者さんに必要な薬酒を処方しようというものです。二〇一五年夏からスタートしているこの外来は、いまでは月に三百～四百人ほどの利用者があると聞きました。スタート時は、骨傷科（整形外科）と風湿科（リウマチ科）で使われていましたが、いまでは院内各科の医師もトレーニングを受け、二十名の医師が処方できるようになっているということです。診療科も皮膚科、内分泌科、針灸科、未病中心科と増えてきました。皮膚科では帯状疱疹による痛みの後遺症や肝斑《かんぱん》（皮膚にできる色素異常）にも使われます。さらに、骨傷科では腰痛などにも使うため、内服用だけでなく、外用の薬酒も開発されています。薬酒に使いやすい二百二十種類の生薬も選定されました。

ここで使われている薬酒は、酒造メーカーが滲漉法で製造しており、処方されてから約十日前後で手もとに届くシステムになっています。滲漉法とは、伝統的な薬酒をつくる方法の一つで、筒のなかに薬材を詰めて、上から酒類をゆっくりと入れて下から抽出するというものです。今回の薬酒外来の開設に合わせて、中国で特許も取得されました。アルコールによって生薬の有効成分が抽出しやすいというメリットもあります。一回の処方で出される薬酒の量は一カ月半から二カ月程度服用できるようになっています。

体質や疾患に合わせて薬酒を出すという発想は、中医学本来の姿に近くなりますし、薬酒の安全面でも大きな進歩だと思います。また、大学附属病院と浙江省の老舗酒造メーカーがコラボレーションして、患者にオーダーメイドの薬酒をつくるという発想がユニークです(3)。

飲みすぎ対策の「解酒」

とはいえ、飲酒に関しては注意が必要なのも確かです。『黄帝内経素問』上古天真論には「酒を以て漿と為し、妄を以て常と為し、酔いて以て房に入り、……生楽に逆い、起居に節無し。故に半百にして衰うるなり」(酒を水のように飲みまくり、それが日常化し、酔って房事をほしいままにし、……養生に反して快楽的に過ごし、生活が乱れ、五十歳にならず老化する)とあり、酒を貪ると五十歳まで生きることができないと厳しく指摘しています。中国でも毎年、旧正月前になると「年夜飯」と呼ばれる忘年会シーズンになり、私の外来でも飲みすぎ対策で処方箋を求める患者が増えます(写真247)。

お酒の飲みすぎに関する古典の記載は、じつにいろいろとあります。『黄帝内経霊枢』論勇篇には、飲酒に関する心得が淡々と書いてあり、酒を飲んでとんでもない行動をする人を「酒悖《しゅはい》」と呼んでいます。『諸病源候論』(隋・巣元方)にも「酒癖《しゅへき》」(酒を飲みすぎて、胸肋部に出来物ができる)、「酒瘕《しゅか》」(酒を飲みすぎて、食欲減退し、痩せ細り、嗜睡する)といった名称が出てきており、アルコー

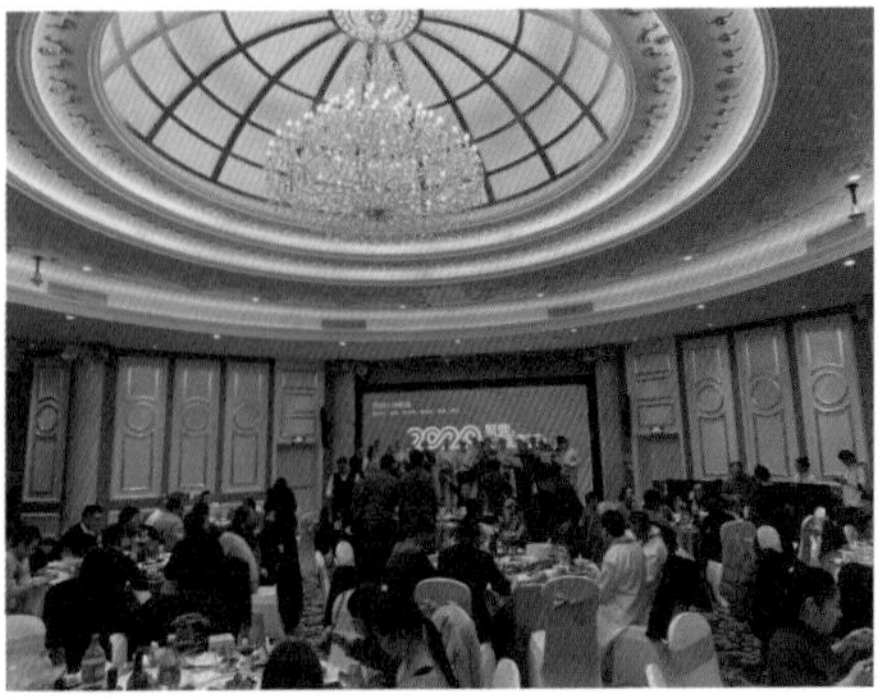

写真 247　中国式の忘年会「年夜飯」はとにかく盛大です。

ルが人に影響を与える病態はじつにさまざまです。『傷寒論』弁太陽病脈証并治には「若《も》し酒客の病ならば、桂枝湯を与うべからず。之を得れば則ち嘔し、酒客は甘きを喜ばざるを以ての故なり」とあり、酒好きの人は内熱があり、甘味の薬物を使うと嘔吐してしまうので、桂枝湯は使えないといっています。

では、お酒を飲みすぎたことによる体の不具合の治療をどうするか？　これも古典を見てみるといろいろと興味深いことが書かれています。有名な処方は、元代の李東垣《りとうえん》（1180-1251）がつくったといわれている葛花解醒湯（『脾胃論』）という処方です。葛花とは、まだ開花していないクズの蕾のことです（写真248）。お酒を飲みすぎると、酒毒が脾胃に入るため、それを解消するのに発汗と利尿がよいと説いています。葛花解醒湯は、葛花で湿熱を肌肉から取り、砂仁・白豆蔻で発散醒酒させ、乾姜と生姜で発散和胃降逆、沢瀉・茯苓・猪苓で利水、陳皮・青皮・木香で祛痰調気、人参・白朮で益気健脾、神麹で消食という組み合わせになっており、李東垣の解酒（醒酒とも呼ばれ、酔った状態から回復させること）の考えをうまく反映させた処方になっています。じつは、それ以前にも葛花が解酒によいという記載は、『名医別録』(六朝・陶弘景〈456-536〉)などいろいろな医学書に出ており、現代の中医学でもよく処方され、単味処方のエキス剤にもなっています。

【性味】味甘、性平
【帰経】胃

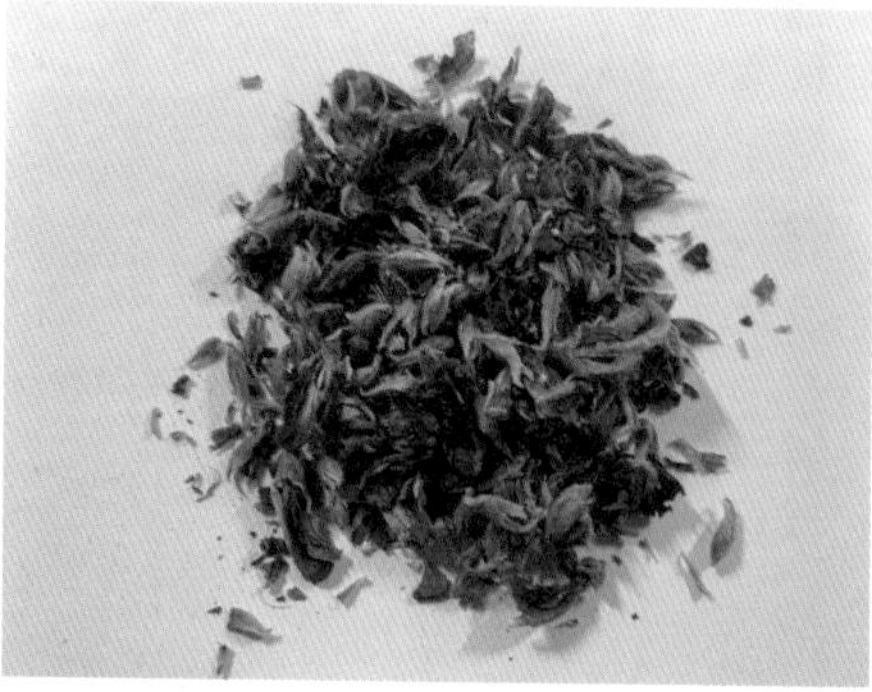
写真248　葛花。

【効能】解酒醒脾
【主治】酒の飲みすぎ・頭痛・咽の渇き・食欲不振・嘔吐・胸郭膨満感。
【用量】3～12g。

ところで、夏になってくると冷たいビールが恋しくなる人も多いことでしょう。ビールは麦芽にホップを入れ、酵母で発酵させたものですから、一定の栄養価やカロリーもあり、糖分やタンパク質も豊富であることから「液体のパン」と呼ばれています。中医学からみても確かに「養胃消食健脾」の働きがあり、栄養不良、痩せ気味、胃腸の働きが思わしくない人にとっては少量であればむしろ有用であると考えられます[4]。ただし、キンキンに冷えているビールは胃腸への刺激が強いため冷やしすぎないように気をつけましょう。中国では一般に、冷たいビールをぐいぐいと飲むとお腹に不調を感じる人が少なくないため、常温が好まれています。真冬に氷点下30℃以下になることも珍しくない雪のハルビン（黒龍江省）では、ビールを熱燗にして楽しんでいるおじさんたちがいました（写真249）。

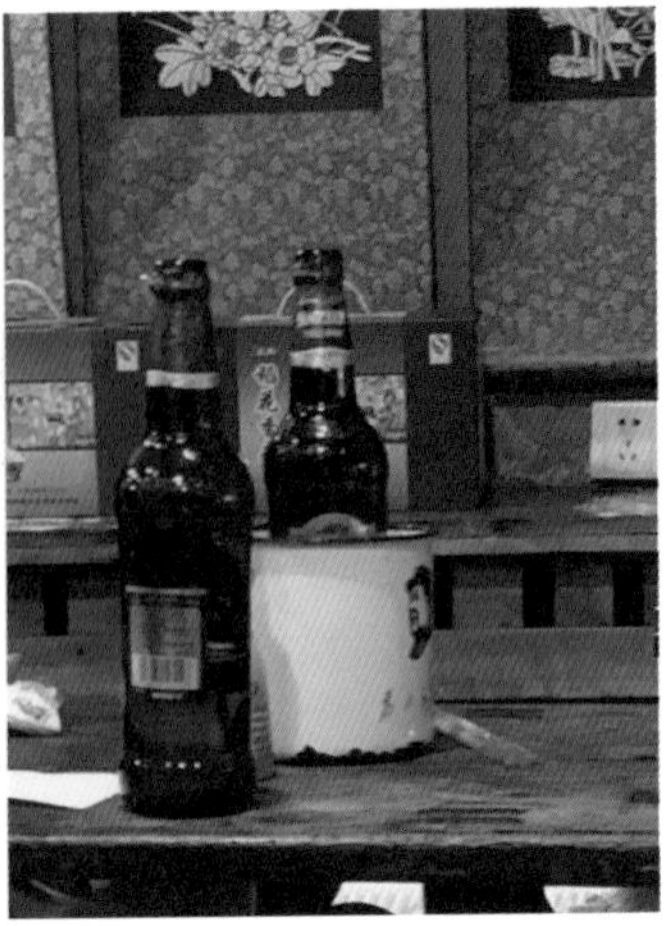
写真249　冷たすぎるビールには注意。

地域によって楽しみ方はいろいろだなと感じたものです。ちなみに、上海では以前よりも冷たいビールが出てくるようになりました。もちろん、肥満気味や尿酸値が高い方はビールを控えましょう。

〔引用文献〕

（1）栗永清：千年伝承、魅力永恒——中国白酒的二十精要。醸酒：三 - 四、二〇一九
（2）厚生労働省：e- ヘルスネット https://www.e-healthnet.mhlw.go.jp/information/dictionary/alcohol/ya-008.html

（3）上海市人民政府：上海中医薬大学附属曙光医院首開〝酒方門診〟（2016.4.27）http://www.shanghai.gov.cn/nw2/nw2314/nw2315/nw31406/u21aw1126026.html

（4）考玉萍：酒為百薬長。中医健康養生：九‐一一、二〇一九

第七章　耳針療法と抜罐療法

耳ツボダイエットや吸い玉療法は、日本でもよく耳にしますが、中医学とも関係が深く、中国では耳針療法や抜罐《ばっかん》療法と呼ばれて病院でも施術が行われています。西洋医学からはいろいろと評価が分かれるこれらの治療法ですが、中国の中医学ではさまざまな研究も行われていて、民衆から支持されているのも確かです。また、針灸治療とも親和性が高いため、針灸科では特によく実践されています。耳針療法と抜罐療法からは、あらゆる治療法を総合的に活用するという、中医学が持つ統合医療としての側面を感じ取ることができます。

耳穴

耳を使ったさまざまな治療法は、中国の中医薬大学の教科書にも紹介されています。実際、上海の公園などでは高齢者を中心にいろいろと実践している人も多いです。最近では、地域医療の「未病を治す」プロジェクトにも一般市民の健康維持のために耳穴を活用したさまざまな養生法が採用されており、セルフ養生でも気軽に実践できる治療方法になっています(1)。

耳と全身との関係は、古くは『黄帝内経』にも記載があります。有名なところでは、『黄帝内経霊枢』脈度篇にある腎気と耳の関係を述べた記述がよく知られていますが、『証治準縄《しょうちじゅんじょう》』(明・王肯堂《おうこうどう》〈1549-1613〉)にも「腎は耳竅《じきょう》の主たり、心は耳竅の客たり」とあり、耳と臓腑(腎・心)の関係が述べられています。また疾患の治療に関しても、『黄帝内経霊枢』五邪篇には「邪が肝に在れば、則ち両脇中痛み……耳間の青脈を取りて、以て其の掣《せい》を去る」（病邪が肝を侵すと、両脇のなかが痛み……耳の後ろの青絡脈で引き攣れる痛みを取る）とあり、耳廓から臓腑全体の病理的状態を捉え、さまざまな治療が行われていました。

一方、西洋でもフランスの医師 P. Nogier が一九五六年に約四十カ所の反応点を発見し、耳廓の各反応部位が逆さを向いた胎児の位置関係と対応すると考えました。それが数年後には中国に伝わり、中国の針灸界にも大きな影響を与えたといわれています。そこで、現代中国の中医臨床では、中医学の伝統的な考え方と合わせた双方の理論が使われていて、近年は中国で『耳穴名称と部位の国家標準』が制定され、これをもとに耳針療法が行われています。

耳針療法

耳針療法では、もちろん耳穴の位置が重要です。耳穴とは、耳廓に分布する特定の働きを持つエリアを指し、体に変調があったときに特定部位に痛みや色の変化が生じると考えます。疾病の診断補助になるほか、特定部位を刺激することで治療を行うことができます。

一般に、顔面部や頭部の変化は耳垂（耳朶）側に、肩・腕・肘は舟状窩あたりに、内臓関係は耳甲介あたりに、腰や足など下肢は耳輪あたりに耳穴が位置するといわれています。全部でおよそ九十一カ所あり、それぞれの効能と主治が決められています。たとえば、三角窩４区に位置する「神門」は、不眠症や神経衰弱、高血圧などに使われます。

また、それぞれの疾患に対しては、一定の経穴の組み合わせがあります。そのほか、耳穴には内分泌や扁桃体といった西洋医学的な名称が付いているものもあります（写真250）。

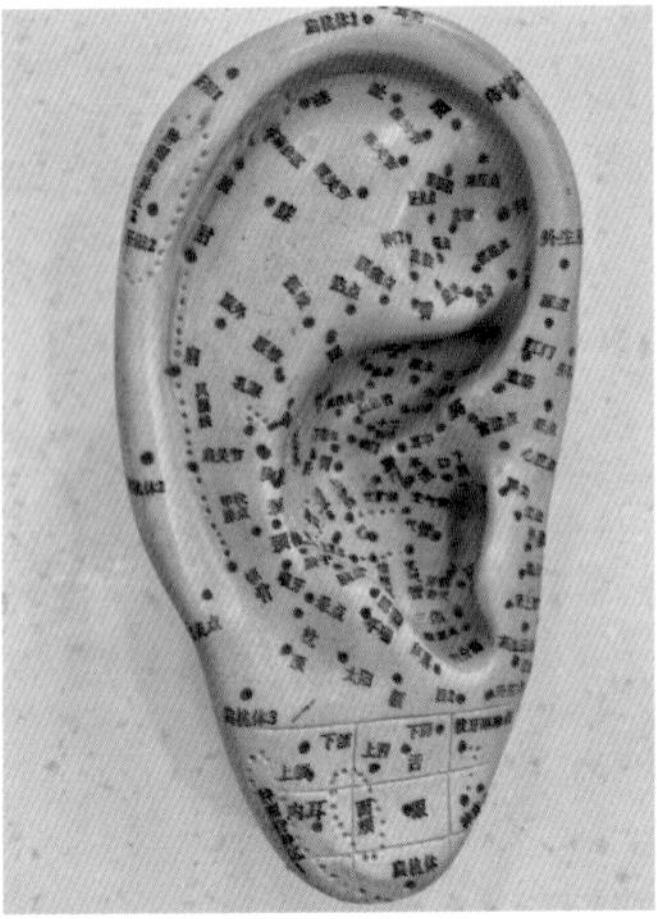

写真250　耳穴の模型。

（1）適応症

まず、耳針療法は痛みの治療によく使われます。頭痛や目眩、耳鳴り、神経痛、術後の痛み、外傷性や炎症による痛み、最近ではがん性疼痛にも使われています。慢性的な痛みでは、腰痛・肩凝り・手足のしびれなどでも使うことがあります。ストレスや不眠など精神的な症状にも使われます。

また、中耳炎や歯周病、咽頭炎、気管支炎、急性結膜炎といった炎症性の疾患でも使われることがあり、鼻炎やじんましんなどアレルギー性の症状緩和に効果を発揮することもあります。実際、「蕁麻疹区」といった名前を持つ耳穴もあります。今後は、禁煙外来や麻薬中毒者への治療などへの活用も期待されています。

中国で発表されている論文を見ると、抗がん剤などの薬の副作用で多い、悪心・嘔吐などの消化器系の反応にも耳針療法が活用されています(2)。

このように、標準治療の補助として耳針療法が併用されることは中国ではよく見かけます。

(2) 施術方法

①圧丸法

一般的に中国でよく使われるのが、「圧丸法」と呼ばれる方法です。生薬の王不留行(ゴマよりもさらに小さく、表面が黒く滑らかなドウカンソウなどの種子。中医学の内服では活血通経・下乳で使用)を熱湯で二分間沸騰させて乾燥させ、5ミリ四方大のシールで耳穴部位に貼り付けます。最近中国では、小さな金属玉が付いたシールも発売されていますが、金属アレルギーの問題などを考えれば、伝統的な王不留行を使うほうがよいかもしれません。ほかにも埋針(皮内針)や毫針を使って、実際に針を刺して強めの刺激を与えることがあります。さまざまな刺激方法があるのもこの治療法の特徴の一つでしょう(写真251)。

基本的に、決められた耳穴以外にも、耳廓内で反応点を探すことがよくあります。たとえば、肩凝りであれば「肩区」をみますが、このなかで専用の金属探棒(写真252)を使って、より圧痛がはっきりと出るところを見つけ出します。患部の痛みが強いときは圧痛点の痛みは強くなり、症状が好

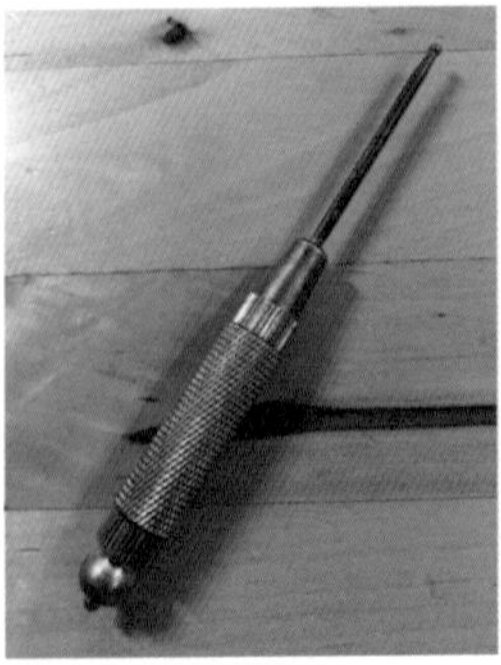

写真 252　耳穴用の金属探棒。

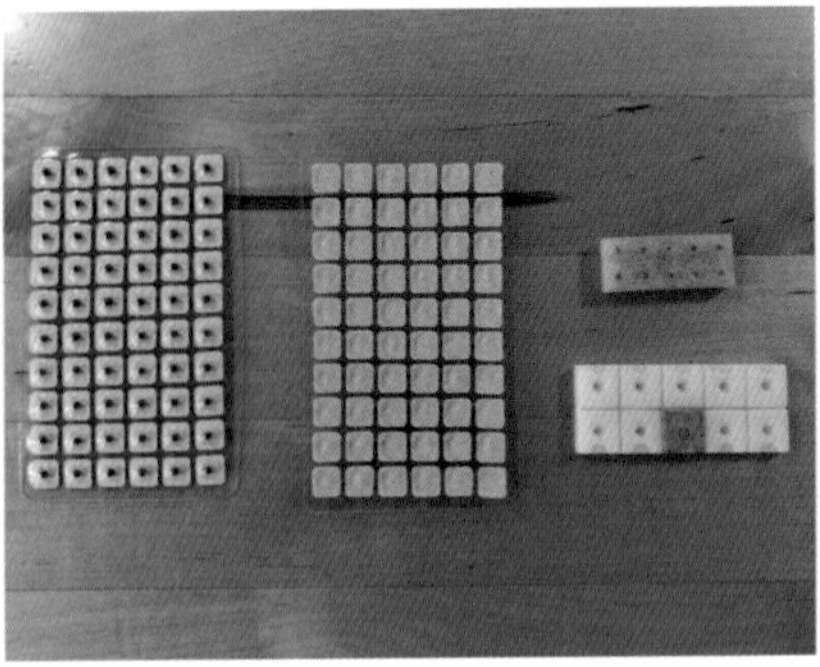

写真 251　耳貼に使う用具。

転してくると痛みが弱く感じられるので、患者の反応をよく観察します。

注意点としては、シールなどで耳がかぶれやすい人は注意が必要です。耳が腫れてきたり、不快感が強い場合はすぐに中止します。

②耳尖放血療法

中医学では伝統的に、急性の痛みや腫れを伴う疾患に対して耳尖放血療法が効果を発揮することがあり、中国の臨床でもよく使われます。「耳尖」とは、耳廓の最高点に位置する経外奇穴の一つです。たとえば、実証の熱証の場合では、まず耳廓を赤みが出るまで十分に揉んだ後に、三稜針（三つの角がある出血用に使う専用の針。最近は注射針で代用することもある）を使って耳尖から四〜五滴放血します。一般的に一日おきに、また急性期には一日に二回程度の頻度で施術を行います。また同様の方法は、急性結膜炎、急性咽頭炎、肝陽上亢型の偏頭痛の発作でも使われ、即効性が期待される治療法でもあります(3)。

耳尖放血療法の報告は、麦粒腫《ばくりゅうしゅ》（ものもらい）の治療で多いです。麦粒腫は、黄色ブドウ球菌などによる睫毛の毛根の感染で、瞼が赤く腫れてかゆみを伴うこともあります。このような症状のときに、初期症状で耳尖放血療法を行うと回復を早めることができるようです(4)。そのほか、口内炎やニキビの治療にも使えるという報告もあります(5)。ただし、消毒には十分に気をつける必要があります。

③耳廓搓《さ》法

中国各地の公園で高齢者がよくやっています。よく見ていると、じつにいろいろなパターンがあることがわかりますが、それぞれ効能に違いがあるといわれています。私も中医薬大学の気功学の講義でいろいろと教わりました(6)。

①耳垂を引っ張る：人差し指と親指で耳垂をつまみ、外側へ痛くない程度にゆっくりと二〜三分間引っ張ります。頭痛・耳鳴り・眩暈などによいといわれています。

②耳廓を揉む：同じく、人差し指と親指で耳輪を挟んで上下に繰り返して熱く感じるまで擦ります。伝統医学では健脳補腎・明目聡耳の効能があるといわれていますが、頻尿・便秘・腰痛・肩凝り・眩暈・頭痛の予防によいとされています。寝る前に行うと睡眠が改善するという声も聞いたことがあります。

③耳尖を引っ張る：耳廓の最上部の先端部分を人差し指と親指を使って下から上に、耳尖が少し赤くなる程度に引っ張ったり、揉んだり、圧迫したりすることを十〜二十回続けます。頭痛・腰痛・肩凝りなどの各種痛み止めや、感冒時の解熱、咽頭炎、アレルギー症状などにも使われています。これらの臨床的な効果に関しては、今後もさらなる検証が必要でしょうが、中国人の間では非常によく知られた体操になっています。

（3）注意事項

耳針療法はとても安全で施術しやすいというメリットがある一方で、耳廓は血液循環が十分ではないため、施術するときには消毒を十分に行い、感染に気をつけなければなりません。特に、耳廓に湿疹や外傷があったときは注意が必要です。また、妊婦に関しては、教科書では子宮・卵巣・内分泌・腎などの耳穴の刺激は慎重に行うことになっています。特に、耳針療法は、部位によっては声をあげてしまうほど強い痛みを感じることがあるので、患者さんの体調を見ながらの調整も必要です。

私も中医薬の処方や針灸治療と一緒に、最後に耳針療法を活用するようにしていますが、確かにギックリ腰や寝違えなど急性の症状や、慢性的な肩凝り・腰痛などでも、患者さん自身が即効性を感じることができるぐらい効果的な場合があります。耳針療法は施術も道具も比較的簡便なので、今後もさまざまな応用法が発掘されることでしょう(7)。

抜罐療法

夏場、上海で暮らす人びとの衣類が薄くなってくる頃、ふと目にするのが、背中に丸く赤黒い形を残している抜罐法の痕です。中国では、自宅も含めて、以前から意外といろいろな場所で抜罐法を体験できます。特に、中医病院だけでなく、足裏マッサージや美容施設などでも施術することが認められているため、ちょっと疲労感を覚えたり、夏バテ気味のときなどに気軽にできる中医学の特色ある治療法として人気が高いです。

中国の中医学の教科書では、抜罐法とは加熱や減圧などの方法で、カップや筒のなかを減圧し、体表の経穴や、痛みのある場所や経穴に吸着させて疾患を治療する方法として紹介されています（写真253）。歴史的には、化膿性皮膚疾患の膿血などを吸い出すために使われた中医外科の施術方法の一つでしたが、抜罐することで皮膚の温度や、局部の充血や瘀血をつくり出すため、中国では瘀血療法と呼ぶこともあります。古くは、動物の角を使ったため「角法」と呼ばれ、晋代の葛洪《かっこう》（261?-341?）の『肘後方』や

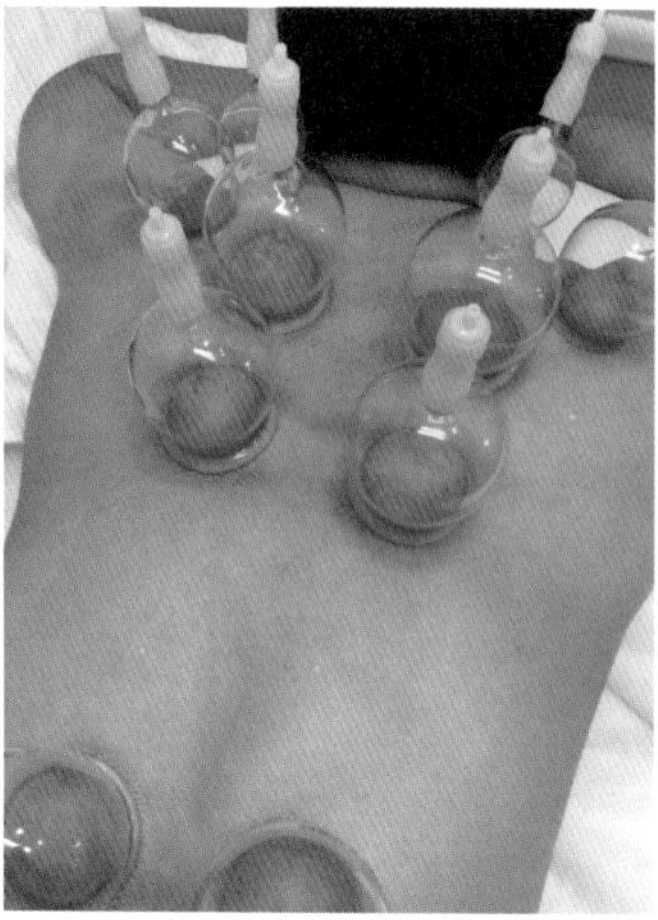

写真 253　皮膚に負担にならない程度の圧力が重要。

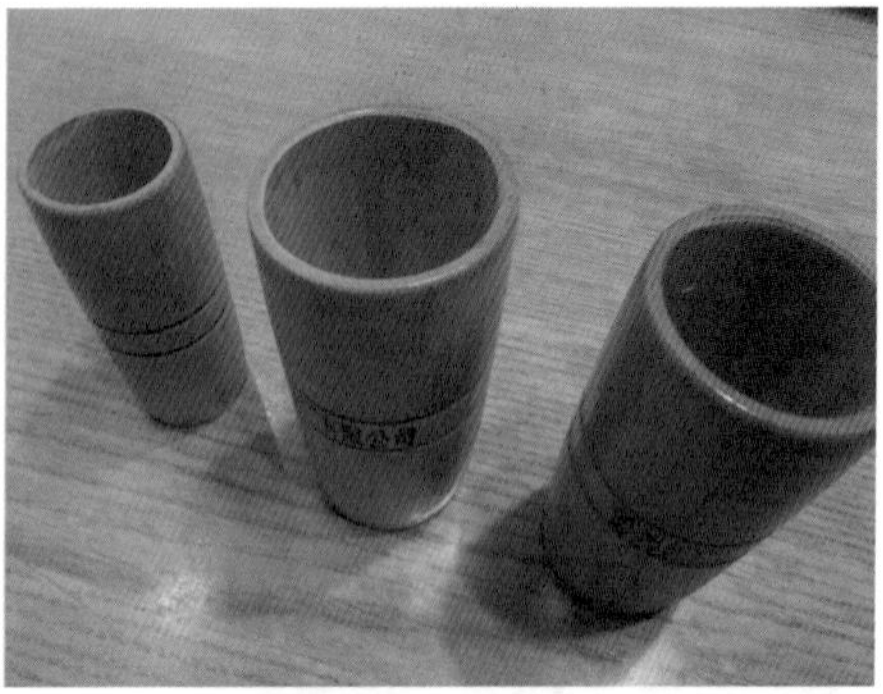

写真 254　竹製のカップ。

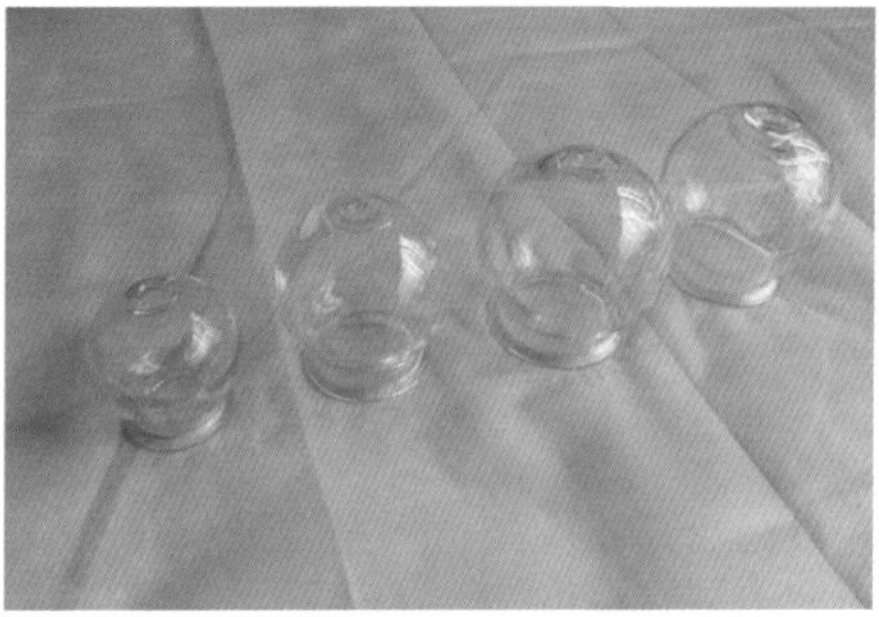

写真 255　ガラス製のカップ。

唐代の王燾《おうとう》（670?-755）の『外台秘要』などで紹介されています。また、現代では刺絡抜罐なども行われ、日本でも馴染みのある施術法になってきました。外科だけでなく、内科疾患にも多用されるようになりました。また針灸治療と併用することも多いです。

一九九〇年代当時は、抜罐に使うカップは上海の病院でも竹筒のものが多かったです（写真254）。割れにくいため、不安定な体位にも使えるほか、軽いというメリットもありました。ただ、消毒や皮膚色の変化の観察を考えるとガラスのものが使いやすく、現在はほとんどガラス罐になっています（写真255）。これらの罐に、ピンセットなどで挟んだ濃度95％のアルコール綿に点火し、罐の底を二～三回なでた後、迅速に罐の口を患部に置くことで吸着させせます（閃光法）。中国の家庭用の抜罐器具では、プラスチックのものを見かけることがありますが、この場合は、火を使わずにポンプやシリンダーを使って減圧します（写真256）。

抜罐法にはさまざまな手技があり、中国の臨床でよく使われるのは、治療部位に十～二十分留置しておく留罐法で、患者の状態を見ながら時間の長さを調節します（写真257）。また、パコパコと断続的にカップを患部に吸着させる閃罐法は、虚証の人や、脳梗塞の後遺症、筋肉萎縮症などで使います(3)。

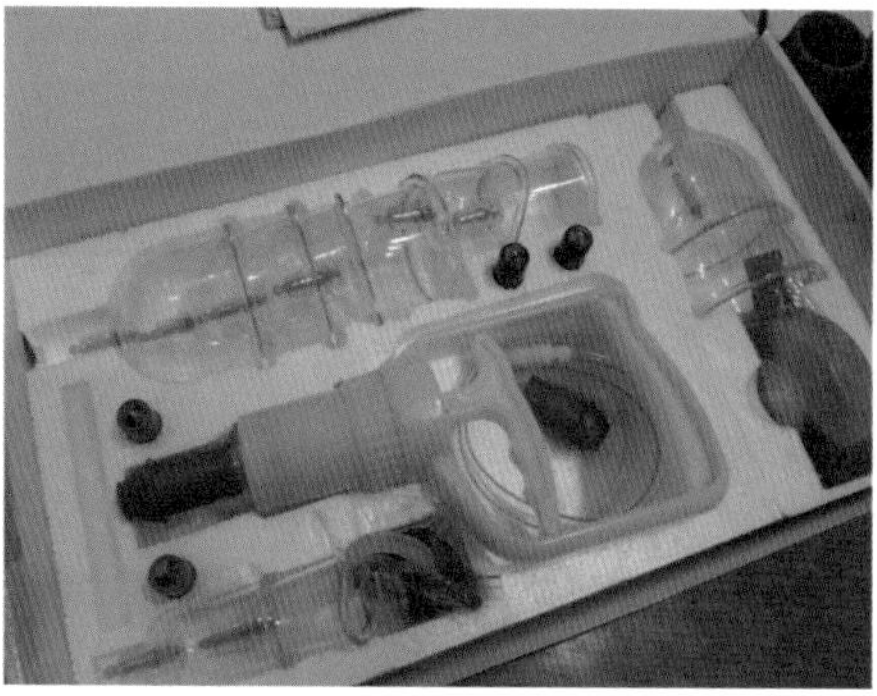
写真 256　市販されている抜罐器具。

皮膚の面積が広くて分厚い患部にワセリンなどを塗布しておき、カップを吸着させてから移動させる走罐法もよく見られる技法です。刮痧をしたときのように、皮膚が紅潮・充血してくるまで移動させます。抜罐法は、針灸と組み合わせることも多く、三稜針や皮膚針（写真258）によって出血させた後に抜罐する刺絡罐法、経穴に針を残したまま抜罐する留針罐法、針を抜いた後に抜罐する出針罐法などは日本でもよく行われています。

（1）適応症と応用

抜罐法は、適応症が多く、健康維持のためだけでなく、臨床でも広く活用されています。肩凝りや腰痛、落枕（寝違え）など骨傷科（整形外科）をはじめとして、内科・外科・小児科・婦人科・皮膚科でも使われます。たとえば、感冒や下痢などの急性の疾患や、じんましんや湿疹、皮膚瘙痒症など皮膚のかゆみにも抜罐法を使うと効果があることが多いです。

そこで中国国家中医薬管理局では、二〇一〇年より抜罐法を末端の地域医療で普及させる「基層中医薬適宜技術」療法の一つとして普及に力を入れました。特に、感冒・腰痛・帯状疱疹に関して

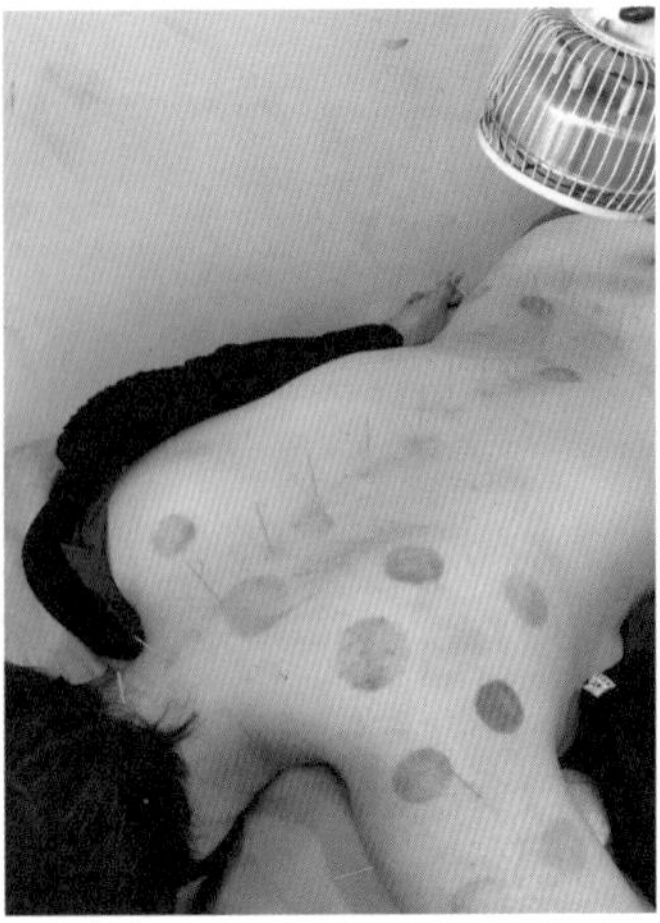

写真 257 火罐をした後、鬱血したような痕が一時的に残りますが、一般に数日経つと消えます。施術痕の観察も中医学では重要視されています。

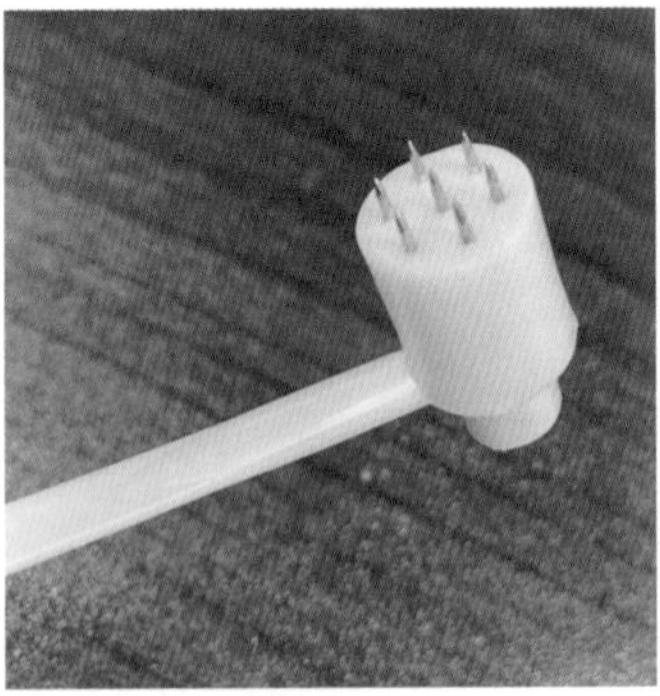

写真 258 先端に針が出ている皮膚針。

は、具体的な治療法が紹介されています[(1)]。

たとえば、感冒ではおもに督脈と背中の足太陽膀胱経を走罐・留罐させます。われわれがよく使う施術法は、まず督脈と膀胱経にワセリンなどを十分に塗り、左手で患者の皮膚を押さえながら、右手でカップを上下させ、三〜五回督脈と膀胱経を往復させます。皮膚が赤くなる程度を見て止めます。その後、大椎穴・風門穴・肺兪穴に十分間ほど留罐します。

また腰痛では、腰椎ヘルニアや捻挫、腰部筋膜炎の治療で抜罐法が使われます。こちらも背中の督脈と膀胱経に対して走罐・留罐させます。走罐させるときは、皮膚の状況を見ながら十〜十五往復を目安とし、まずは督脈を、その後、膀胱経を走罐させます。一週間に一〜二回、五回を1クールとします。

帯状疱疹は、肝鬱化火や火熱時毒、刺激の強い物の食べすぎなどが原因と考えますが、治療として刺絡抜罐法が使われます。濃度75％のアルコールで疱疹が出ている範囲を消毒し、三稜針や針を使ってその回りを刺し、火を使った閃光抜罐法で五〜十分間留罐します。場合によっては5〜10cc程度出血させ、疱疹の色が赤黒くなったら抜罐を止めて患部を消毒します。これを一日おきに一回行い、二〜四回を1クールとします。

（2）注意事項

抜罐法は子どもから高齢者まで幅広く活用できる治療法ですが、出血性の疾患、悪性腫瘍、開放性結核、妊婦、重篤な心疾患、熱痙攣などの場合は使わないようにといわれています。また、火を使って抜罐するときは、火傷をしないように気をつけ、なるべく長時間留罐しすぎて水泡が出ないようにします。もし、小さな水泡が出たときは、水泡が潰れないようにガーゼなどで保護することで処置しますが、水泡が大きいときは、消毒した針で潰して消毒します。よく、水疱が出たら「体内に湿邪が多いから」などといわれますが、一般には過度に抜罐法を行ったときに出やすいので注意が必要です。中医学の抜罐法は、中国人にとっても非常に日常的な健康増進法・治療法として親しまれています。

〔引用文献〕

(1) 王国強：基層中医薬適宜技術手册。国家中医薬管理局、二〇一〇
(2) 曹翠琴ほか：耳貼配合針刺予防化療患者悪心嘔吐的効果観察。護理学雑志：二九-三〇、二〇〇七
(3) 孫国傑：針灸学。上海科学技術出版社、一八四-八六、一九九七
(4) 李小兵：耳尖放血療法在早期麦粒腫中的治療効果。中外医学研究：一三六-一三七、二〇二〇
(5) 付桂園：放血療法在皮膚疾病中的作用研究進展。世界最新医学信息文摘：三九-四〇、二〇一九
(6) 王明升：耳廓按摩操。按摩与導引、三五-三六、一九九七
(7) 王娟ほか：耳穴診治疾病新技術的研究進展。天津中医薬：五二一-一二二、二〇一一

第八章　小児推拿

小児推拿とは

中医学の治療法には大きく分けて薬を内服する「内治法」と、針灸・按摩《あんま》・抜罐《ばっかん》・刮痧《かっさ》など外から治療する「外治法」があります。外治法としては、針灸のほか、古くは『黄帝内経素問』異法方宜論に「導引」「按蹻（按摩のこと）」など多数記載されています。按摩は「按法」と「摩法」に分けられ、按法は指や手のひらを下向きに力を入れる手技、摩法は手を水平方向に摩擦させて施術する方法を指します。これらの手技はまだ単純でやや原始的ですが、それでも古代から民間において広く活用されていたことがわかります。

宋代は中医学の小児科が大きく発展した時代で、小児推拿が民間にも広く知れわたった時代ともいわれています。明代になると手技の種類が増えてきて、動作も複雑になってきました。この頃に按摩は「推拿」（すいだ・すいな）とも呼ばれるようになりました。特に子どもに施術する小児推拿が盛んになり、中医小児科分野の治療で大いに活用されました。たとえば、明代の中医小児科で有名な万全《まんぜん》（1495-1580）が書いた『幼科発揮』という小児科の専門書にも「推拿」という言葉が使われています。

明代の中医学で、日本の漢方に大きな影響を与えたことで知られる盱江《くこう》医学派（現在の江西省地域の医学流派）の医学者、龔廷賢《きょうていけん》（生没年不詳）は、著書『万病回春』が非常に有名で、江戸時代初期には日本にも伝わり、いち早く日本語にも翻訳されました（写真259）。胃苓湯・荊防敗毒散・

温清飲など本書を出典とする処方は、現代の日本漢方でも広く使われていますが、じつはこの龔廷賢のもう一つの大きな貢献に、小児推拿の専門書『小児推拿秘旨』を著したことがあります。これは、中国で現存する最も古い小児推拿を書名に冠した本として知られています。龔廷賢の小児推拿は、針の代わりに手技によって治療する概念を持つことが特徴で、当時、中医薬の内服薬や外用膏薬なども活用してさまざまな小児疾患を治療していました。たとえば、小児の驚風《きょうふう》（ひきつけ）の治療に、臍にニンニクの粉を詰めたり、現代でもよく行われる足裏の湧泉穴（一七八頁参照）に膏薬を貼る治療法などが紹介されています。

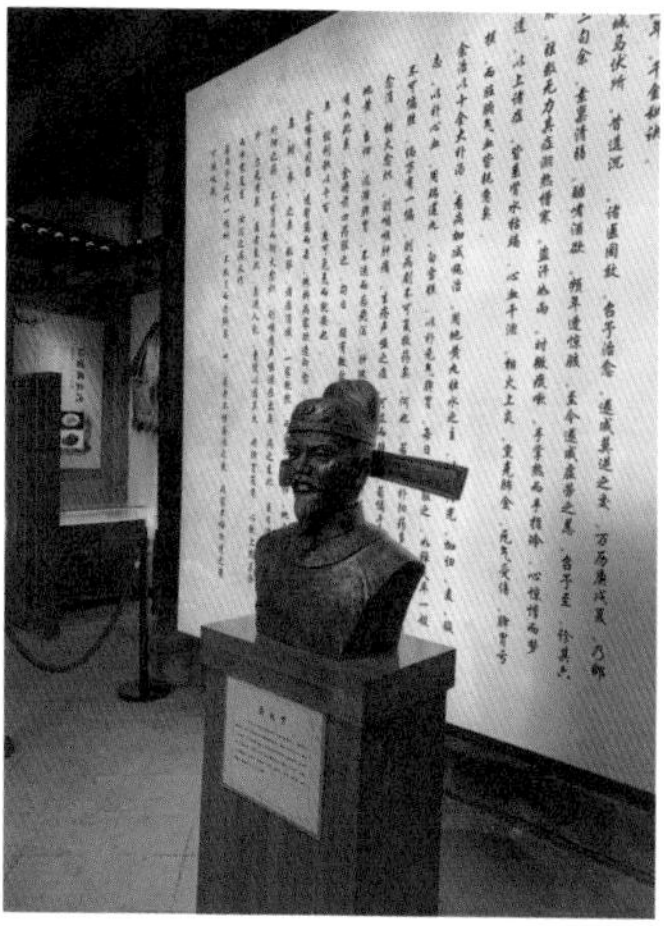
写真 259　龔廷賢像（江西省竹橋村にて）。

明代に広まった小児推拿は、清代に大いに発展します。熊応雄《ゆうおうゆう》（生没年不詳）の『小児推拿広意』や駱如竜《らくじょりゅう》（生没年不詳）の『幼科推拿秘書』など、小児推拿の専門書も多数書かれました。『幼幼集成』を書いた陳復正《ちんふくせい》（1736-95）は、小児への治療では薬を安易に用いるのではなく、総合的に治療することが重要で、そのなかで小児推拿の重要性を大いに評価しています。

民国時代になると、民間でも推拿が広がり、中

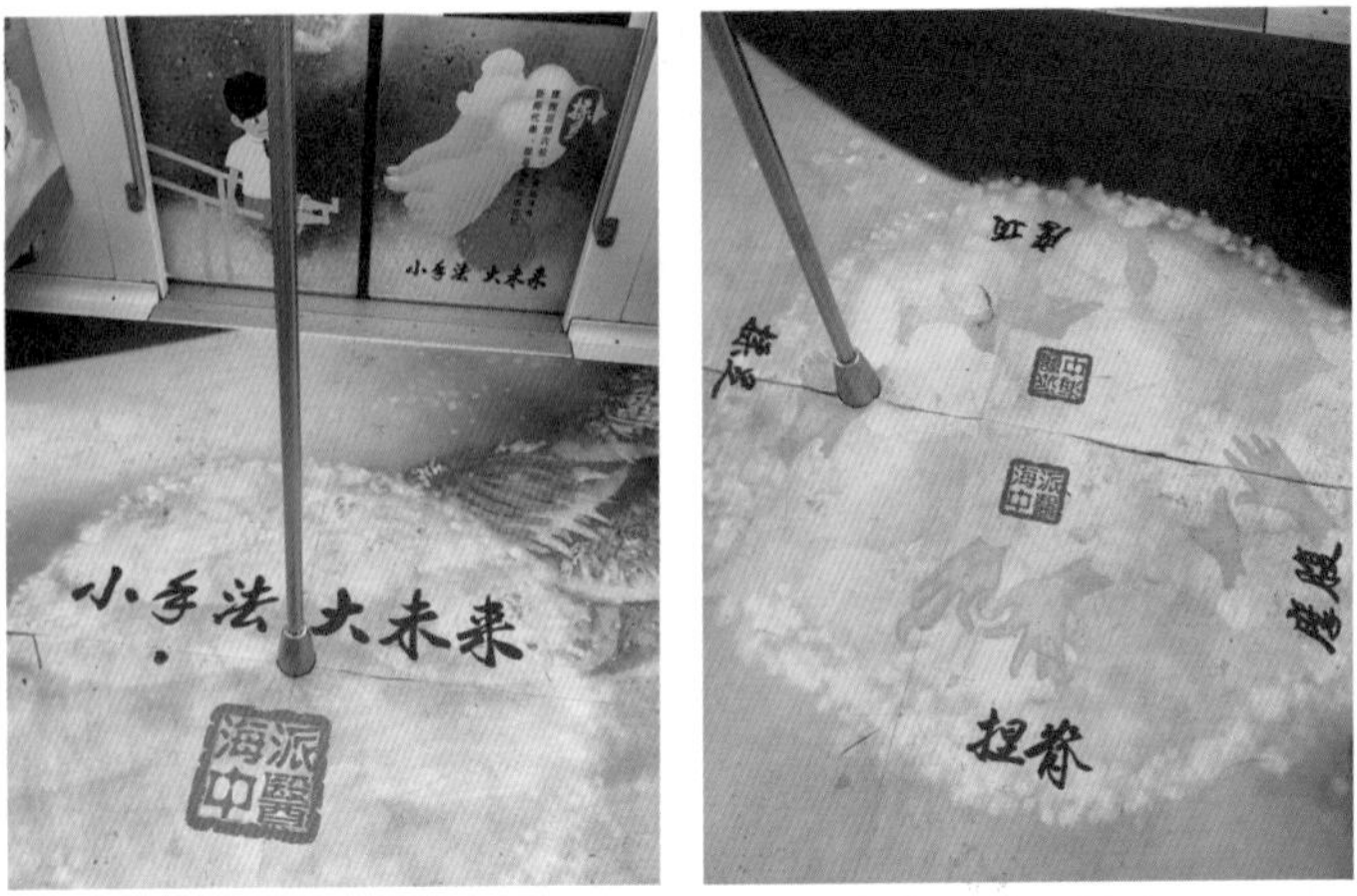

写真260　上海地下鉄の車内で海派小児推拿を紹介したラッピング広告。

国各地に流派が登場します。一九七九年には上海中医学院（現在の上海中医薬大学）に針灸・推拿学部が設立されました。現在、中国の中医薬大学における医学教育では小児推拿は推拿学のなかに含まれ、必修科目になっています。

特色溢れる上海の海派小児推拿

中国には大きく分けて三大小児推拿学派が現代に伝わっています。具体的には中国北方の山東省地域の「三字経流派」、江南地方を含む上海などで発展した「海派小児推拿」、湘西の湖北省地域で発展してきた「劉氏小児推拿流派」です。それぞれ各地域の特色を反映させた流派が形成されてきました(1)（写真260）。ここでは、このうち海派小児推拿について紹介します。

上海で発展してきた文化のことを一般に「海派文

化」と呼びます。「海派」とは中国江南地域の呉越文化を基礎に、上海に流入してきた中国各地や欧米の近現代文化を融合させた上海特有の文化を指します。そして、上海で発展してきた中医学の流派のことを「海派中医」と呼びます。そのなかの海派小児推拿は、上海地域の一指禅推拿・滾《こん》法・内功推拿といった手技を吸収したものです。特に親指と腕の動きを巧みに使う手技である「一指禅推法」が上海では有名で、清代から現代まで代々継承されており、現在は中医薬大学でも学生らに指導されています。

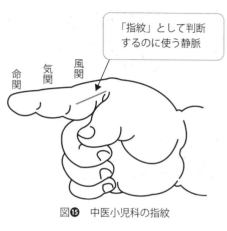

図⓯　中医小児科の指紋

また、小さな子どもはよく動くため、三歳以下の幼児を診察するときは、脈を取るのも困難なことが多く、海派小児推拿では「指紋」を観察する方法がとられます。この診断方法は、唐代の王超（627-649頃）が著した『水鏡図説』という本のなかに記述されており、古くから継承されています。ちなみにここでいう指紋は、われわれが普段使っている指先の指紋の意味ではなく、人差し指の橈側部の皮膚表面に浮き出ている静脈のことで、これを中医小児科では「指紋」と呼びます（図⓯）。静脈の色や長さから病態を判断する診断法で、現在でも中医小児科ではよく使われていますが、たとえば、この静脈の赤みが強ければ寒を示し、紫色なら熱を示すと考えます。なお大人ではこの診断法は使いません。

小児推拿に限らず、推拿治療の重要な目的の一つに「滞りを通す」、いわゆる「通法」がありますが、海派小児推拿では特にこれが強調されています。一般に、疾患が発生すると、気血の通りが悪くなり、痛みや腫れ、しびれやだるさなどの不快感を覚えます。これを外治法である推拿の手技を使って、体中の気血の通り道である経絡の流れを通すことで、症状を改善しようというわけです(2)。

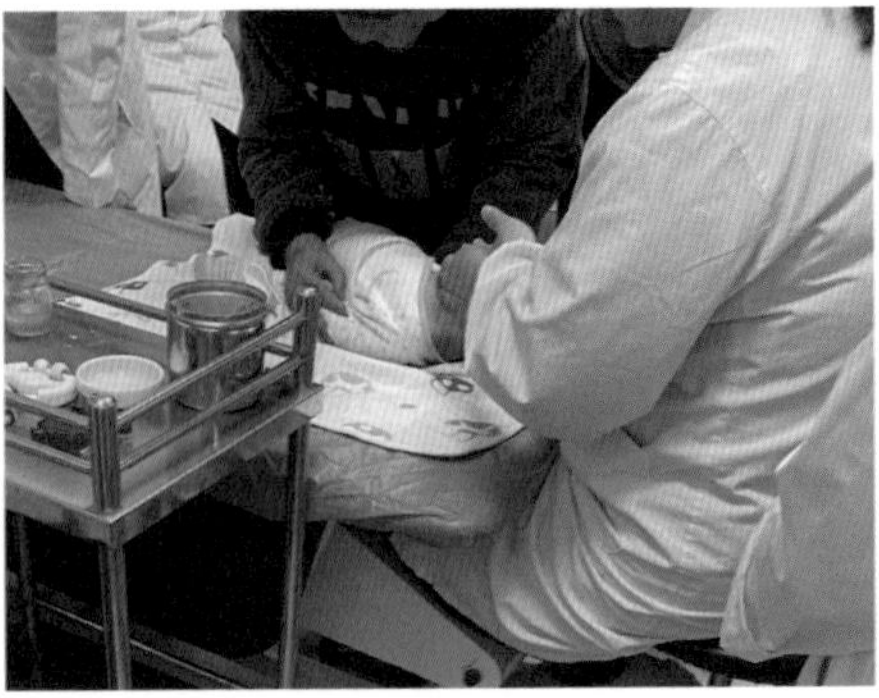
写真261　小児推拿科で斜頸の子どもに施術中。

現在、「丁氏一指禅推拿」の第四代目の継承者、金義成教授が上海の海派小児推拿を実践しており、彼を中心にして、さらに多くの弟子が育っています。そのセンターとなっている施設が上海中医薬大学附属岳陽中西医結合病院推拿科です。小児推拿専用の診察室では、毎日多くの子どもたちの治療が行われています（写真261）。もちろん、上海では小児科の総合病院でも小児推拿を施術できるところが多くあります。

ちなみに中国の病院では針灸・推拿治療も公的医療保険が適用され、中医師は診断から施術まで行

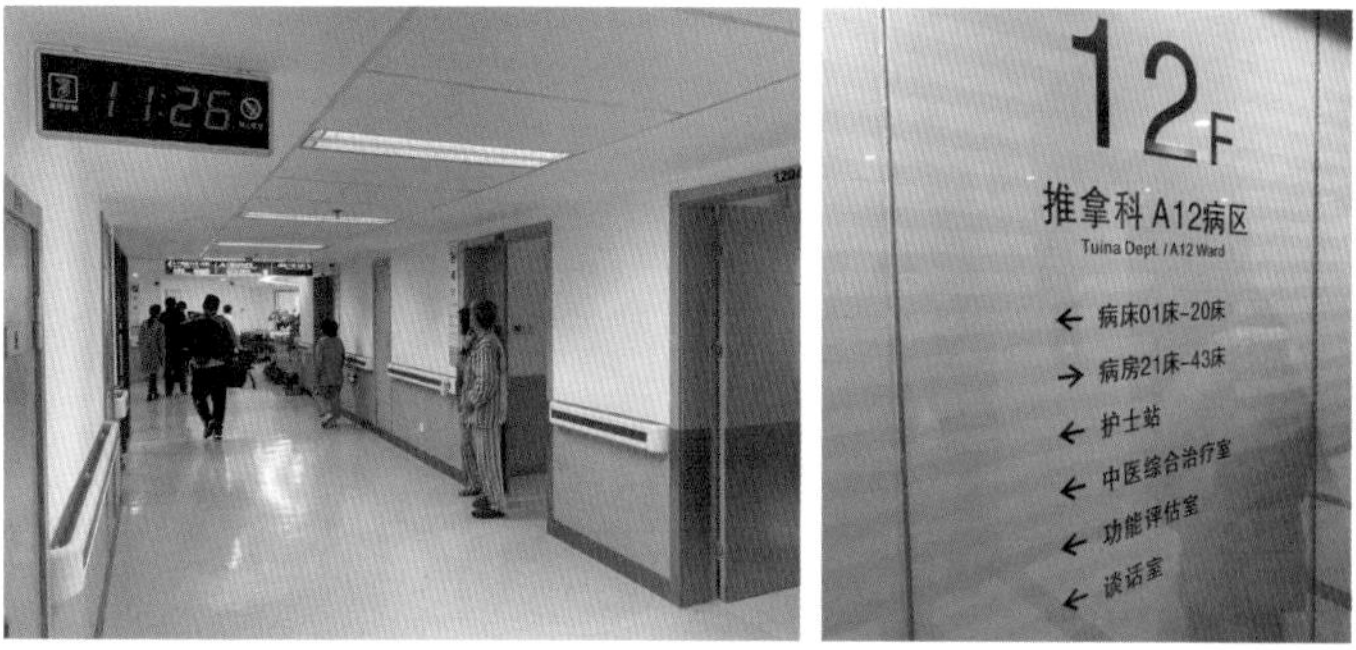

写真 262　上海中医薬大学附属岳陽病院の推拿科入院病棟。

います。さらに、針灸・推拿科で入院施設を持っているところも少なくなく、重症患者も受け入れて治療されています（写真262）。

成人の推拿との違い

中医学の小児科は、「中医小児科」と呼ばれます。子どもは成人とは異なった特徴を持っていると考えており、たとえば、子どもは陰陽が未熟であるため、「稚陰《ちいん》」「稚陽《ちよう》」という言葉がよく使われます。まだまだ体の機能が十分に完成していないという意味ですが、その一方で、「純陽《じゅんよう》」と呼んで成長はとても盛んです。そのため小児推拿では、中医学の整体観念（人体を一つの有機的な整体と考え、自然界とも相互関係を持つとされる）と弁証論治（患者の病態を中医学的に分析してから治療を決定する方法）の考え方を基礎に、子どもの生理的特徴を踏まえ、手技を活用することで、特定の部位を刺激して疾病を治療していきます。薬や針を使わないのが特色なので、医師も簡単な手技なら保護者に教えてあげることができます。

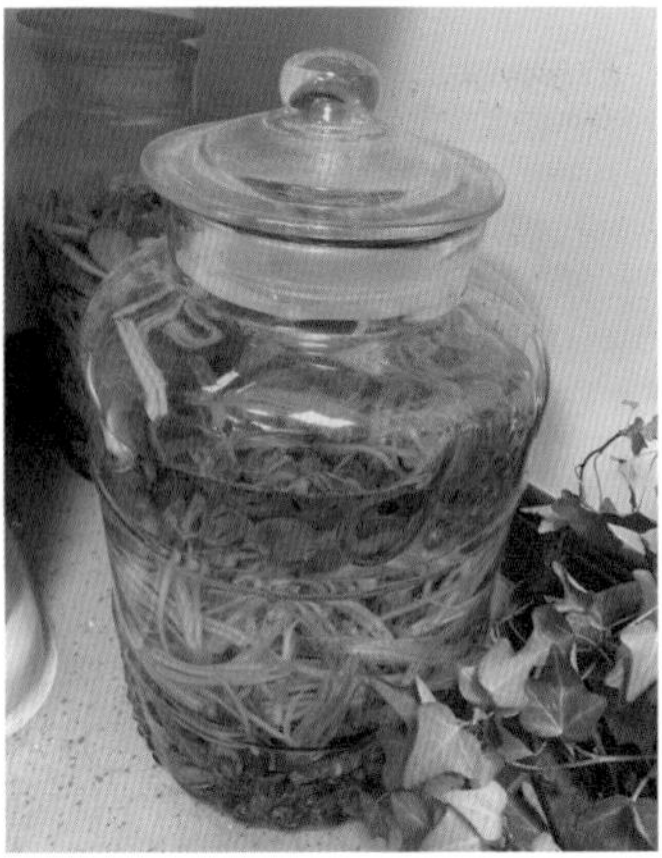
写真 263　葱姜汁。

小児推拿は一般的に六歳以下の子どもに対して施術されます。手技の最大の特徴は、成人向けの推拿と違って子どもの体に柔和で、穏やかに、あくまでも嫌がらないように工夫します。中国語で「軽而不浮、重而不滞」といい、丁寧で軽く柔らかい手技が求められます。また、乳幼児の経絡図を見るとわかりますが、小児推拿ならではの特定の経穴（ツボ）や、「穴部」と呼ばれる線や面を活用した部位も使われます。たとえば、カゼを引きやすい子どもの治療では、肺が位置する胸部を中心に施術しますが、通常よく使われる天突穴や膻中穴など肺の治療に関係する経穴以外にもその経穴を含むエリア全体を、推法や擦法などの手技で広範囲に施術します。こうした手技の手の動作は速く、一分間に百五十～三百回程度の動きにもなり、施術者も非常に体力を使います。
なお、施術するときは子どものデリケートな皮膚を傷つけないためクリームなどを使います。上海中医薬大学附属岳陽中西医結合病院推拿科では、アルコール度数の高い白酒（蒸留酒）に、ショウガとネギを一～二週間浸けたものを施術部位に塗っていました（写真263）。子どもにアルコールアレルギーがなければ、患部の巡りをよくして施術効果を高めるよい方法だと思います。

小児推拿の適応症

小児推拿は小児で日常的によく見られる疾患で使われるのも特徴です。嘔吐・下痢・便秘・発熱・頑固な咳・消化不良のほか、疳積のような食欲不振・夜尿症・夜泣き・小児麻痺後遺症などにも活用されます。日本とは治療方法が違いますが、斜頸の治療も伝統的に小児推拿がよく活用される分野です。私も頑固な夜尿症や便秘の治療では、母親と一緒になって小児推拿を活用しています。なによりも重宝するのは、子どもも「気持ちいい」と言って積極的に施術を受けてくれる点です。また普段からカゼを引きやすい子どもにも予防目的で施術することがあります。自宅に常備薬がなくても治療できるので、少しでも知識があれば自宅で活用できるケースも多いでしょう。

代表的な手技

小児推拿の手技は力をいれて行うのではなく、軽く行います。特に子どもは皮膚が軟らかいため、皮膚を傷つけたり、子どもを緊張させてはいけません。施術する順序は、頭部→上肢→胸腹部→腰背中→下肢へと進みます。また、最初は短時間で施術し、徐々に時間や回数を増やしていくのがよいとされています。けっして経穴を強く長時間刺激して痛みで泣いてしまうようなことがあってはいけません。

（1）捏脊《ねつせき》

小児推拿のなかで、最も有名な手技といっても過言ではないぐらいポピュラーです。一般の中国人でもよく知っています。下痢や夜尿症、夜泣き、便秘の治療のほかにも、虚弱体質の子どもやいわゆる「先天不足」のケースでも施術されます。督脈から足太陽膀胱経にかけての範囲を長強穴から大椎穴にかけて下から順番に両手でつまんでいきます。これを三～五回繰り返します。ベテラン中医師が行うこの手技は、傍で見ていても流れるように美しいです（写真264）。

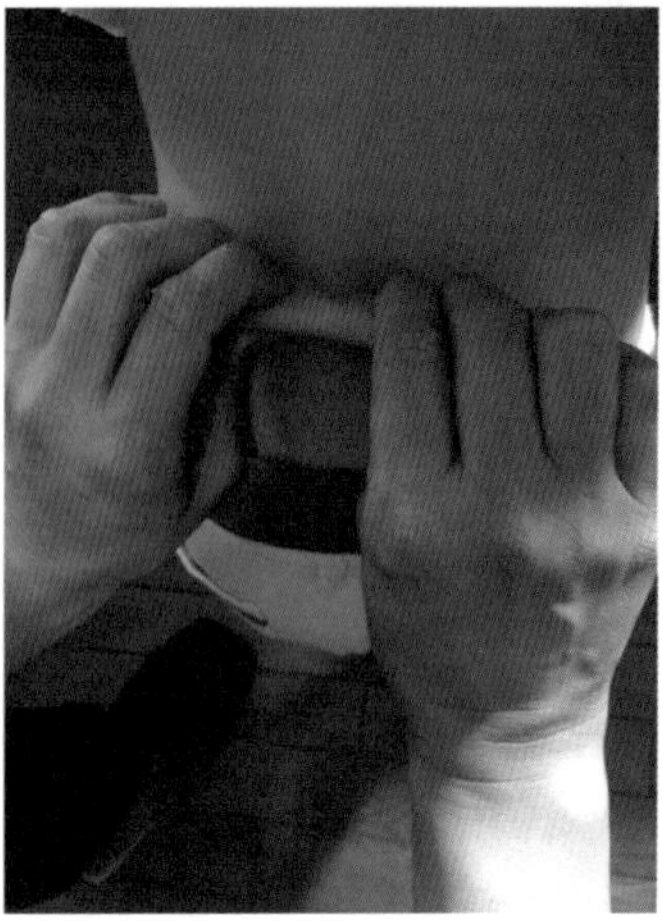

写真 264　捏脊。

（2）推上（下）七節

乳幼児の頑固な便秘は、腹部をマッサージしても効果がないことが多いですが、そんなときに試してみたい方法です。七節骨とは第四腰椎から長強穴にかけての部位で、施術者は中指と人指し指を合わせ、指の腹を利用して一定方向に推していきます。便秘の場合は長強穴方向（下向き）に、下痢の場合は長強穴から（上向き）に一方向に推します。これを百～三百回繰り返します。

（3）揉亀尾

便秘・下痢・夜尿症の治療によく使います。親指もしくは中指の腹を使って長強穴を回転させるように揉みます。百～三百回が目安です。

（4）清天河水

天河水とは、前腕内側のちょうど中心部に位置し、手根掌側横紋中心から曲沢穴にかけての直線範囲になります。施術者は中指と人指し指を合わせ、指の腹を利用して手首から曲沢穴に向けて一定方向に推していきます。おもな効能は清熱解毒・瀉火除煩といわれていますが、高熱時に使われることが多いです。百～三百回繰り返します。

39℃を超えるような高熱の場合は、退六腑（もしくは推六腑）と呼ばれる手技もあります。これは前腕尺側にある陰池穴から肘を結んだ直線を、親指の腹もしくは、中指・人指し指の腹を使って陰池穴に向けて推します。高熱のほかにも、乾燥型の便秘にも使います。

（5）推天柱

小児推拿で子どもの嘔吐によく使われる手技です。後頭部の生え際から大椎穴にかけての範囲を、親指もしくは中指、人指し指の腹を使って大椎穴に向かって上から下へ推します。百～五百回

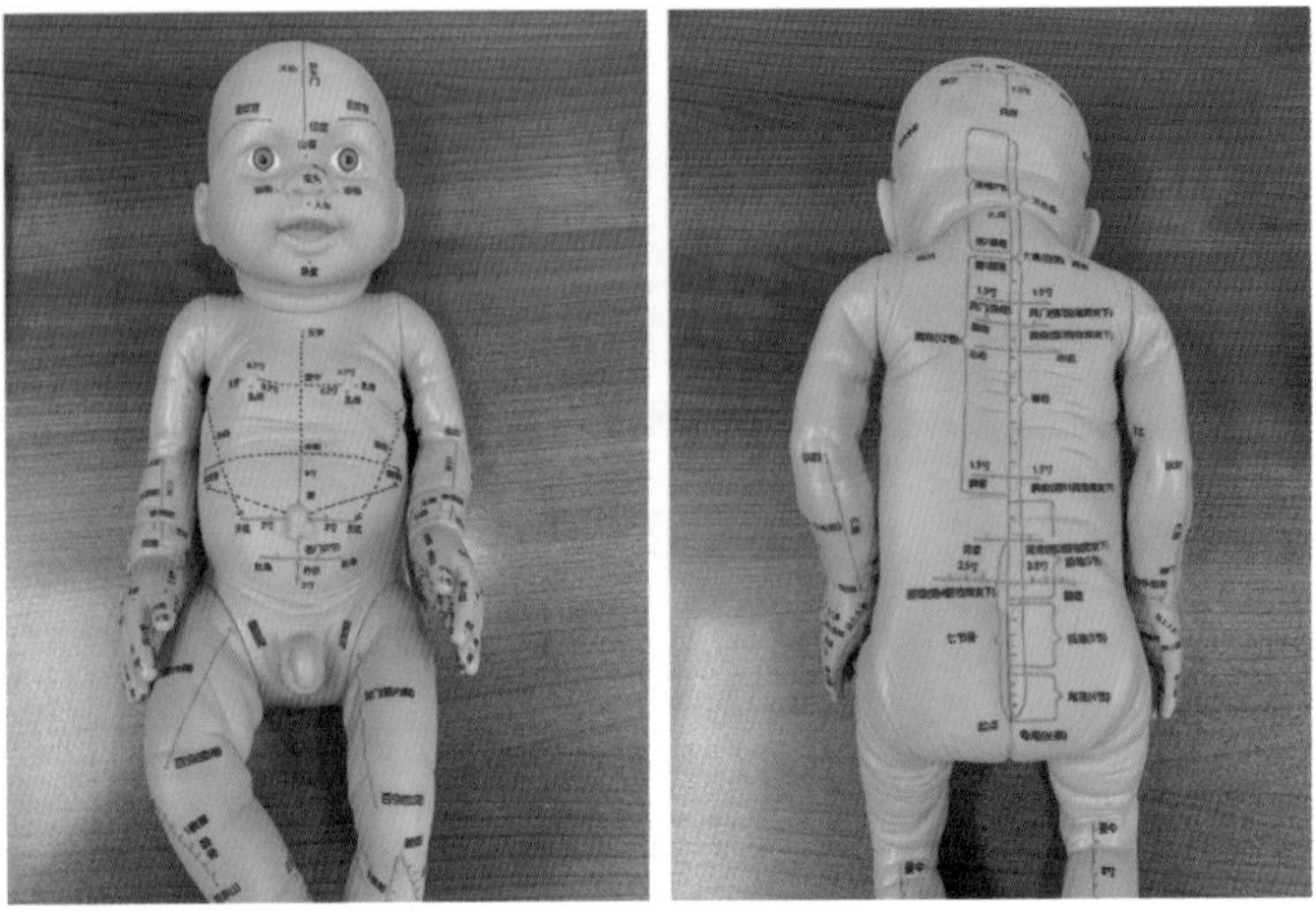

写真 265　小児推拿用の子どもの模型。

ぐらいが目安です。刮痧法で、同じ部位を「痧」が出てくるまで施術することもあります。

（6）清大腸

小児推拿で「大腸」と呼ばれる部位は人指し指の先端から虎口（親指と人指し指の付け根）にかけての範囲です。ここを虎口から人指し指先端に向かって推すことを清大腸といいます。食べすぎによる下痢や湿熱、腹痛、便秘の治療などにも使います。

（7）摩腹

てのひらや指先を使って臍を中心に円を描くように腹を擦る手技です。子どもの下痢や便秘、嘔吐、腹脹、消化不良でよく使います。一般に五分間ぐらいかけてじっくりと施術します。一般には

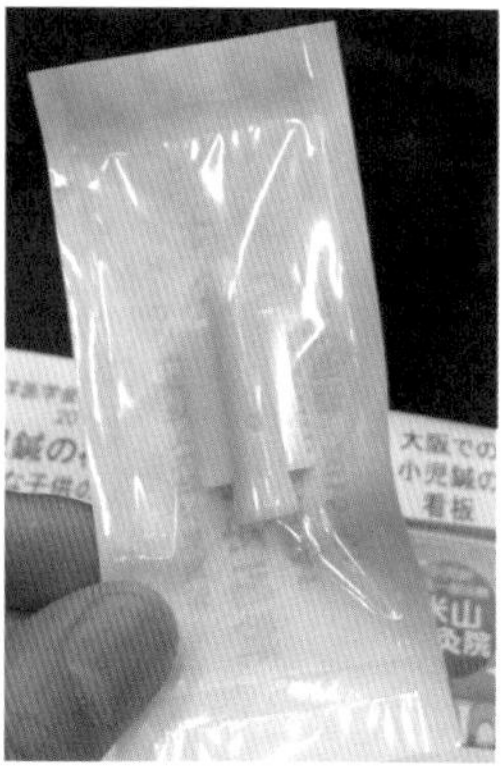

写真 266　日本の小児針で使われる小児皮膚針。

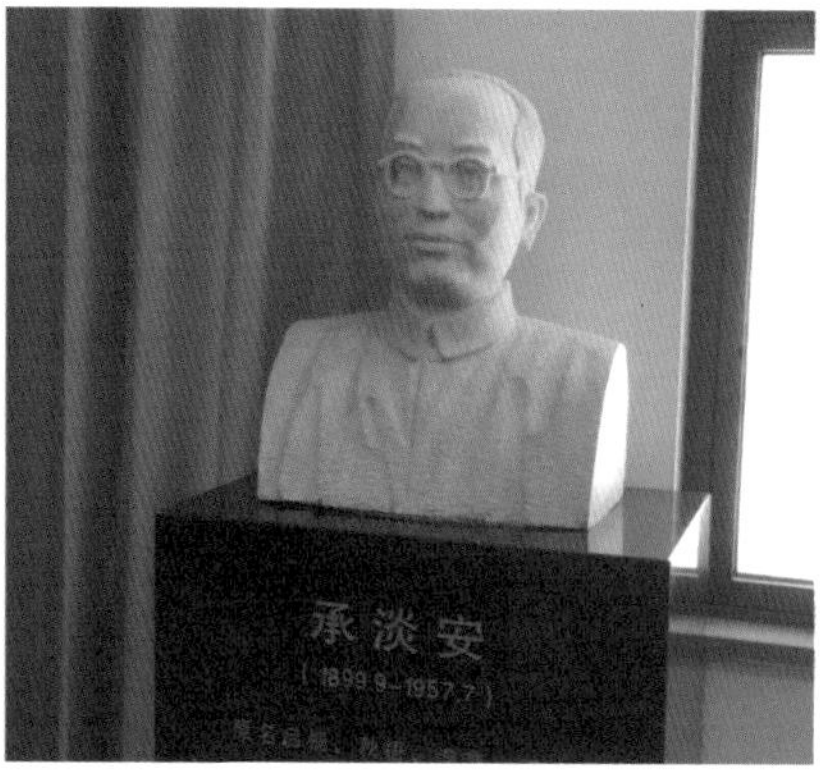

写真 267　承淡安の像（南京中医薬大学にて）。

時計回りですが、下痢の場合は反時計回りにします。腹を冷やしたときなどにも使います。

まだまだいろいろな手技がありますが、このように簡単で子どもも苦痛なく施術を受けられ、一定の効果が期待できるのが小児推拿の特徴で、中国では一定程度認知されています（写真265）。

小児推拿の考え方を利用して、中国の小学校では音楽に合わせた眼の体操を一日二回取り入れているところもあります。中国では小学校一年生から週四回八時間授業があるなど眼を酷使しがちで、上海でも増える幼稚園児の近視対策から二〇一三年からは幼稚園児にも眼の体操を試験的に導入しています。この効果がどの程度出てくるのか、今後の研究に期待したいところです。

子ども向けの伝統医学的な外治法といえば、日本でも大正から昭和にかけて大阪エリアを中心に小児針が発展した歴史があります（写真266）。手法は異なりますが、子どもの皮膚に軽い刺激を与えて治療する発想は、小児推拿と通じます。ちなみに大阪に「針中野《はりなかの》」という地名（近鉄南大阪線の駅名にもなっている）がありますが、これも針灸と関係があります。歴史的にも日本人と針灸治療とのかかわりは深く、日本独自の発展をしています。近代では江蘇省中医学校（南京中医薬大学の前身）の校長だった承淡安《しょうたんあん》（1899-1957）（写真267）のように、一九三〇年代前半に日本に滞在し、日本の針灸研究に大きな影響を受けて、中国に持ち帰った専門家もいました。鑑真《がんじん》和上の奈良時代から現在まで、日中間における伝統医学の交流は脈々と続いています。

〔引用文献〕
（1）傅鴎立ほか：三大児推流派治療小児反復呼吸道感染的探討。海南医学院学報：一四七‐一五五、二〇二〇
（2）金義成：海派児科推拿。上海科技出版社、二〇一〇

第九章　中国の単味エキス剤の発展

漢方薬というと、日本ではエキス剤で漢方薬を服用される方が多いと思います。日本のエキス剤の歴史は古く、一九六七年に小太郎漢方製薬株式会社の六品目の医療用漢方製剤が初めて薬価基準に収載されたところから始まります(1)。

中国でも近年、「中薬配方顆粒」と呼ばれる単味エキス剤を使うチャンスが増えてきました。九〇年代に入って、中国政府も単味顆粒剤の製造・研究に力を入れています。患者が服用するのに便利である以外にも、安定した品質に定評があり、臨床研究だけでなく基礎研究の分野でも単味エキス剤を使うことが増えてきました。液体ではないため飛行機での持ち運びも便利ですし、軽いため郵送も楽になりました。最近では、中国の公的医療保険が適用されるようになり、中国各地の総合病院では、大型の調剤用機械を導入して、分包作業も自動化されてきました。私自身も、いままでは煎じ薬を処方することは皆無になり、九割以上が単味処方エキス剤による調剤になりました。

煎じることができなくなった中国の人たち

近年、私が中国で臨床をしていて気づくのは、若い世代を中心に中国人でも煎じ薬のつくり方を知らない人たちが増えてきているということです。煎じるための専用の土瓶はもちろん家になく、「先煎」などの言葉も知りません(写真268)。そのため、煎じ薬を処方しても十分に煮出せていない可能性があります。また、煎じるためには十分な時間も必要です。生薬を水に浸し、加熱して二回

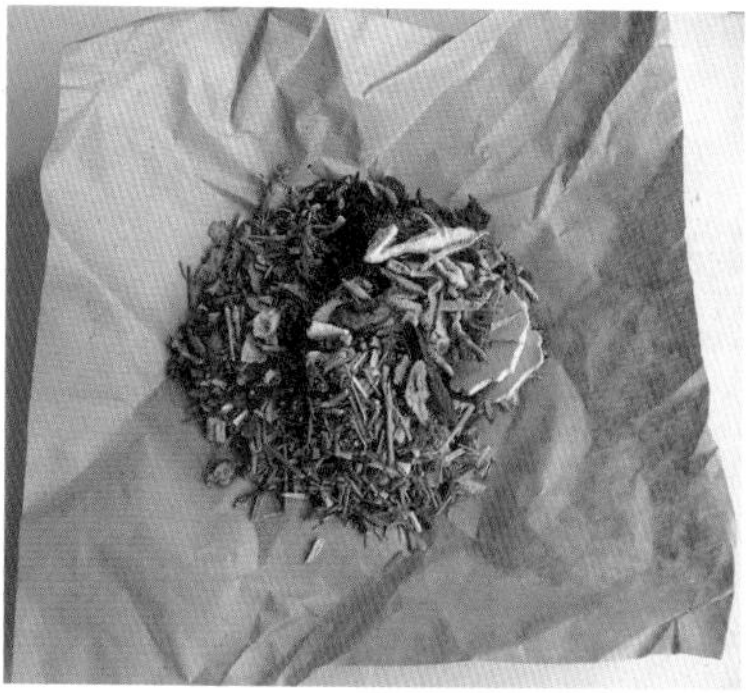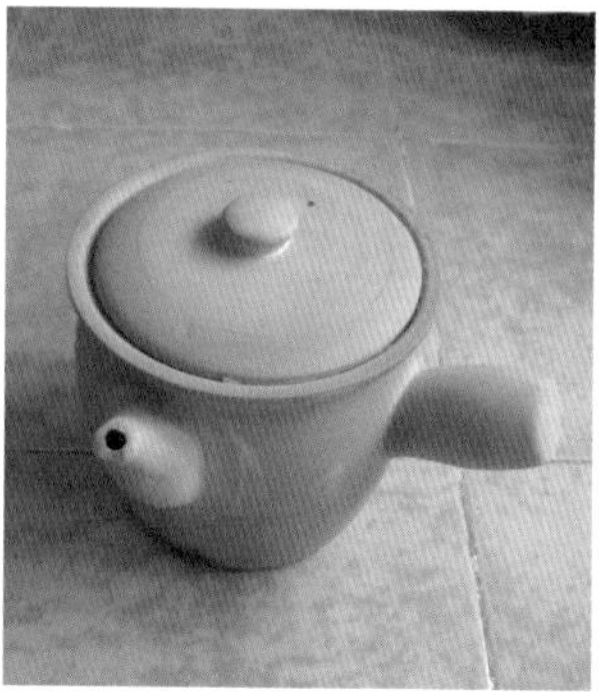

写真 268　かつてはこのような土瓶（右）で煎じることが多かったです。刻み生薬では一日分が一袋（左）になっており、それを煎じます。

煎じるまでに軽く一時間ぐらいかかることもあります。上海のような忙しい街ではなかなか難しいことです。中国の報道では、煎じ方を間違えると有効成分の半分が消失してしまうというものもありました。

一方で、病院が患者の代わりに煎じる「代煎」のサービスも近年は公的保険が適用され、利用者が増えてきていますが、中国の水質の問題や煎じ方が果たして規定通りに行われているのか、という本質的な疑念は絶えずありました（写真269）。

一方で、中国での刻み生薬の品質問題はもっと厄介です。以前から議論されている生薬の品種・産地・炮製など製造過程の問題があります。たとえば、生薬を農民から買い取るときにどこまで生薬の品種の問題を把握できているか、代用品に誤魔化されていないかなどの懸念は常時あり、重金属や農薬の検査も限定的になってしまいます。さらに刻み生薬の保存も従来の伝統的な中医薬局

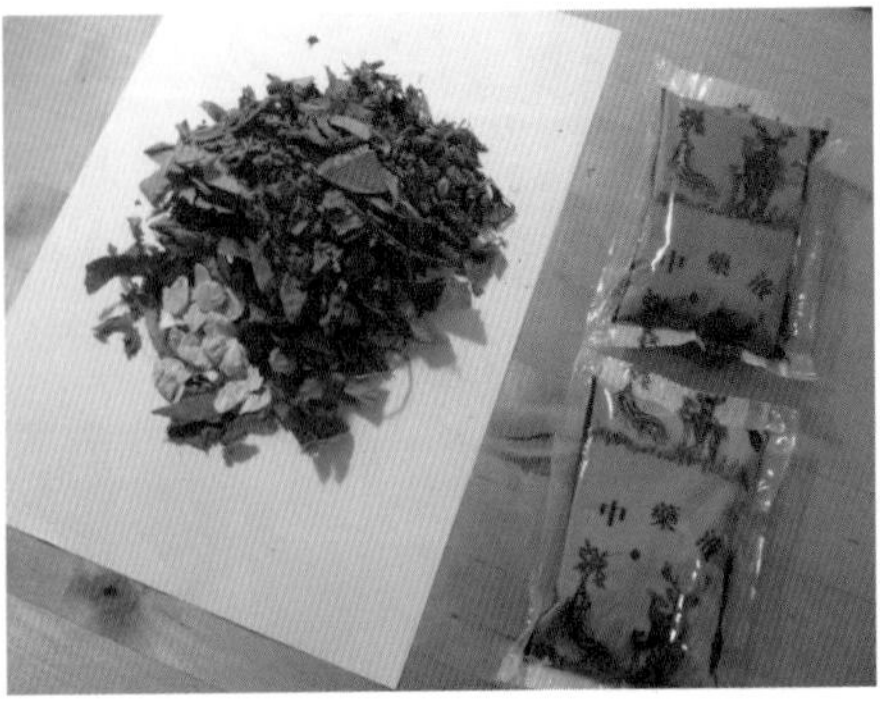

写真 269　薬局や病院でパウチ加工された煎じ薬を出してもらえますが、液体には変わらないので、持ち運びが不便。特に飛行機で移動するときには困ります。

の貯蔵方法ではカビや虫にやられたりすることが多く、在庫管理もたいへんで、乾燥中に不純物が混じるリスクが常にありました。中医薬局の運営はそう簡単ではないのです。

　こうした問題に対処するため、近年中国の臨床現場でも単味エキス剤への需要が高まってきました。二〇一九年に湖北省から始まり、世界的に流行した新型コロナウイルス感染症（COVID-19）においても、中医薬の活用が大いに注目され、製薬会社はトラックを改造した移動式の単味顆粒エキス剤調剤車を現地に派遣し、二十四時間対応で単味エキス剤の中医薬処方を調剤しました。また、広東省の専門家が処方した「肺炎1号方」の処方も、単味エキス剤で大量に臨床現場へ供給することができました。こうした緊急時の対応は、従来の煎じ薬ではなかなかできなかったことです。

約六百種類が単味エキス剤に

日本のエキス剤は複合処方（複数の生薬を用いたもの）が中心ですが、中国の衛生当局は複合処方のエキス剤をほぼ認可していません。別途、「中成薬《ちゅうせいやく》」（中国における中医薬製剤）として流通していますが、製造方法からしてもまったく別のものとして取り扱われています（写真270）。現在、中国では六社が単味エキス剤製造の認可をうけていますが、いずれも大手製薬会社ばかりです。私

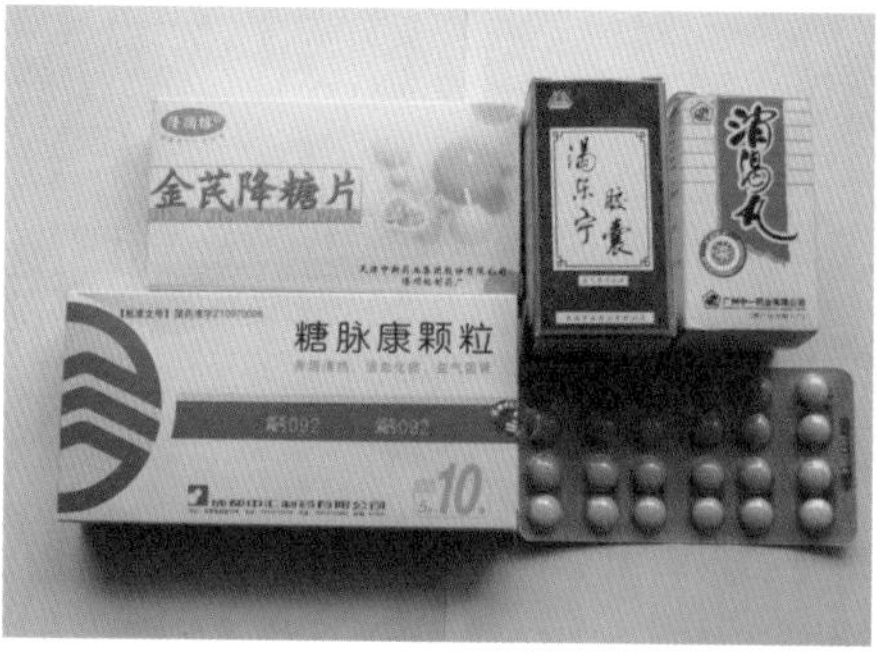

写真 270　中成薬。錠剤やカプセルになっていることが多いです。

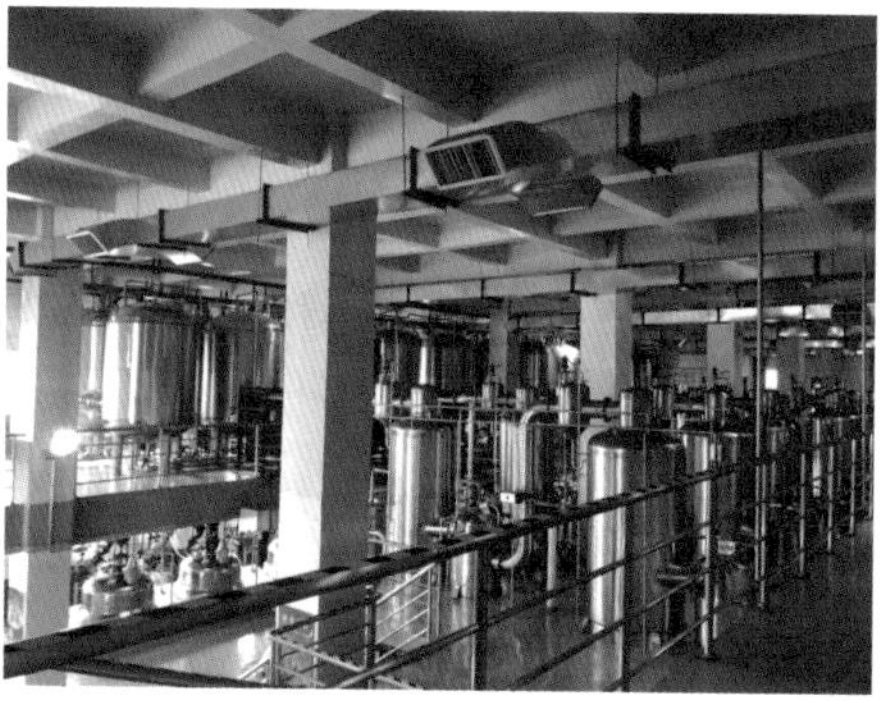
写真 271　単味顆粒エキス剤の製造工場。

も甘粛省にある製造工場まで製品の確認に行くことがありますが、広大な敷地には機械化された巨大設備が並び、指定された地域から生薬が次々と運ばれてきてエキス剤が生産されていました（写真271）。今後、中国においていったん日本のような複合エキス剤がつくら

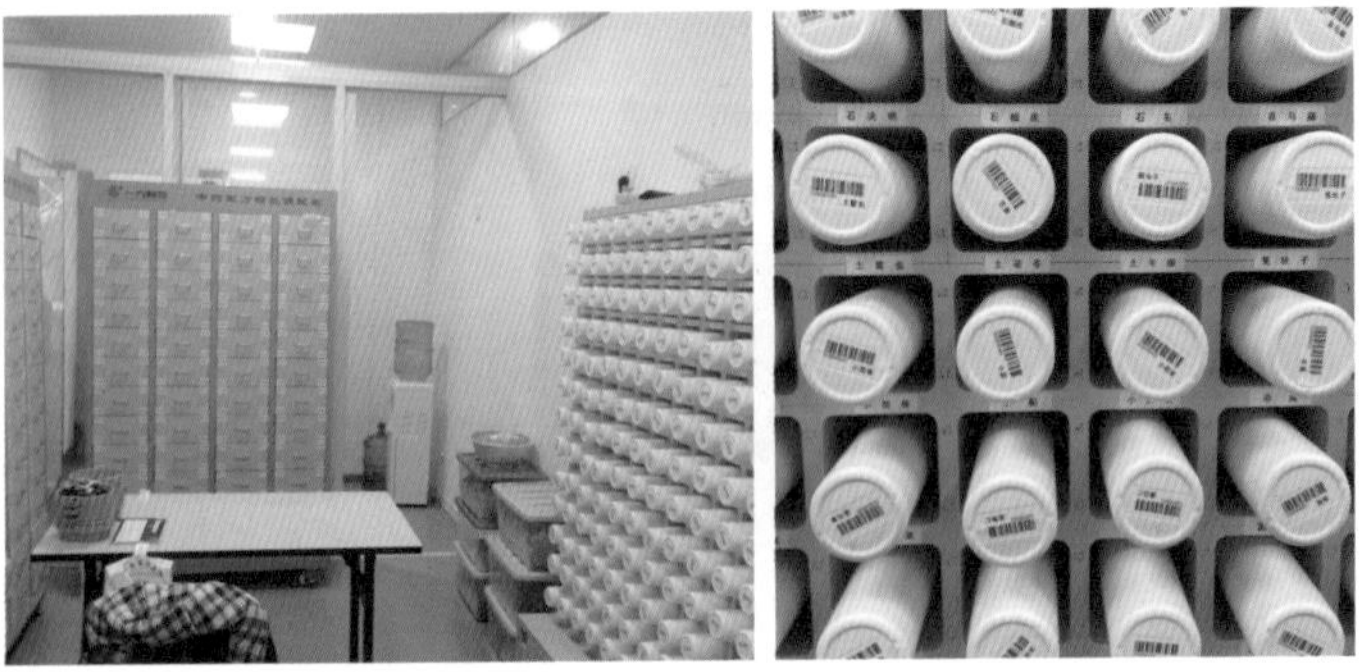

写真272　カートリッジ式の薬棚。それぞれに生薬のエキス剤が入っています。

れるようになると、中成薬を製造する中小の製薬会社への打撃は避けられないのではないかと業界ではみられています。

単味エキス剤は、刻み生薬と違ってロット単位の管理もされており、製薬会社からロット単位で検査証明書を確認することができるようになっています。また生薬の原材料の形態から、エキス剤のつくり方も一様ではなく、さまざまな工夫があります。有効成分がはっきりと解析できている人参・黄連・丹参などの生薬では、単味エキス剤の有効成分含有量も検査しているようです。

単味エキス剤の最大の弱点はやはり湿気だと思います。これに関しては、各企業がさまざまな努力をしています。たとえば、単味エキス剤の粉末をカートリッジに詰めて、調剤するときにホルダーへセットして自動的に量を加減して分包する仕組みが出来ています（写真272）。こうすることで、調剤するときに外気に触れるリスクがかなり軽減されます。また中医薬局のスタイルも従来のホコリっぽい環境から、現代的

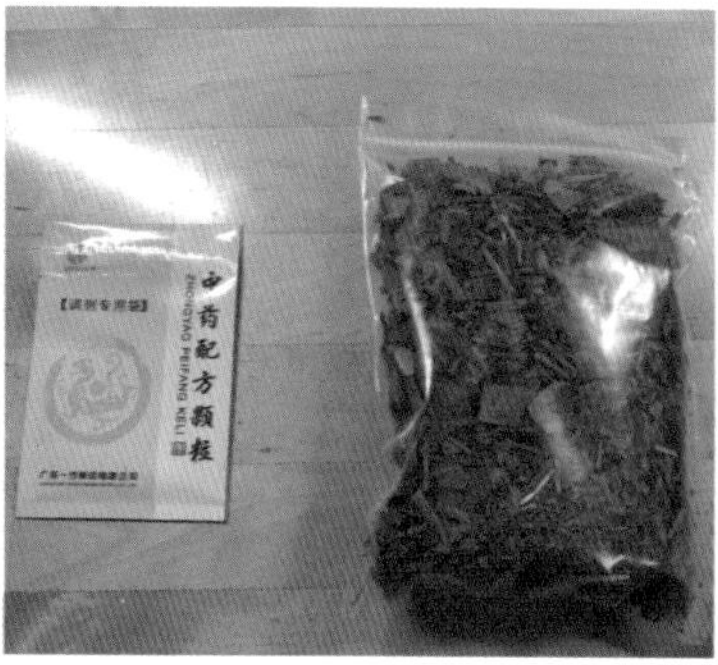

写真 274　エキス剤（左）と刻み生薬（右）。

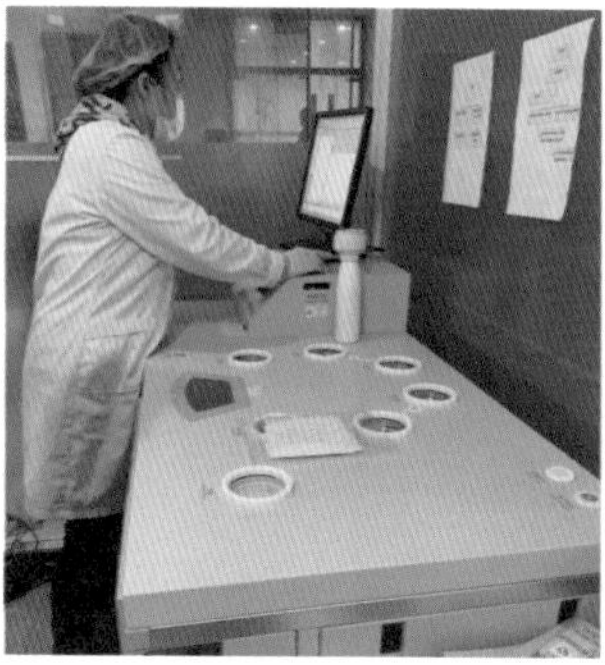
写真 273　調剤作業中。

なカートリッジがずらりと並び、すっきりと整理され、生薬の香りすらしないクリーンな調剤室に変わりました（写真273）。また、調剤するスピードも第一世代、第二世代と機器が更新されるにつれて速度がずいぶんと向上しました。システム全体が電子カルテと連動しているのも便利です。

中国の単味エキス剤の価格は、一般的な刻み生薬と比較して三〜四割増しになります。しかし、品質の安定性から一味あたりの生薬の処方量を減らすことができるので、実際には処方全体が大幅な値上げになることはあまりありません。また、保存期間は、湿気たりすることがなければ三年となっています（写真274）。

生薬のタイプによって変わる顆粒の製造方法

生薬を使うときに重要なのは、産地・収穫時期、そして品種の問題です。産地によって有効成分も変化するため、古来より重視されてきました。たとえば、丹参は四川・山東・江蘇・

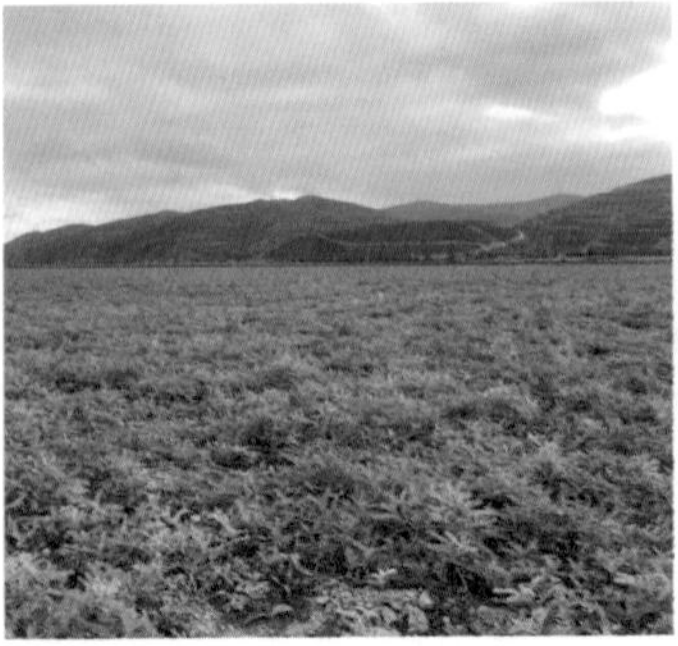

写真 276　甘粛省定西に広がる黄耆の栽培地。

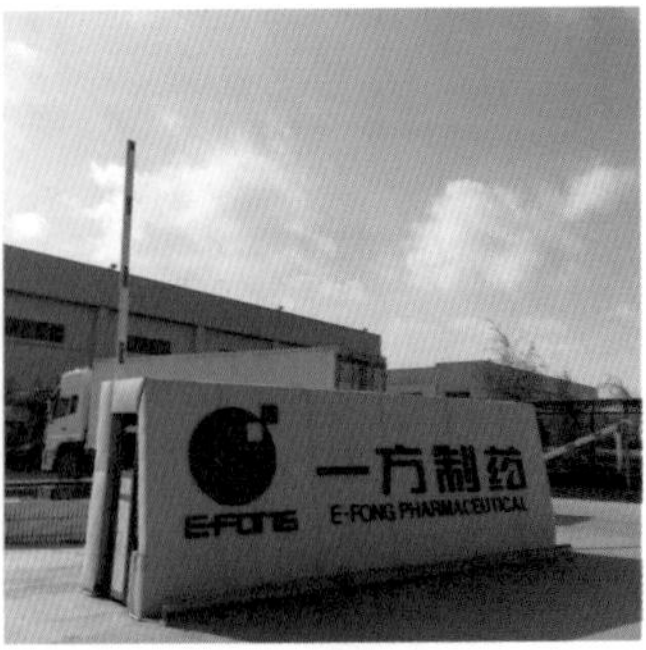

写真 275　甘粛省にある広東一方製薬有限公司の製造工場でいろいろとお話をうかがいました。単味顆粒エキス剤の製造工場。

浙江などで収穫されますが、どの地域で収穫されたかで有効成分の含有量が変わってきます。ちなみに中国東北地域では、人参・赤芍・牛蒡子など、華北地域では、柴胡・蒼朮・黄耆・党参・金銀花・山薬・沙参など、華東地域では、麦門冬・玄参・白朮・白芍・延胡索など、地域によって選ばれる原材料が変わってきます。こうした研究も、単味顆粒エキス剤の製造で重要なポイントになっています（写真275）。

以前は、生薬農家も見栄えのよい生薬の生産に力を入れていましたが、いまはどれだけ有効成分が多く含まれている生薬を栽培したかによって買い取り価格が変わってくるようで、農家によっては高価な測定機器を導入してラボを持っているところもあり驚かされます。エキス剤製造時有機栽培される生薬も増えてきました。エキス剤製造時の規定をクリアするために、生産農家側も農薬や重金属には細心の注意を払う必要があります（写真276）。

また、中医学では伝統的に、薬材は収穫してもそのまま使うことはありません。一般に、刻み生薬にするまでに炮製などさまざまな加工処理を必要とします。たとえば黄耆・款冬花・甘草などは蜂蜜を弱火で熱して蜜炙し、延胡索などは酷で炒めて醋炒延胡索にしますが、延胡索100kgに対して醋25kgと割合が決められており、しっかりと醋を染み込ませた後に弱火で炒めて乾燥させていきます。こういった炮製の工程も単味エキス剤を製造するうえでとても重要になります。

中国の単味エキス剤は、生薬の種類によって製造方法が変わります。たとえば、川貝母・沈香・全蝎（サソリ）・蜈蚣（ムカデ）・西洋参・水牛角など高価な生薬はナノ技術を使って微細な粉末にされます。また、石膏・磁石・自然銅など鉱物系の生薬は、長時間煮出す必要があり、研究により有効成分が一番出やすい時間で煮出します。亀板などは十時間以上かけて煮出します。家庭でここまで煮出すことは不可能です（写真277）。

また、煎じるときの火加減も重要で、伝統的には「武火（強火）」「文火（弱火）」などで加熱されますが、エキス剤にするときは抽出する際の温度や蒸気圧でコントロールすることになります。

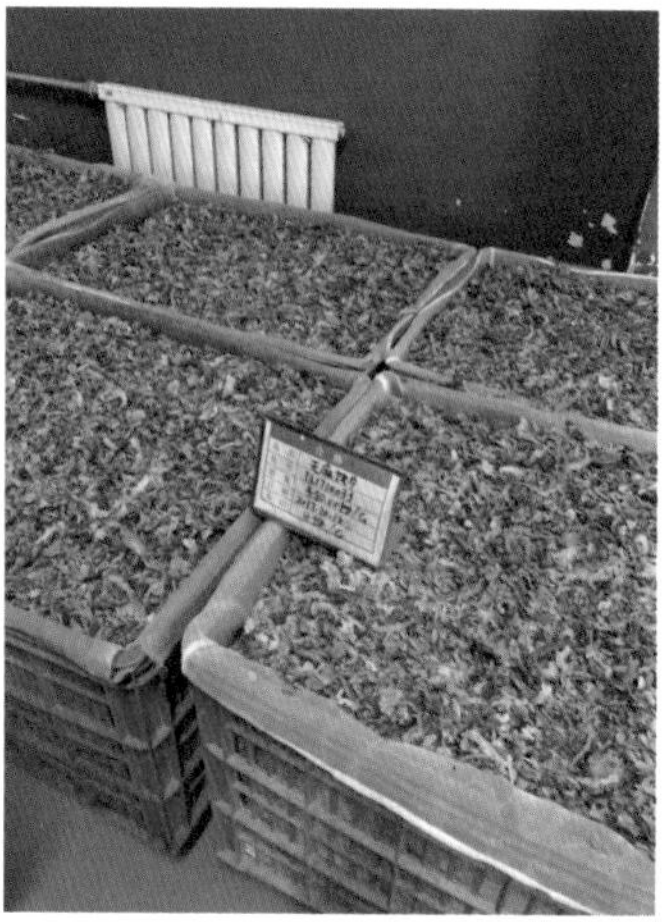
写真277　顆粒剤に加工される前の状態。

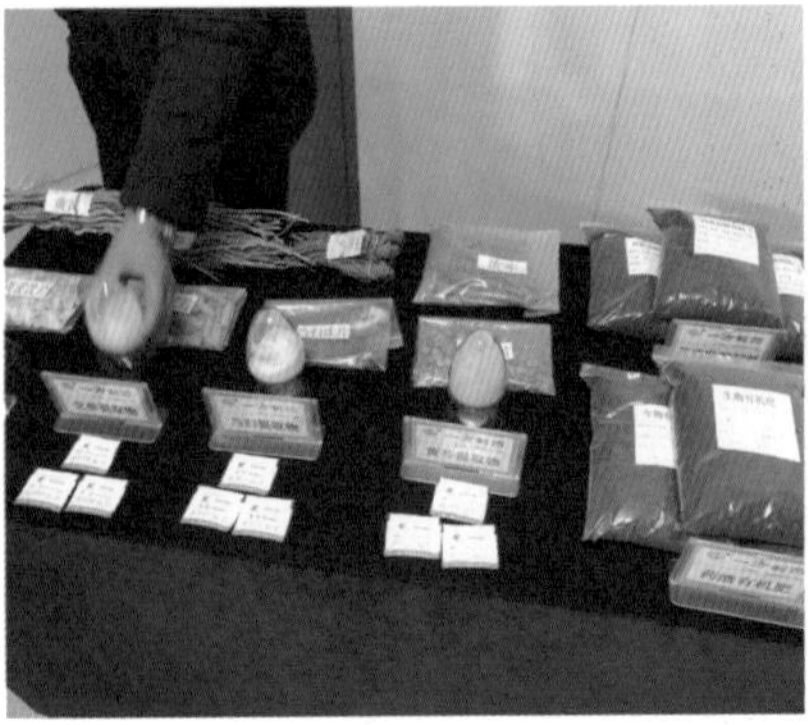

写真 279　単味エキス剤を製造した後の生薬のガラは、肥料として再利用する研究も行われ、一部実用化されています。

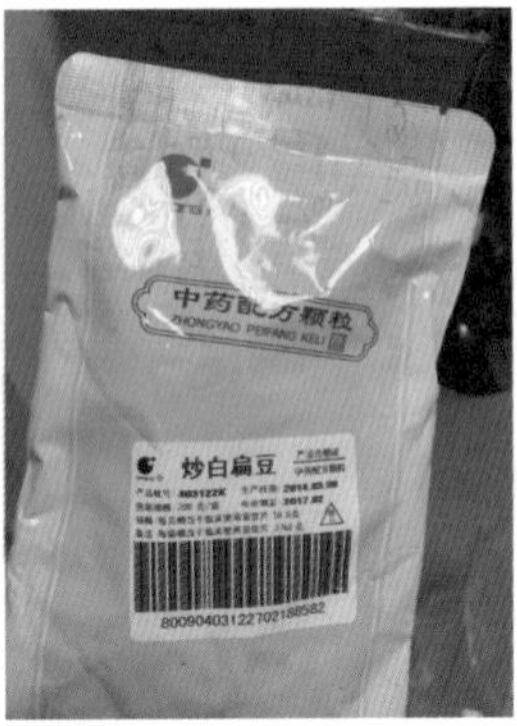

写真 278　調剤のためのカートリッジに詰める前の製品。

有効成分の抽出には超臨界CO^2の技術を使っているようです。温度が低く、有効成分が破壊されにくく、特に川芎・当帰・紅景天・白朮・厚朴・枳実など揮発油の含有量が多い生薬に適しています。

中国の単味顆粒エキス剤の最大の特徴の一つとしてあげられるのは、従来のエキス剤の製造法と違って糖やデンプンなどの賦形剤を使わずに、生薬の液状の固形物を圧縮・形成・粉砕しながら粉末にしていく技術の進歩です。これだとエキス製造の過程において、熱によって生薬の有効成分が破壊されることを防ぐことができます。たとえば、糖分が気になる糖尿病患者に対しても血糖値への影響を心配することが減り、賦形剤を使わないことで処方の全体量を減らすことができます。この結果、生薬量の5〜15%の重さに減らすことができるようになったということです。つまり、100gの生薬に対して完成したエキス剤の重さは5〜15g程度にまで減るわけで、患者の服用量軽減にも大いに役立ちます。さらに、生薬の味や香りが損なわれにくいため、お湯に溶いた後も煎じ薬のような感覚が再現されます。

　こうやって製造された六百種類余りの生薬は、最終的にはクロマトグラフィ技術などを使って品質に問題がないかチェックされます。また、人参・丹参・大黄・葛根・黄連・虎杖など有効成分の研究が進んで、その含有量がわかっているものに関してはその含有量をチェックし、報告書にロット番号とともに記載されて納品されます（写真278）。

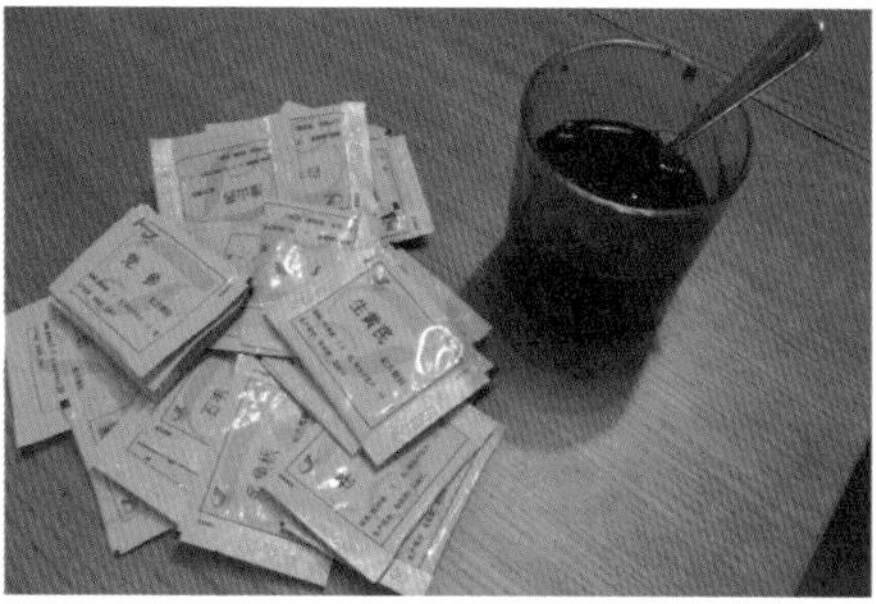

写真280　単味顆粒エキス剤は、かつては一つひとつの生薬が袋詰めされていて、患者が一つひとつ開けて混ぜる必要がありました。現在は調剤する機械が開発されたため、1回1袋で服用できるようになりました。

ちなみに、医師が処方するときは、通常の刻み生薬の量をパソコンに入力します。その数字が、自動的にエキス剤の量に換算されるので、どのメーカーのエキス剤でも量を気にしないで処方できます（写真279）。

混ぜて煎じるか、別々に混ぜるかの問題

単味エキス剤の使用に関して、上海でも一部の老中医の間ではいまでも強い抵抗があるのも事実です。その一つに、生薬を配合してから煎じる煎じ薬と、単味を別々に混ぜる単味エキス剤では根本的に違うもので

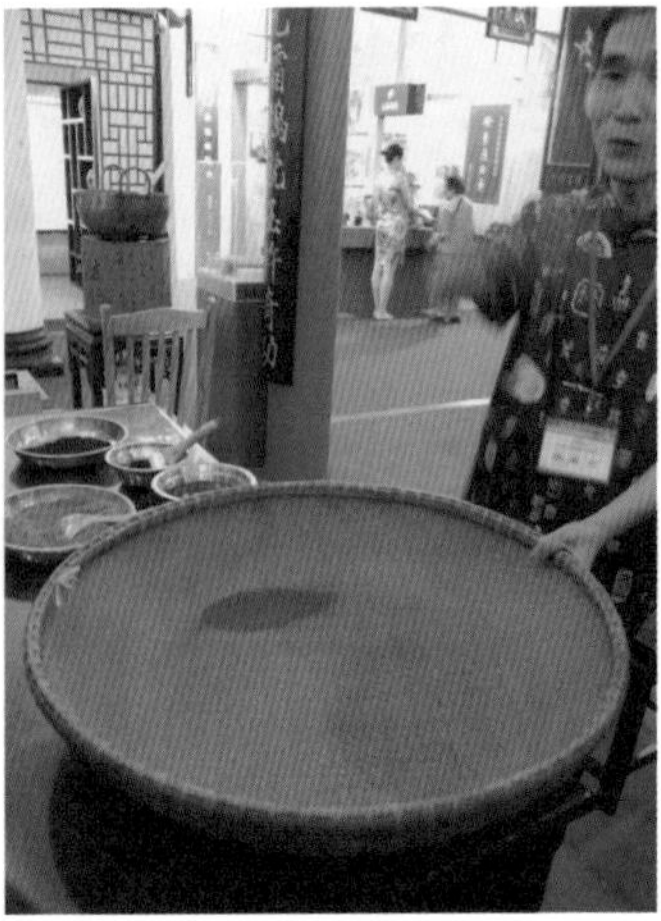

写真 281　伝統的な丸薬をつくっています。技術を必要とする作業です。ザルを回しながら丸薬が形成されていきます。

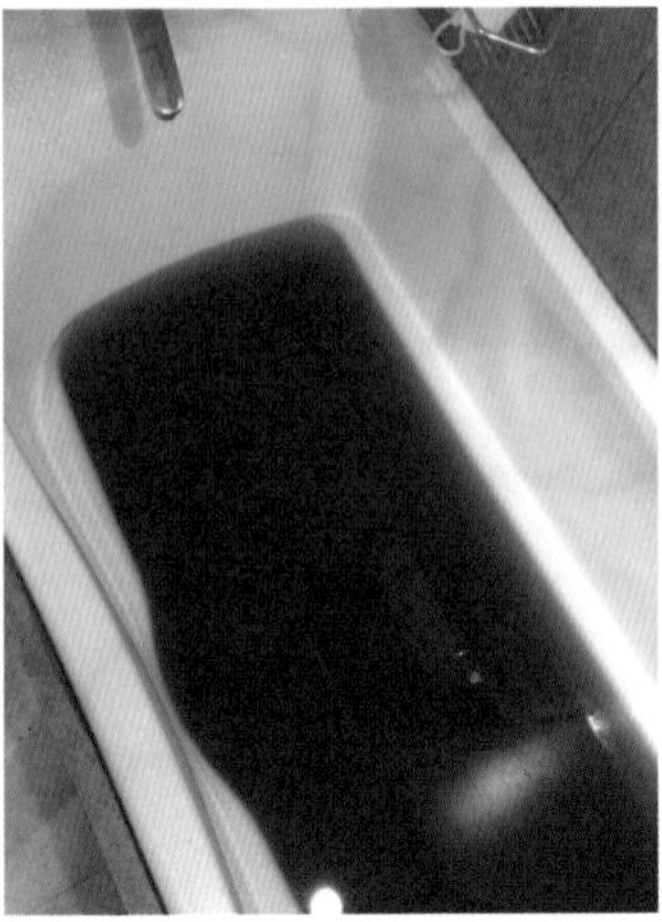

写真 282　入浴剤として使うと煎じ薬のような色も再現されます。

あるということがよくいわれます（写真280）。

ただ、これに関しては異論も多いです。歴史的にも、中医学の処方箋は本来、煎じ薬のほかに丸薬や散剤など異なる剤型のものがありました（写真281）。しかし現代中国の中医学では煎じがメインになってしまい、たとえば、四逆散や玉屛風散などを、粉砕した生薬を使ってオリジナルの姿で出しているところはほとんどありません。また、蜜丸になると、原材料の選別を厳格にしないと中国では残留農薬のリスクも高まります。したがって、臨床で単味処方エキス剤を使うときは、その生薬の特性を加味しながら、伝統だけにこだわるのではなく、新たに量を調節していくことも重要になってきます。

ちなみに単味エキス剤も煎じ薬同様に外

用薬として使ったり、注腸することもあります。皮膚疾患なら入浴剤にしてお湯に溶かして使うこともできます（写真282）。もともと内服用に開発されたエキス剤ですから、外用にも使いやすいです。また濃度を調節することで代茶飲形式に茶代わりに処方することも可能です。

「冬令進補《とうれいしんぽ》」の膏方もエキス剤で

単味顆粒エキス剤の新しい試みとして、冬の養生に欠かせない「冬令進補」で膏方を処方するシステムも運用されています。膏方はペースト状のシロップのような状態で、一般にひと冬かけて服用する中医学の伝統的な養生方法です。特に病み上がりや虚弱体質、慢性疾患などで一人ひとりの処方を組み立てていきます（写真283）。

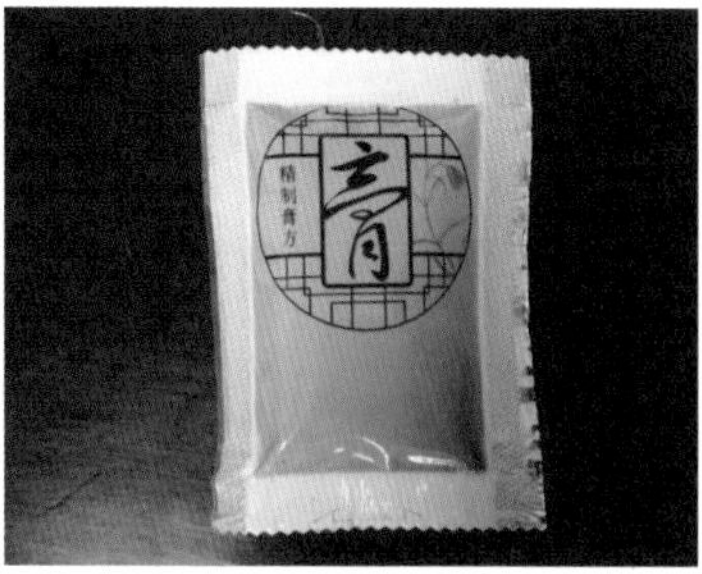

写真 283　現在の膏方は保存と服用が楽になりました。

膏方をつくるには通常の煎じ薬よりも大量の生薬が必要で、生薬を水に浸してから膏薬をつくるまでに一般に七つのプロセスと長い時間と手間がかかります。そのため一般に伝統的な方法で処方箋から患者に膏方を渡すまでに一週間はかかりますが、単味エキス剤なら、撹拌しながら濃縮していくだけなので、二つのプロセスで、一日あれば完成します。さらに生薬そのものを使って加工するのと比べると、有効成分が比較的安定しているというメリットもあり、最近中国でも新しい膏方の形として注目されるようになってきました（写真284）。

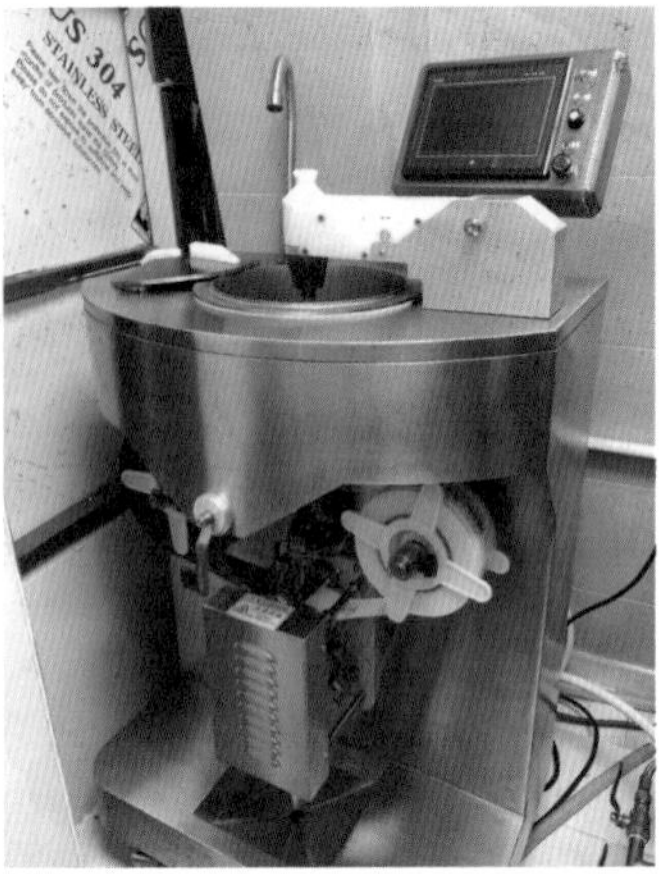

写真 284　単味エキス剤から膏方を製造するための機械。

今後の課題

このように単味エキス剤使用のメリットはとても大きいのですが、それでも解決しなければならない問題はあります。

最も問題となるのは、まだまだ溶けにくいものがあるという点です。特に生薬を直接粉にしている三七・西洋参・川貝母などです。処方量が増えてくると、お湯の量も必然的に増えてくるため、いかに溶け残りを少なくできるかが重要です。また根や種を材料としたもののなかには水温が低いと溶けにくく、さらにダマが出来ると非常に服用しにくくなるものがあります。ただ、多くの場合でお湯の溶かし方など患者の服用方法に問題があることが多いため、詳しく説明することも大切になります。

また、中国人の間では、陰虚体質の人が、温熱性の単味エキスを服用すると、煎じ薬よりも上火しやすいのではないかとよくいわれています。そもそも乾燥させて製造するエキス剤は、どんな生薬でも上火しやすいという人もいます。このあたりは、体質の問題もあり臨床サイドで調節する必要があります。

さらに、従来どおりに混ぜて煎じたほうがよさそうな生薬の組み合わせも実際にはあるかもしれません。現在、中国の臨床現場では具体的な指針は出ていませんが、メリットとデメリットに関して今後の研究成果が俟たれます。

このように、世界最大の生薬産出国である中国が、自国の医療で生薬をどう現代的に発展させるかは、中医学の国際標準化の流れと直接結びついており、すでに中国ではこうした単味エキス剤の欧米への輸出も始まっています。これからもさらに高品質の単味顆粒エキス剤が登場してくることでしょう。

〔引用文献〕

(1) 秋葉哲生：医療用漢方製剤の歴史。日本東洋医学雑誌：八八一‐八八、二〇一〇

第十章　中医養生と人工知能

中国では医療分野における人工知能（ＡＩ）導入の動きが急速に高まっています。二〇一七年七月に中国国務院が発表した「新世代の人工智能発展計画」では、安全かつ健全な人工知能社会の建設を目指し、特に医療分野において導入をはかることで、スピーディかつ正確な医療システムを構築することを目指すとしました。さらに、その具体的な内容は、二〇一八年四月に発表された「インターネットと医療健康の発展を促進することに関する意見」で紹介されており、遠隔治療のほかにも、画像や心電図の遠隔診断などが挙げられています。特に、地域医療のレベルアップと治療効率を上げることが重要視されています。さらにこの文書のなかでも、中医学治療について言及しており、「中医弁証論治智能補助システムの応用」と明記されました。

ここ数年、中国の中医学ではＡＩをいかにして臨床現場に持ち込むかの研究が進められており、徐々に形になってきています。

5G＋AI＋医療健康プロジェクト

中国の西洋医学の分野では、すでにＡＩの活用は珍しいものではなく、さまざまな試験的な試みが行われています。特に通信インフラの整備が重要で、二〇一九年は従来の４Ｇの移動通信ネットワークから数百倍の通信速度を実現する５Ｇネットワークの整備が進められ、「５Ｇ商用化元年」ともいわれました。これは遠隔医療や手術の中継、さらにはＡＩを活用した診察、医薬品の流通などに欠かせないインフラとなります。

上海でも、二〇一九年五月に復旦大学附属中山医院徐匯医院が、ＳＮＳの Wechat を運営しているテンセントや携帯電話のキャリアであるチャイナモバイルと合作して「５Ｇ＋ＡＩ＋医療健康プロジェクト」をスタートさせました。すでにスマートフォン用のアプリケーションソフト「徐匯雲医院」が運用されており、二〇二〇年三月から保険診療もスタートさせました。オンラインで診察を受けた後、薬も自宅に郵送されます。折しも発生した新型コロナウイルス感染症（COVID-19）の影響で、病院に行くことに不安を感じる慢性疾患の患者に対して、オンラインの診察は非常に有用です（写真285）。その他にも、各病院は Wechat に公式アカウントを持っており、こうしたＳＮＳを通じて患者からの質問に直接答えたり、予診するシステムも構築しました。中国の場合、こうしたＳＮＳアカウントは実名認証されており、電子マネーとも連動しているので利便性が増します。

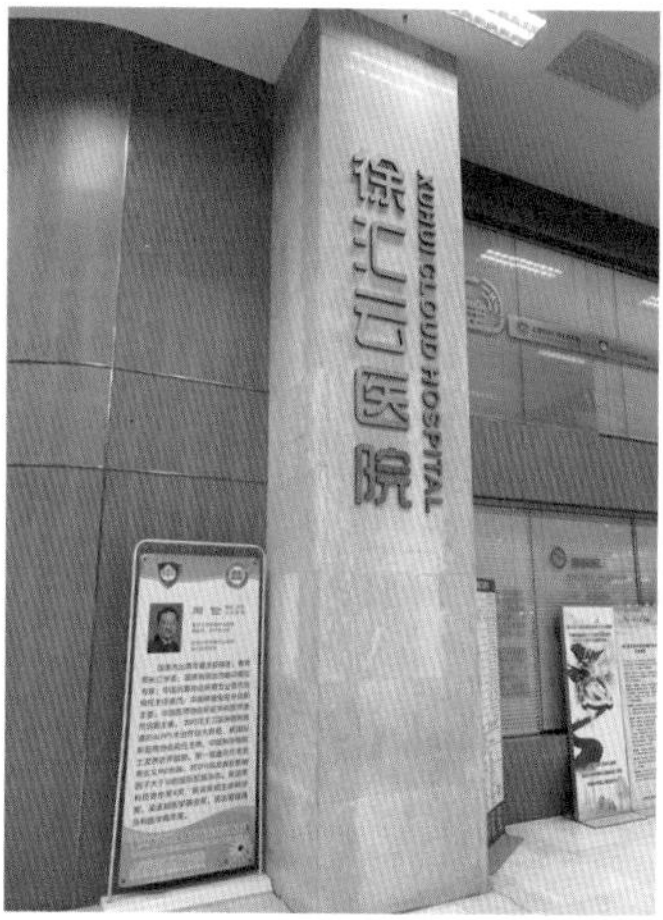

写真 285　上海の徐匯雲医院では実際に運用が始まっています。

将来的にはＡＩを活用することで、患者にかかる病院のコストを削減し、待ち時間が長いなどの不満を軽減し、医療レベルの向上を目指すとしています。当面は、来院した患者がどの科に行くのがふさわしいかの判断、画像診断補助、慢性疾患患者の選別などでＡＩを活用していくようです。二〇二〇年にCOVID-19が中国で猛威をふるった頃、確定患者を集中的に治療した上海市公共衛生臨床センターで運用された実績のあるCOVID-19用のＡＩ画像診断システムが、武漢の火神山医院（COVID-19患者を受け入れるために急遽建設された専門病院）にも導入されました。患者の画像から重症度が分析され、選別・診断・予後の判断で活躍し、上海でも瑞金医院の発熱専門外来で導入され、医師の診断補助としても活用されました。

中医師のレベルアップのためのＡＩ

中医学の勉強では、『傷寒論』など古典文献を勉強し、老中医の経験を継承し、臨床で実践するなどきわめて伝統的な方法が必要だと考えられてきました。ところが、この方法では勉強したすべての医師が確実にかつ均一に知識を吸収できるわけでなく、特に臨床に出ても自信を持って処方を組めるようになるとは限りません。

一方で、中国政府は地域医療における中医学の普及に力を入れており、二〇二〇年には地域医療を担うすべての公的医療機関（社区衛生サービスセンター）において中医薬の医療サービスを行えるようにする計画が進められました。しかし、こうした医療機関で働く医師の多くはホームドクターとして「全科医」の資格を持つ一方で、中医学に接する機会が十分でなく、質の高い中医師の養成がネックになっていました。また、中医診療の一般大衆への普及のためにも、処方された中医薬を薬局から確実に患者の手元に届ける仕組みも重要です。

そうした背景から、いま中国で研究開発が進められているのが、「中医智能補助診療システム」の開発です。具体的には、医師や患者がスマートフォンなどの端末を操作して、核心となるシステムに接続してデータをやりとりするクラウドコンピューティングの技術のほか、中医学経典の方薬理論、さらに臨床で集められたビッグデータとAIを統合して、中医学の医療情報全体をクラウド化し、臨床現場の医師の診療補助や中医学の学習、ビッグデータの解析を行うことなどを特徴とします。さらに中核となる中医薬局ともネットワークでつながり、中医薬局を集約して生薬の品質を上げてコストを削減し、物流網を活用して中医薬を患者に直接渡しやすくするシステムも含まれます。すでに中核となる中医薬局の整備やSNSを活用した中医薬の個別発送は中国各地で実用化されています(1)。

ビッグデータの活用

中医学においても電子カルテの普及により、ビッグデータの活用が容易になってきました。それにともない、中医学の標準化の作業も急ピッチで行われています。たとえば中医学用語の標準化も

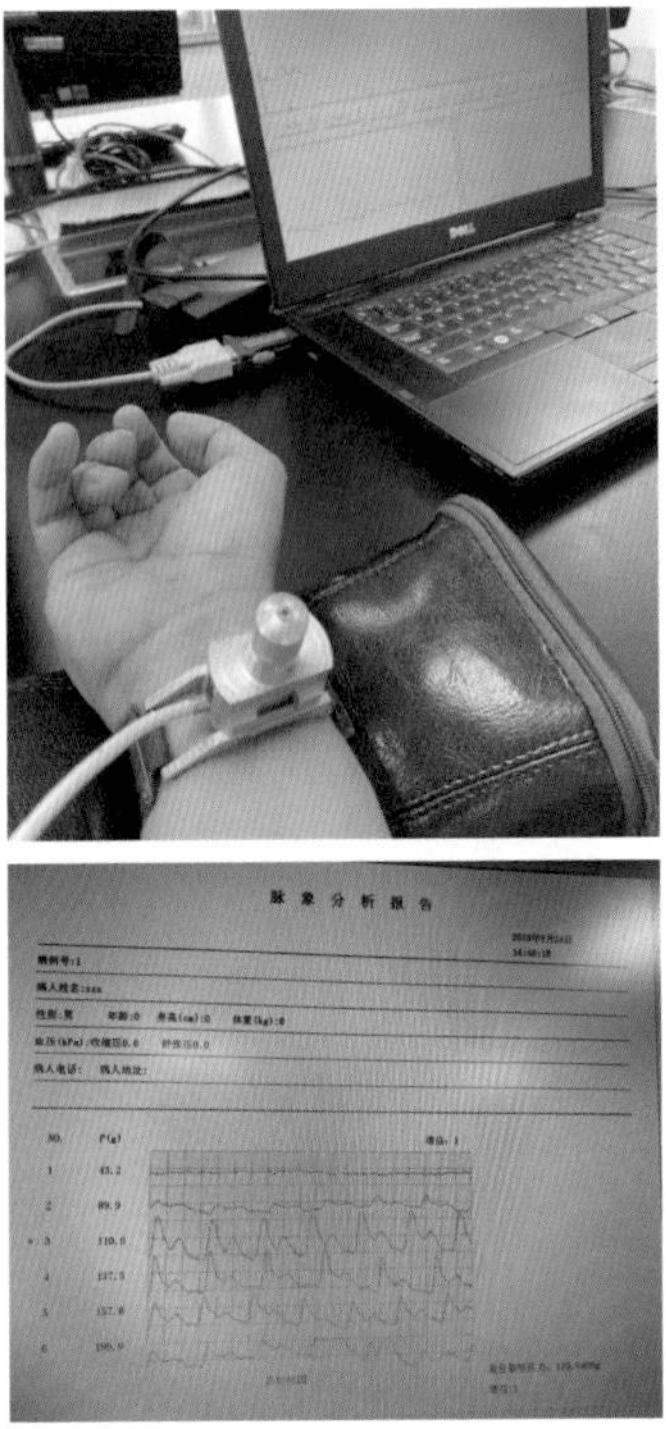

写真286　腕にセンサーを取り付けて、脈診の波形を解読させるシステム。

二〇一二年から国の重点プロジェクト「中医薬基礎科学名詞述語規範研究項目」として整理が行われており、すでに一万三千個の用語が登録されています。また四診のうち、特に脈診や舌診の客観化も形になってきました。センサーの開発も急ピッチで進んでいます（写真286）。

今後、この分野では国医大師（二〇〇九年より始まった、中国で中医学の発展に大きく貢献した人に対して贈られる最高の称号）など老中医の臨床経験の整理、慢性疾患に対する中医薬の研究成果の活用、中国の大きな中医病院で盛んに行われている特定の疾患に対する中医治療（専病専科）の研究成果を地域医療に活用することも可能になります。たとえば、最近よく見かけるのが、ある専門家が特定の疾患（たとえば慢性腎疾患など）に関して実際に中医学治療を行ったデータを複雑ネットワーク・関連分析・頻度分析などの手法を使って、「症状—症候—治法—中心となる中薬処方」のつながりを統計的に探し出して臨床で活用したり、復旦大学医学健康ビッグデータ研究センターでは、実際の臨床のシチュエーションと処方された生薬のビッグデータをもとに、AIが肺がんに対する中医処方を組めるようにもなりました[(2)]。これは臨床の第一線では非常に有用な情報として医師によって活用されていくことになります。さらにその先には、「未病を治す」という発想のもとに、各疾病を予防するための方法をクラウドコンピューティングとAIによって患者に提示できるようになるとも考えられています。中医学の理論と経験を現代の技術で活用することで、人びとの健康増進と医療費の削減にも役立つものと期待されています。

中医学の養生分野におけるAIの導入

中国の高齢化問題は年々大きな問題になりつつあります。中国全土でみると、『二〇一八年中国統計年鑑』のデータでは六十歳以上の人口は二億四千九百万人に達し、総人口に占める割合は17・9％になりました。六十五歳以上でも、その数は一億六千六百万人となっており、総人口に占める割合は11・9％。ちなみに、中国の都市部のなかでも、上海の高齢化はかなり突出しており、外来人口を除くと、二〇一七年末で上海戸籍人口の六十五歳以上の老年人口は三百十五万六千百人で、戸籍人口の21・8％を占めます。二〇一八年の上海人女性の平均余命は86・08歳、男性は81・25歳でした（写真287）。

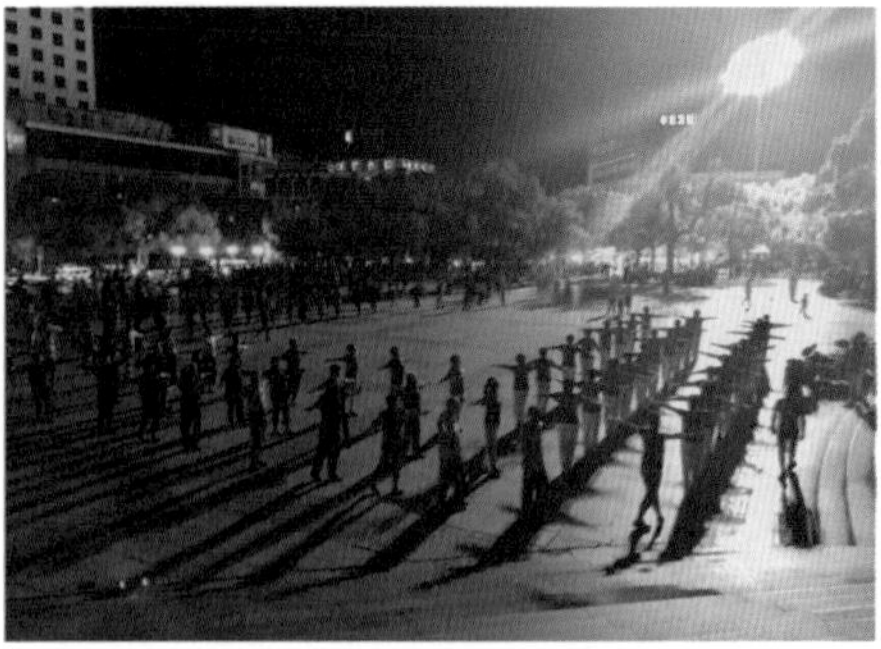

写真 287 「広場舞」が高齢者の間でブーム。アンプから爆音の音楽を鳴らしながら集団で踊りますが、近所迷惑にもなっています。

上海市の場合、高齢者の健康管理に関して、非常に重要な役割を果たしているのが、地域医療を担当している社区衛生サービスセンターです。高齢者だけでなく、子どもの予防接種や身体障害者のためのケアも行っており、医師や看護師による訪問診療制度もあります。中国では公的医療機関の役割が非常に大きく、その地域担当の専属家庭医が訪問診療の対象となる高齢者の数を把握し、定期的に巡回しています。また、社区衛生サービスセンターには、西洋医学系の各科だけでなく、針灸などを含む中医科もあり、近年は「未病を治すセンター」も併設されているところが多いです。

中華中医薬学会は、二〇〇九年に制定した『中医体質分類と判定』で「平和質・気虚質・陽虚質・陰虚質・痰湿質・湿熱質・血瘀質・気鬱質・特稟質」の九種類に分類された体質を中医学の基本体質と位置づけ、体質の分類については、『中医体質分類と判定表』という統一された判定基準をつくりました。ここでの体質は、患者の全体的な印象・外見の特徴・症状・心理的特徴・発症傾向の各項目に分けて考えていきますが、さらに近年研究が進んできた各種センサーを使った脈診の分析、舌診による画像解析も活用され、中医学標準化の成果

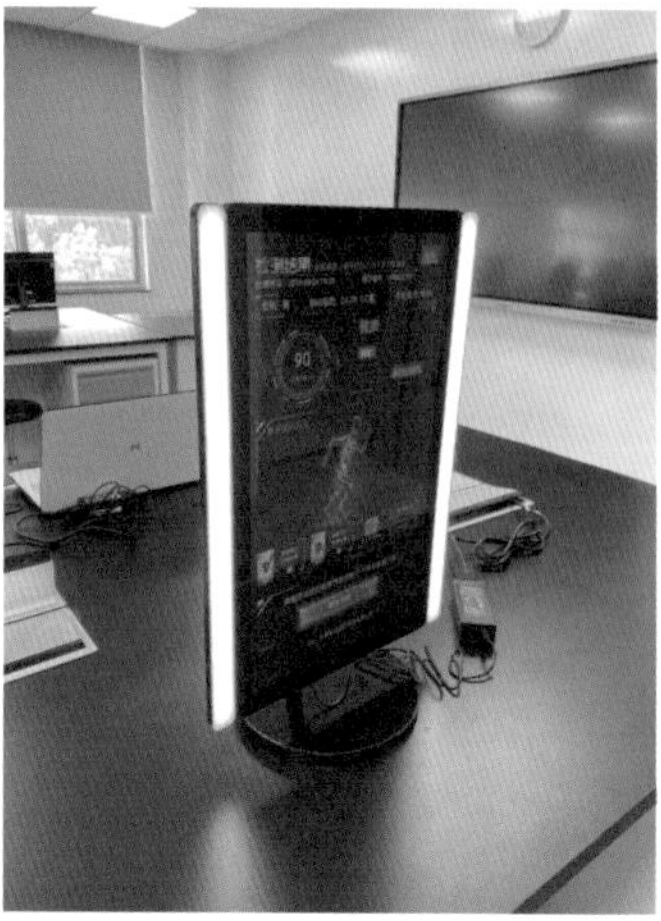

写真 288　端末に向かって問診に答えるシステム。カメラ付きで望診もできます。

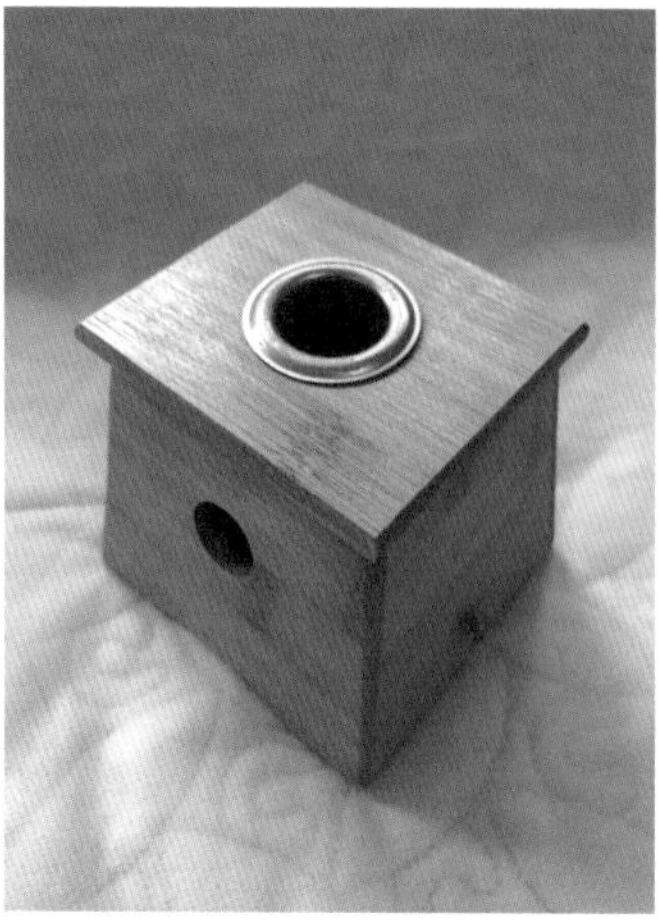

写真 289　中国でよく見かける箱灸。穴に棒灸を差し込んで使います。

にもとづいてビッグデータが構築されました。これをもとにＡＩが分析し、患者にアドバイスを出すという装置もすでに上海中医薬大学などでは開発されています（写真288）。

たとえば、中医体質学における陽虚質であれば、手足の冷え、寒がりなど虚寒が基本となり、これに内向的な性格や痰飲・泄瀉などになりやすい、邪気に感受すると寒化しやすい、夏に強く冬に弱いなどが挙げられます。そして、それぞれの体質に対する養生方法が解説されます。たとえば先に挙げた陽虚質の場合、飲食なら牛肉・羊肉・ニラ・ショウガなど甘温益気の性質があるものを摂り、『傷寒論』の当帰生姜羊肉湯が紹介されていました。経穴を活用した健康法では、足三里・命門・腎兪への温灸法（写真289）、耳穴では王不留行貼を使って腎穴を刺激する方法や、推拿では腰部を自分で温める摩擦腰腎法がありました。注意事項として、寒い季節には足湯を活用し、夏場に大汗をかくことを避け、陽気が虚とならないように注意を促します。こうやって細かい中医学的な健康アドバイスを、ＡＩを通じてより迅速かつ的確に行い、高齢者の健康管理に役立てようというわけです（写真290）。

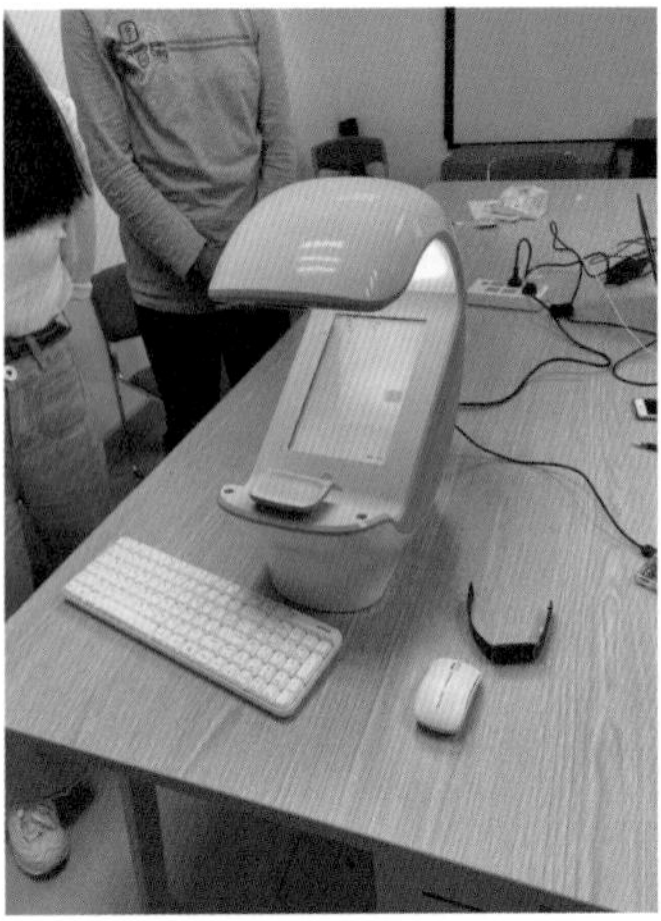

写真 290　より効率的に舌診や脈診さらに顔全体の望診までできる装置の開発も進められています。

経方の方証相対をＡＩで

しかし、非常に複雑な中医学の弁証論治をＡＩで実用化するにはまだまだ多くの困難を抱えています。そこで、まずは中医学を一定の範囲で切り取り、理論的に比較的シンプルな部分でまず実用化することが試みられています[3]。それが『傷寒論』をベースとする経方です。特に日本でも馴染み深い方証相対《ほうしょうそうたい》（患者の症状から直接的に処方を決定する方法で、証と処方がほぼ一対一の関係になっている）の考え方をベースに、より精度の高い経方（『傷寒論』『金匱要略』の処方）の処方を組み立てるための中医師を支援するＡＩシステム「脈景智能システム」が二年かけて開発され、すでに中国の一部公立病院に導入されています。

中国では、一般に一人前の中医師として処方箋が書けるようになるのには十五年はかかるといわれています。中医薬大学など教育機関で勉強するだけでなく、ベテラン中医師である老中医に就いて勉強する必要もあります。しかし、実際には中医薬大学を卒業してすぐに自信を持って処方箋を書ける医師はけっして多くなく、また近年では西洋医師でありながら、中医学を規定の研修（二～三年間）を受けて中医学に携わることができる「西学中」と呼ばれる医師も増えてきて、彼らのレベルアップも急務になっています。さらに地域医療を担っている社区衛生服務センターでは、国策として中医科の普及が進んでいますが、ベテラン中医師の人材育成が追いついていない問題もあり、さらに現役医師が「老中医」に就いて勉強するにも人数的・時間的に限界があります。

そこで、ＡＩを活用して医師への教育と処方箋のレベルを上げることで患者への医療サービスを向上させようとする試みが始まりました。そのなかの一つ、「脈景智能システム」が臨床で本格的に使われるようになって一年、二〇一九年には中国各地の約一万人の中医師に利用されるようになりました（写真291）。

この脈景智能システムの一番のポイントは、なんといっても複雑な中医学の理論体系のなかで、まずはＡＩ化しやすかった経方の方証相対の考え方に絞って開発した点です。処方の加減なども含

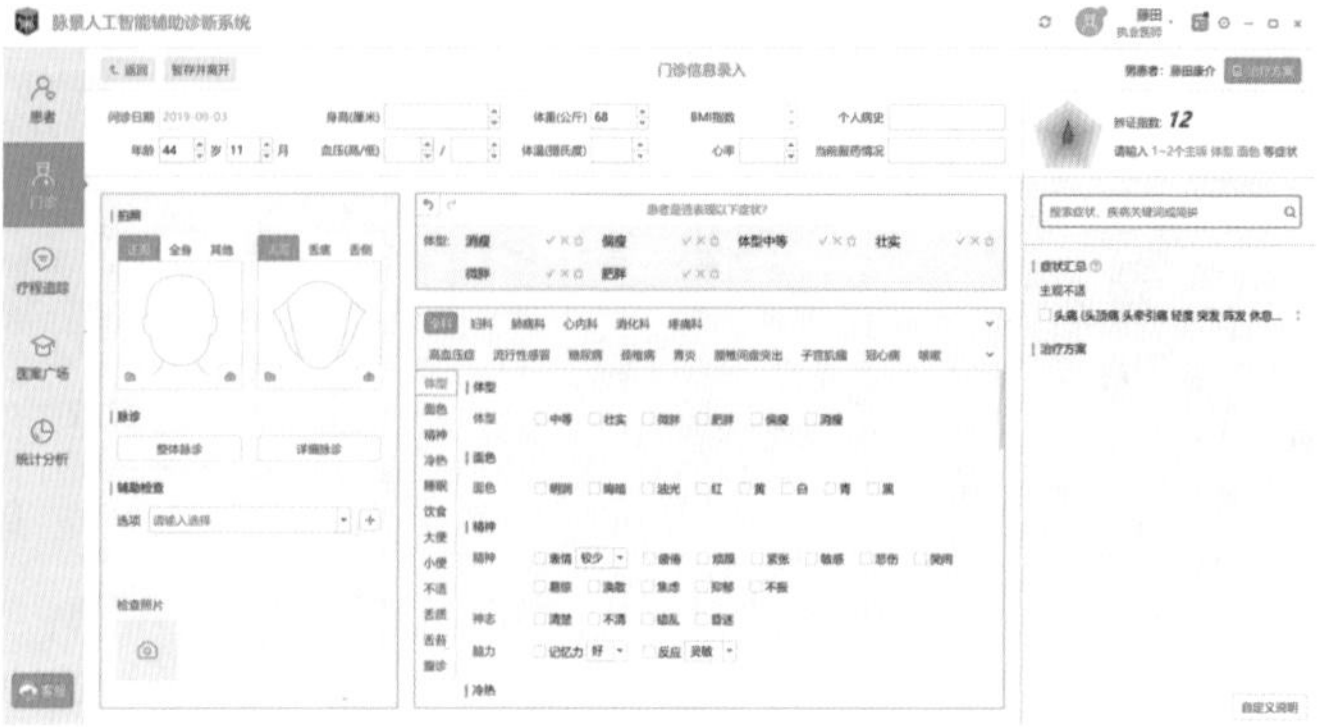

写真 291　症状入力のページ。

めると経方からは約二百六十五種類、時方（『傷寒論』『金匱要略』以降に確立した処方）からは約百種類の処方が収録されています。また、四診を入力する過程で、経方の方証相対の考え方をより正確に反映させるために、十数種類の腹診も使えるようになっており、今後もその内容は増えていく予定です。

　入力画面は非常にシンプルで、まずは患者の症状を入力していきますが、主訴を指定した後、疾患に関して質問すべき内容の候補が表示され、次に「何を問うべきか？」というヒントをＡＩが示します。また、問診内容がＡＩの定める基準をクリアした場合、「弁証指数」が上がっていき、条件がほぼ出揃うといよいよ処方が提示されます。処方の候補は可能性が高い順にその加減も複数例提示されます。もし処方選択に迷った場合、処方鑑別をするのに必要な問診内容のヒントも表示され、一つひとつの処方が絞り込まれていきます。

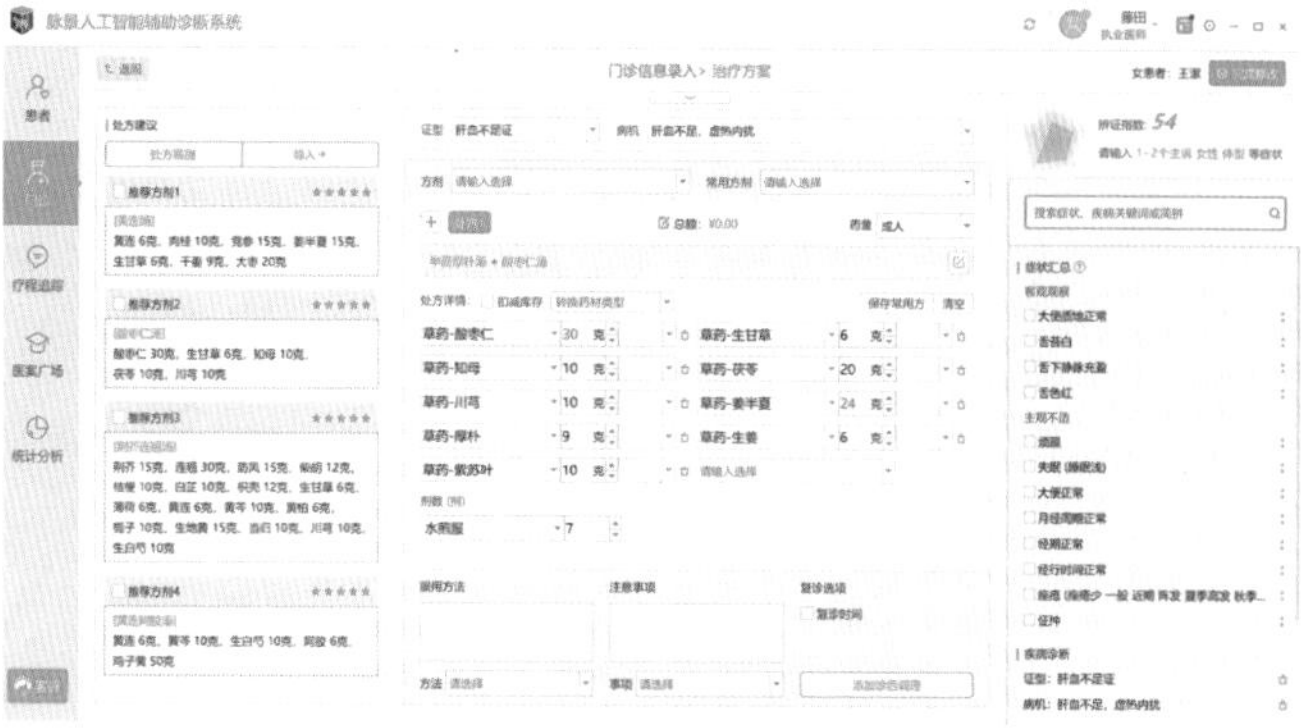

写真 292　AI が導き出してきた処方を検討するページ。処方の加減も行われます。

中心となる処方が決まれば、その処方が選択された理由や、処方の原典に関する簡潔な紹介も示されます。また、生薬一つひとつの効能も『中薬大辞典』などを出典にして紹介されており、これらはAIを活用して系統的に中医学を学習するのに役立ちます。診療の最後には患者に紹介できる中医養生に関するヒントも表示されます(写真292)。

私が実際にこのシステムを使ってみて感じたのは、方証相対の考え方を運用しながら、経方の処方運用に新しい発見があったり、また各生薬のグラム数は時にかなり思い切った量を算出しており、特に初学者に多い各生薬の量決定の迷いに役立つだろうということです。

各地の医師が登録したカルテのうち、患者から有効というフィードバックがあったカルテを選別して紹介する「医案広場」もなかなか面白い試みです。患者名などの個人情報はすべて匿名で、他の医師の有効処方を勉強できます。ちなみに、患者側でもスマートフォンのアプリケーションソフト（app）経由でこのＡＩクラウドシステムにアクセスし、治療効果などを答えられるようになっています。医師側では、どういう生薬・処方を使い、どんな症状が多かったかなどの統計を取ることもできます。

いまでは、こうしたＡＩシステムを通じて経方の勉強会も中国各地で開催されるようになり、経方の普及にも役立っているようです。

中医学のもう一つの発展

中医学の処方に自信が持てなかったとある「西学中」の医師が、このＡＩシステムを使うようになり、約三千例の患者の追跡調査で、効果があったと感じる患者の割合が80％に達したというケースがありました。中医学の初学者にとっては学習の機会も与えられ、患者からの信頼も高まる傾向にあるようです。システムを活用して、医師も三年で自信を持って中医処方を書けるようにしたいというのが開発側の目標です。

今後は、ＡＩによる中医学診断をより充実させるべく、写真をベースに望診のための中医画像診断解析システムも完成させ、さらに針灸学もシステムに取り込んでいくようです。また、英語版はすでに開発されており、欧州を中心に世界三十二カ国で運用が始まっています。ＡＩによる方証相対のシステムを活用して、日本漢方との親和性を高める仕組みも研究されています。

中医学では、中医師ごとの思考方法の違いから、医師のレベルによって処方にばらつきがあるという課題がありましたが、ＡＩで経方の方証相対を活用することで、普遍性が高まり、厳密な思考の組み立てができるようになる可能性が出てきたように思います。

〔引用文献〕

（1）李燦東ほか：中医健康管理与人工智能。中華中医薬雑誌：三五八六‐八八、二〇一九
（2）田建輝ほか：引入人工智能構建肺癌中医処方系統探索。世界科学技術―中医薬現代化：九七七‐八一、二〇一九
（3）曹霊勇ほか：中医在人工智能時代的挑戦与経方智能化研究思路。中華中医薬雑誌：四四八‐五一、二〇一九

あとがき

一九九六年九月十二日、私は生まれて初めて上海に上陸しました。

当時、多くの日本人が抱く上海のイメージは、人びとは人民服を着て、街中は自転車で溢れかえっているという程度のものでした。「中国が経済発展する？　冗談でしょ？」とよくいわれていましたし、私も半信半疑でした。当時、中国語はまったくできず、電子メールもまだまだ普及していなかったので上海中医薬大学とは郵便で英語を使ってやりとりし、上海にいた知り合いの助けも借りながら留学準備を進めていた、そんな時代です。

ところが、関西空港から両親や祖母に見送られ、二時間ちょっとのフライトで不安な気持ちいっぱいで上海に到着した瞬間、私が抱く上海に関するすべてのイメージが吹き飛びました。空港では到着ターミナルから白タク運転手が客引きに忙しく、道路は自動車で溢れ、空港周辺のあちこちが「工事現場」状態でした。中国に来るまで、古城があり、静寂と落ち着きのあるスコットランドのエディンバラ大学に留学していましたが、そのときの驚きとはまったく違いました。「これはエライところに来たぞ」という感想が正直なところでした。もちろん、その後二十五年の月日を上海で暮らし続けることになるとは、当時は思いもしませんでした。

私が中医学を知ったのは、祖父が末期の肺がんで倒れたとき、当時上海から日本に留学していた中国人留学生から生薬の「冬虫夏草」を教わったのがきっかけです。その奇妙な外見は、虫のようで虫でなく、植物のようで植物でなく、これがキノコの一種で、さらに薬効があると知り驚きました。私が強く中医学に興味を持ったのは、そもそも古代の人たちは薬効の有効成分を調べようがないのに、それをどうやって効能として体系化して現在まで伝えてきたかという点でした。しかし当時の日本には、中医学を体系的に勉強できるところはまだ少なく、だったら本場の中国に行ってみようということになったわけです。

私の留学生活は、上海師範大学での中国語学習から始まり、上海中医薬大学の本科生から大学院を修了するまでの十二年間続きました。この間、中国各地からやってきた学生たちと交流を深めることができ、患者さんでごった返している付属病院の外来のお手伝いをしながら、多くのベテラン医師たち（老中医）の診察現場で勉強させていただきました。上海中医薬大学大学院では腎臓内科の専門家・陳以平終身教授に修士・博士課程で師事しました。先生は、偶然にも人工培養された冬虫夏草で慢性腎疾患の治療研究をされていました。現在、中国の腎臓内科の臨床現場では、人工培養された冬虫夏草がすっかり普及しています。陳先生が行われた慢性腎疾患を西洋医学の病理分析から中医学の治療につなげていくというプロセスは、いまでこそかなり知られるようになりましたが、九十年代の中医学では画期的な方法でした。

本書は、東洋学術出版社の季刊誌『中医臨床』に二〇〇九年九月号から連載している「未病を治す知恵」を再度整理し、写真類をまとめ、内容も大幅に加筆したものです。中医学に接点のない方にも、中医学の魅力と実用性が少しでも伝わり、中医学や漢方医学の病院に行かれる前に読んでいただけたらと思っています。そして、私が生活の拠点としている上海で、中医学がどうやって息づいているかを知っていただければ嬉しいです。

今回、本書にまとめるまで、日々の臨床活動に忙殺されてしまい、しばらくはパソコンのなかに原稿が眠ったままになっていましたが、そんな折、大きな転機が訪れました。二〇一九年の年末頃から中国湖北省の武漢を中心に大流行した新型コロナウイルス感染症（COVID-19）です。

改めてパソコンに保存している当時の写真を見返してみると、二〇二〇年一月二十三日まではごく普通に上海の日常生活を送っていたことがわかりました。ちょうど春節前で、忘年会も例年どおり開催されていて、私も忙しかったです。ところが、一月二十四日に突如「重大突発公共衛生事件1級」（最高ランクの緊急事態宣言）が出され、日常生活が一変しました。たとえば住宅地の出入り口は一箇所に限定され、上海市街へ出て行くのが難しくなり、図書館・美術館・博物館・動物園・植物園・公園などは閉鎖され、カラオケなどの娯楽施設、ディズニーランドなどの遊園地の類、イベントの類は一切禁止され、あっという間に人口二千四百万人の巨大都市のロックダウン（都市封鎖）が行われました。発熱外来を持たないわれわれのクリニックも衛生部門の指示により、当然の如く閉鎖となり、一カ月近く自宅に籠もる日々が続きました。

しかし、武漢から毎日続々と届く感染者数と死亡者数のニュースに驚きながらも、これはチャンスと開き直り、本書の執筆を集中的に再開しました。「日本に戻れば？」と日本からも声がかかりましたが、万が一でも日本にウイルスを持ち込みたくなかったですし、二〇〇二〜〇三年に流行したSARSのときの経験から、いったん日本に戻ってしまうと、中国に再度Uターンして仕事を再開するタイミングが難しくなるだろうということも想像がつきました。私のように家族で海外に基盤を置いて生活している場合は、動乱でも起こらない限り、そこを動かないことが重要です。また、この感染症を現地で体感し、実際に中医学がどういう役割を果たせるのか、中国政府がどういう感染症対策をしてきたのかを、この目でしっかりと確認するべきだと思い、家族ともども上海に留まることを決断し、書斎に籠もって原稿を書き進めました。それにしても、SARSに続き、今回も上海で感染症の流行を経験することになるとは思いもしませんでした。

日本でも高齢化社会と健康ブームで、いろいろな健康法が巷を賑わせています。しかし、恐らくここまで読んでくださった方は、薄々気づいておられるかもしれませんが、結局「何事もホドホドに、偏ることなく、自然に生きていくことが大事だよ」という根本に行き着きます。これこそがセルフ養生の核心になると思います。さらに重要なのは、現代まで伝わっている中国伝統医学の多くは、中国各地の人びとの生活の知恵の結晶であり、中国人の生活文化でもあり、昔の人たちがわれわれに語りかけてくれているメッセージだと私は思っています。これは、日本の伝統医学である漢方医学でも同じことがいえます。伝統医学というのは、じつは難しいものではけっしてなく、「おばあちゃんの知恵」のような生活の知恵の集大成なのです。しかも現代医学とも融合しやすく、新たな可能性を秘めている宝箱でもあります。さらに、基本的に高価な医療器具を必要とせず、誰でもセルフ養生として実践できる便利さがあります。ですから、それらの知恵を科学的に解明していくことは非常に重要で、現在、中国でも大学等によるフィールドワーク的な調査研究が行われています。本書を通じて、中医学や漢方医学に限らず、われわれが知らず知らずのうちに活用しているそうした生活の知恵に関心を持っていただければ本望です。そしてこれからもそうした成果を中国から発信できたらと思っています。

最後に、日本に中国大陸の中医学を長年にわたって紹介されてきた東洋学術出版社の山本勝司会長は二〇〇三年九月から季刊誌『中医臨床』に執筆する機会を与えてくださいました。そして、本書の構想から出版までアドバイスをくださった東洋学術出版社の井ノ上匠社長には心より感謝いたします。ありがとうございました。

これからも中医学のセルフ養生の知恵が、さらに多くの人びとの健康的な生活の実践に役立ちますように。

二〇二〇年四月　江南の春が心地よい上海浦東にて

藤田　康介

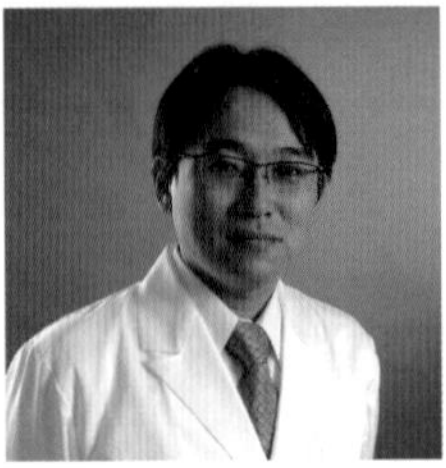

【著者略歴】

藤田　康介（ふじた・こうすけ）

1974 年　大阪府生まれ、カナダ・三重県・奈良県育ち。

1996 年　上海上陸。

1999 年　中国政府全額奨学生。

2002 年　上海中医薬大学医学部卒業。

2005 年　上海中医薬大学大学院　医学修士（中医内科学）取得。

2005 年　中国執業医師資格取得（中国の医師資格）。

2008 年　上海中医薬大学大学院　医学博士（中医内科学）取得。
（中国の中医師としては日本人初）
上海中医薬大学附属竜華医院・上海市徐匯区中心医院などで研修。

2008 年　上海鼎瀚中医クリニック勤務。

2013 年　中国永住権取得。

2014 年　上海 TOWA クリニック勤務。

2016 年　中医内科主治医師資格取得。（外国人初）

2020 年　大阪大学大学院医学系研究科（先進融合医学共同研究講座）招聘教員就任。

現　　在：上海 TOWA クリニック中医科 主治医師、大阪大学大学院医学系研究科 招聘教員、脈景健康管理有限公司 中医 AI 開発日本顧問、NPO 21 世紀の医療医学を考える会 スタッフ中医師、NPO TCM 小児推拿協会 副理事長、日本中医学会 評議員、日本温泉気候物理医学会会員、奈良今井町町並み保存会会員、上海奈良県人会会長。

訳　　書：『[標準] 中医内科学』（東洋学術出版社・2009）

公式 HP：mdfujita.jp/　Twitter：twitter.com/mdfujita

用語索引

す

せ

そ

た

ち

生薬・食材・料理名索引

た行

な行

は行

ま行

や行

ら行

わ行

中医養生のすすめ　～病院にかかる前に～

2020年6月25日　　第1版　第1刷発行

著　者　　藤田　康介
発行者　　井ノ上　匠
発行所　　東洋学術出版社
〒272-0021　千葉県市川市八幡2-16-15-405
販売部：電話 047（321）4428　FAX 047（321）4429
e-mail　hanbai@chuui. co. jp
編集部：電話 047（335）6780　FAX 047（300）0565
e-mail　henshu@chuui. co. jp
ホームページ　http://www. chuui. co. jp/
装幀デザイン――山口 方舟

印刷・製本――（株）丸井工文社

◎定価はカバーに表示してあります　◎落丁，乱丁本はお取り替えいたします

ISBN 978 - 4 - 904224 - 76 - 2　C0077